U0228562

## 内容提要

本书从治疗计划、天然牙预备、临时修复体制备、技工工作、咬合重建、支架与底冠、全瓷冠、修复体黏固、种植基台、氧化锆修复体等诸多方面，全面系统地阐述了口腔固定修复临床治疗方法和工作完整流程。全书结构严谨、阐述清晰，对细节表达尤为优秀，对临床口腔医师具有较高参考价值。

本书适用于口腔科医师及相关研究生。

Fixed Prosthesis with Vertical Margin Closure /by Ezio Bruna，Andrea Fabianelli，Giulio Pavolucci

ISBN 978-88-214-3982-7



北京市版权局著作权合同登记号：01-2018-2625

**图书在版编目（CIP）数据**

口腔固定修复中的垂直边缘设计 /（意）E. 布鲁纳（Ezio Bruna），（意）A. 法比安内利（Andrea Fabianelli），（意）G. 巴甫鲁奇（Giulio Pavolucci）编；张晓欣主译. —北京：化学工业出版社，2020.4

书名原文：Fixed Prosthesis with Vertical Margin Closure

ISBN 978-7-122-36203-2

Ⅰ. ①口… Ⅱ. ①E…②A…③G…④张… Ⅲ. ①口腔科学-矫形外科学 Ⅳ. ①R783

中国版本图书馆CIP数据核字（2020）第025289号

---

责任编辑：杨燕玲 满孝涵　　　　装帧设计：史利平

责任校对：王佳伟

---

出版发行：化学工业出版社

（北京市东城区青年湖南街13号 邮政编码100011）

印　　装：中煤（北京）印务有限公司

787mm×1092mm 1/16 印张$14^1/_2$ 字数241千字

2020年7月北京第1版第1次印刷

---

购书咨询：010-64518888　　　　售后服务：010-64518899

网　　址：http://www.cip.com.cn

凡购买本书，如有缺损质量问题，本社销售中心负责调换。

---

定　　价：198.00元

# 翻译人员名单

**主　　译**　张晓欣

**翻译人员**（以姓氏拼音为序）

程轶泓　李雪倩　王　灿　魏　焱　许胡笛

杨　扬　张敬伦　张丽丽　张晓欣　赵梓帆

**主　　审**　张玉峰

# 原书作者介绍

## Ezio Bruna

1952年11月出生于都灵。1977年，Ezio毕业于都灵大学医学和外科专业，他继续在都灵大学就读牙科研究生；均以优异成绩完成了上述学位。之后，他在多家欧洲和美国大学的研究中心参与研究，特别是与哥本哈根皇家牙科学院的Eigild Moller教授和加利福尼亚洛马琳达大学的Robert Lee博士共事。

他与Whipmix研发中心合作，设计了一种新型的半可调咬合器及髁突运动的轴位记录仪。

Ezio发表了多篇关于固定修复材料的使用和咬合问题的论文。他是Ralph Phillips的《Science of Dental Materials》、Peter Dawson的《Evaluation，Diagnosis and Treatment of Occupal Problems》及Robert Lee所有手册的意大利文版译者。

他是牙科手术学会、国际牙病学学会和纽约科学院的会员，并在许多课程及国内或国际会议上发表演讲。他在奥巴斯塞诺（都灵）有一家私人牙科诊所。

## Andrea Fabianelli

1962年7月出生于佛罗伦萨。Andrea于1986年以满分的成绩从口腔专业毕业，之后他获得了科学硕士学位和牙科材料博士学位。1995年，他在锡耶纳参加了牙体牙髓病学和牙周修复学的专业学习。 自1996年起，除了担任锡耶纳大学口腔修复学硕士课程的教师外，他还担任锡耶纳大学的临时讲座教授和临时教授。2007 ～ 2009年，他在锡耶纳大学担任研究员。

他与塔夫茨大学（美国波士顿）和谢菲尔德大学（英国）合

作。Andrea在意大利国内和国际期刊上发表了许多文章，此外，他还在口腔修复学和牙体牙髓病学会议上发表演讲。他是IADR、牙科手术学会、Dick Tucker研究俱乐部和牙科研究中心的活跃会员。

他曾参与Carlo De Chiesa、Ezio Bruna、Samuele Valerio和Nini Massironi的口腔修复训练课程。

他和妻子Roberta在科托纳（阿雷佐市）开设了一家私人牙科诊所，主要从事口腔修复和牙体牙髓病治疗。

## Giulio Pavolucci

1984年出生于锡耶纳。Giulio于2009年以优异成绩毕业于锡耶纳大学的牙科和牙科修复专业，之后他顺利通过其主题为《Prospective Study *in vitro* and *in vivo* on Ⅴ class in composite restoration with the use of two different classes of adhesive》的论文答辩（指导教授Simone Grandini）。

2009～2010年，他在锡耶纳大学担任激光和牙科口腔医学新技术应用、口腔和口腔周围硬组织及软组织治疗专业课程的导师。

2010～2011年，他在锡耶纳大学担任牙修复科的临时讲座教授，同时还是牙体牙髓病学和牙髓学的二级硕士学位导师。

目前，他与位于科托纳（阿雷佐市）的Fabianelli Plahuta联合牙科办公室以及位于锡耶纳的苏格兰综合医院牙科和口腔科学部的Grandini教授主持的牙髓学和牙体牙髓病学部门合作。

# 序

在过去的20年中，特别在新千禧年以来，口腔修复学取得了非常迅速和显著的发展。目前在解决患者的功能及美学问题时，口腔专科医生可以提供更多的修复方案。这种进步不仅体现在口腔临床和口腔外科，尤其是种植领域，而且还体现在新型CAD-CAM技术的引进和市场上新产品的使用。

很明显，如此快速的转变在过去几年里引起了人们极大的关注，吸引牙科医生从理论和实践上去学习新型技术、使用新型材料。所有这些转变都间接地将传统牙科的一些基础知识作为背景，仿佛它们已经在理论和专业操作中获得了，因此已不需要再改进和更新。

时至今日，预备天然牙为基牙这一可能决定修复体长期成功率的传统程序，仍然是牙医日常工作中最常见的活动之一。尽管如此，由于上述的原因，基牙预备的基本原理、技术、优点、缺点、精加工方式如何选择等主题，在当今的教学和研究中并不常见。

本书的作者Ezio Bruna博士和Andrea Fabianelli博士以现代化的角度重新将大众视野聚焦于牙体预备的基本原理和基本原则上，尤其聚焦于在许多研究人员和临床修复专科医生或牙周专科医生之间引起广泛讨论的“垂直”预备方面。

历史和引用的参考文献目录，操作技术说明，对各种制备方法优缺点的准确分析，正确使用材料的表征，以及从取模到最终修复的每个阶段的详细说明，这些不仅利于明确预备工作的内容，而且有利于提高技术熟练的牙科医生以及初学者的理论基础。

因此，我很荣幸，向所有关注口腔修复主题的人们推荐和介绍该书。

Gianfranco Di Febo

# 引言

“口腔医学是一门具有许多教条的科学”（Carlsson，2009年）。换句话说，口腔医学有许多“科学模式”（Kuhn TS，1962），但它们往往并不正确甚至具有误导性。例如，仔细思考一个常见的思维模式，通过种植可以解决牙齿缺失问题。近年来，这种想法促进人们将受损的牙齿拔除，事实上这些牙齿通常可以采取其他修复方式。而回顾性研究提醒我们，种植修复方式通常比传统的基于天然牙的义齿修复方式风险更高。在这种情况下，固有的思维模式显然是错误的。

因此，我和朋友Andrea Fabianelli合作，一起去讨论，那些与传统修复技术相关仍未被完全研究清楚的问题。本书提供了垂直边缘设计全冠的制作过程指南。

其中的一部分案例具有和水平边缘设计一样的概念框架。然而，所有概念的结合以实现理想的最终修复为目标。本书这部分方法由Gianfranco Di Febo提供。

此外，我们也非常感谢Gianfranco Carnevale和Roberto Bonfiglioli传授予我日常工作中必不可少的基础知识，并感谢他们作为教育者、导师严谨的学术态度。

Ezio Bruna

与Ezio Bruna合作不仅仅给我专业上带来了成长，为人方面也同样如此——在茫茫的职业生涯中，会遇到很多的合作伙伴，但很少有人能做到这一点，而Ezio无疑是其中之一。

我一直希望Ezio撰写有关垂直边缘封闭的固定修复的内容。他所拥有的来自临床的经验、文献的知识，一直有待被整理成可被更广泛的牙科医生使用的文本。很少有牙科医生喜欢那些不遵循常规制备的修复体，并且牙科医生往往会被先入为主的、通过自我参照形成规则的公理所说服。我很幸运，能与众多优秀的修复医生们一起合作，如Carlo De Chiesa、Samuele Valerio、Nini Massironi、Ezio Bruna、Marco Ferrari、Andrea Borracchini， 他们都给我带来了新的知识，让我应用到我的工作之中。因此，我坚信修复医生必须具有广泛的文化背景，以便能够评估工作中遇到的各种情况并选择最合适的处理方式。非常感谢能与Giulio Pavolucci博士合作，他在计算机科学领域的杰出能力，无疑为本项目提供了大力支持。

Andrea Fabianelli

# 目录

第 1 章

# 治疗计划

虽然在本文中，我们不能广泛而深入地探讨所有与治疗计划相关的概念，但是如何在传统和种植修复之间做出抉择，是我们要突出的重点。

对这个话题的报道，需要从分析传统修复失败的最常见原因出发。20世纪80年代和90年代的文献表明，修复失败的概率在修复后10年内持续增加，其中黏固导致的失败率占10%左右。Walton（2002）最近的一项分析证实修复10年的失败率为10%左右。最新数据表明，修复后，10年成功率为89%，存活率为71%，龋齿和牙周病的风险为2.6%，脱黏固风险为6.4%，基牙折断风险为2.1%，修复体折裂风险为3.2%。

显然，完全消除失败是不可能的，但有能力的临床医生应尽量减少这些失败。

最常见的失败原因是（图1.1～图1.6）：

- 龋病和脱黏固；
- 牙髓问题；
- 牙周问题；
- 美学问题（崩瓷）；
- 技术问题（铸造支架折断）。

## 失败原因

### 龋齿和脱黏固

龋齿和脱黏固的原因是各自独立的，但经常共同发生。为了尽量减少龋齿风险，保证口腔卫生和边缘精度是至关重要的，后者将在后面的章节进行分析。

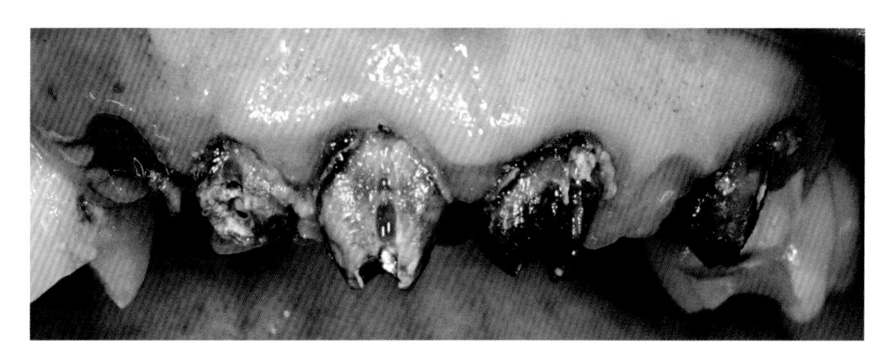

图1.1 基牙龋坏

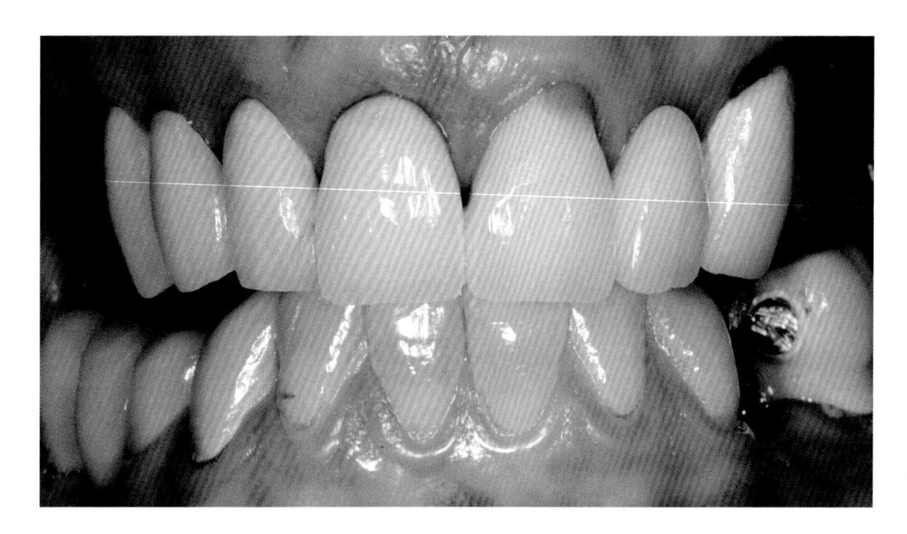

图1.2 边缘渗透

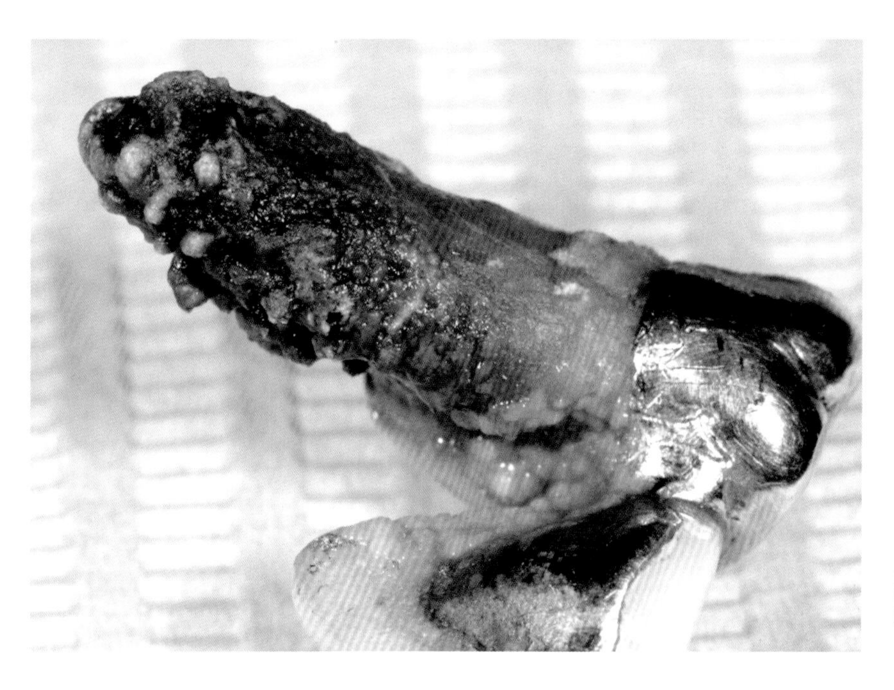

图1.3 牙周疾病导致修复单元丧失

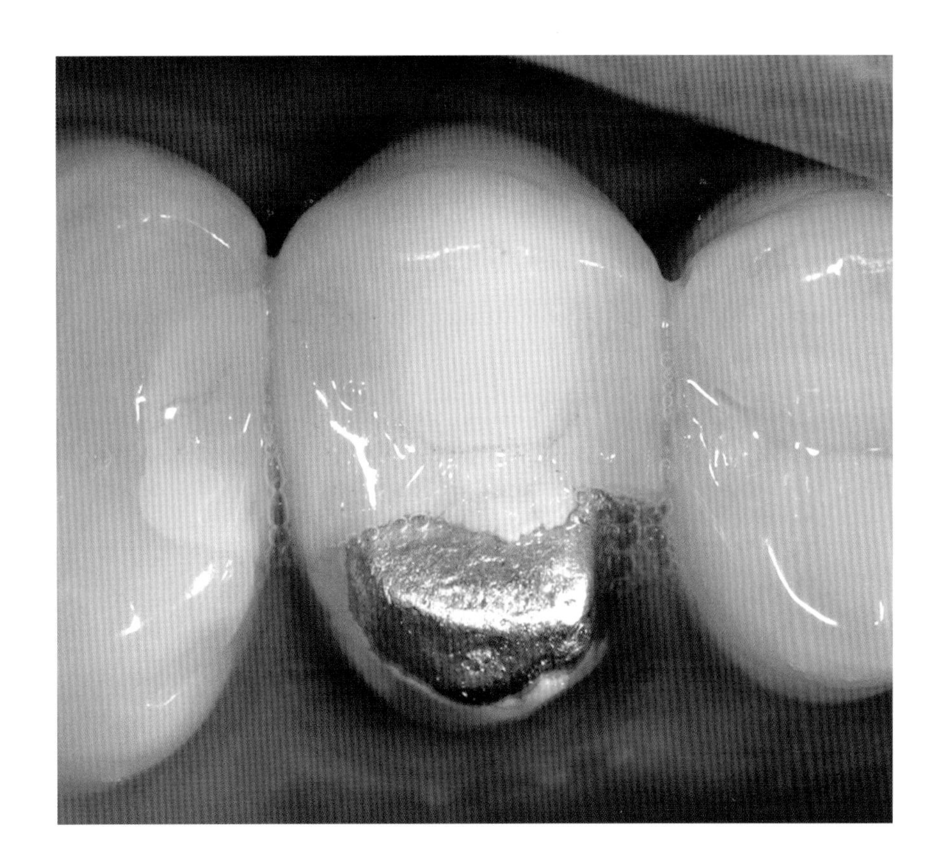

图1.4　崩瓷

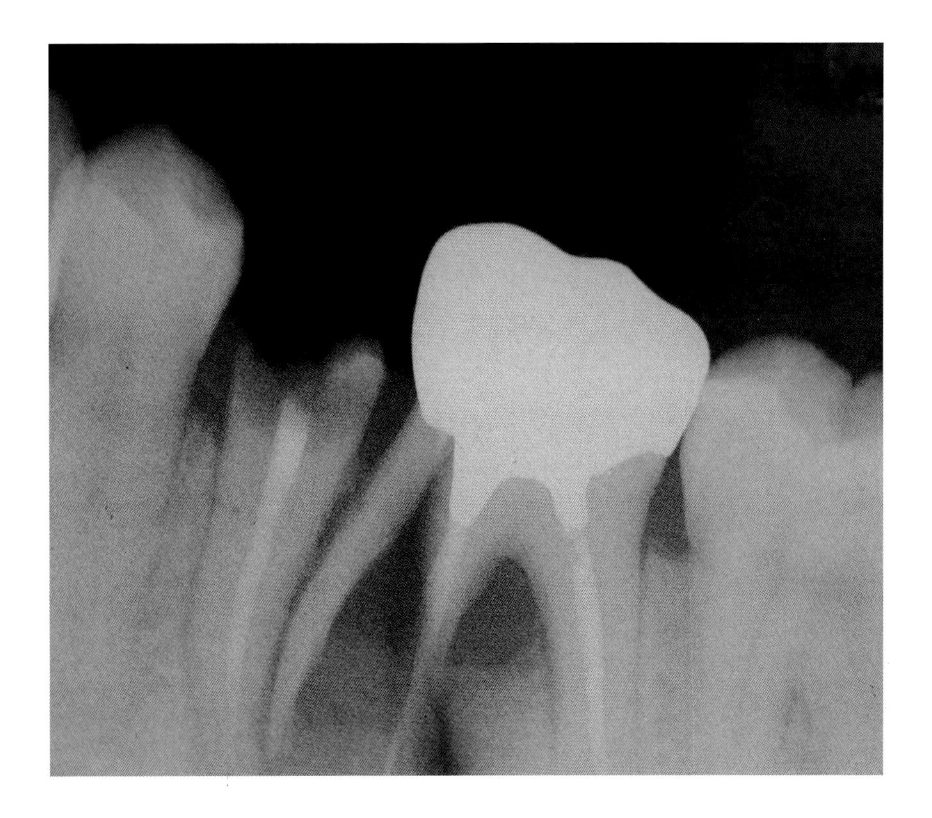

图1.5　根折

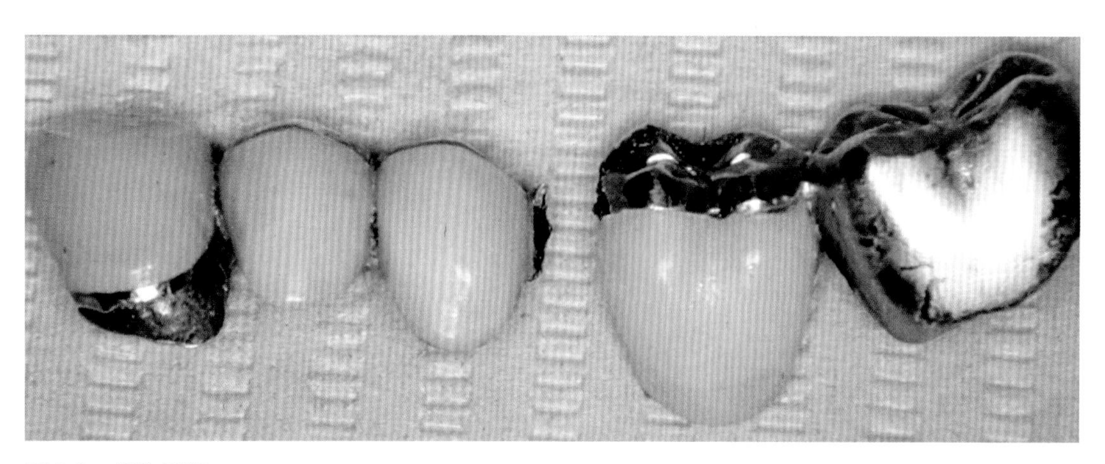

图1.6　桥体折断

不仅仅是治疗，评估患者相关的危险因素也很重要，可以采用CAMBRA（龋齿管理风险评估）系统，它是一个确定龋齿风险的程序（详见具体文献）。

在脱黏固方面，应参考John Silness的基础性研究，该研究表明抵抗脱位力（或稳定性）取决于修复体承受咬合力时对抗冠旋转的面积。基牙越高，轴壁越平行，稳定性就越大（图1.7）。当制定治疗计划时，关键是要记住，如果可用的天然牙肩台高度过小（约4mm）并且不能延长，则通常最好考虑种植修复。

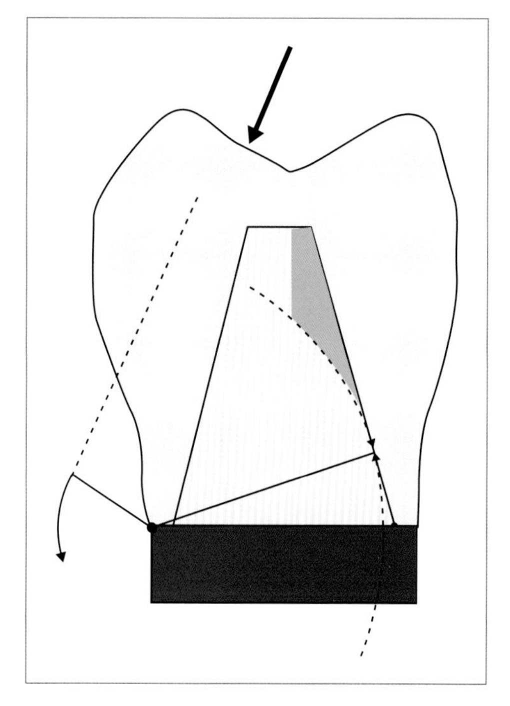

图1.7　抗旋转区草图（绿色）

在存在一个或多个夹板单位的情况下，夹板不会改善固位力，而且会使边缘闭合变差。不必要的桥体连接可能会引起翘动，当桥体发生翘动时，脱黏固也就会发生了（图1.8）。

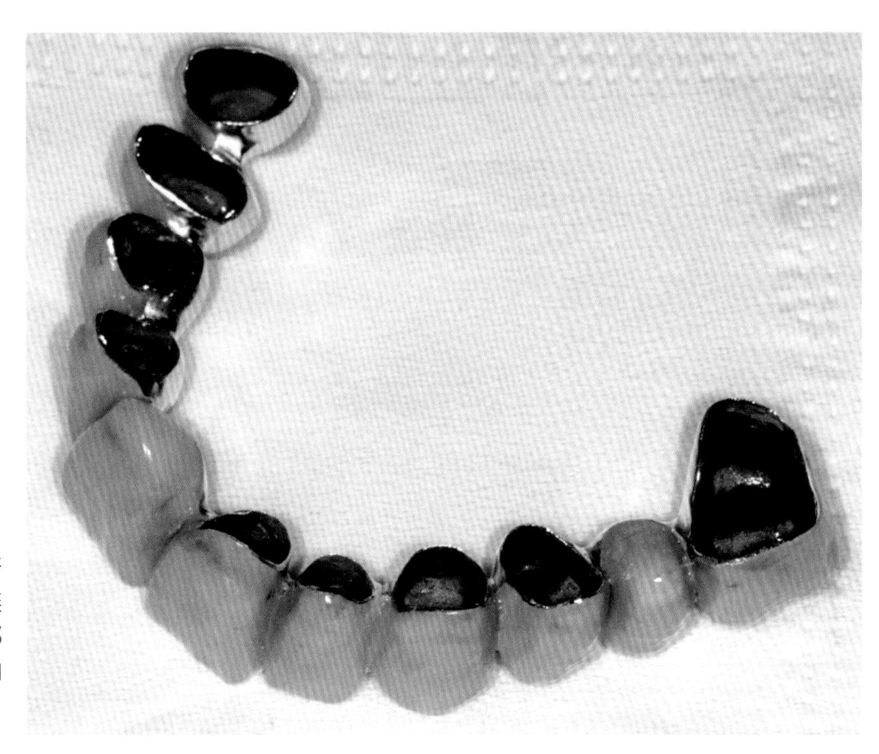

图1.8 邻近基牙增加，如果其相连是毫无用处的，那就可能增加水平轴向旋转的风险

## 牙髓的原因

历史上，约20%的修复失败是由于牙髓治疗失败造成的，这个比例在技术复杂的病例中可能会增加到50%。然而近年来由于牙髓技术有了很大进步，应重新考虑这一结论。最近的统计数据显示出完全不同的结果，牙髓治疗后，根尖尚无明显变化的活髓牙或死髓牙齿，10年修复的成功率为95%，而在根尖有疏松影的患牙，修复后成功率降至85%。

目前，牙髓治疗后的天然牙基牙的生存率被认为与种植体相似。然而，根据Low的研究，使用3D锥形束CT（CBCT）进行手术后控制，若将该放射学参数纳入参考标准，则修复成功率将会降低30%，这得到其他研究人员的证实。

然而，在最近由美国保险公司Delta Dental委托进行的一项调查中，超过1.4万例病例中，97%的牙髓治疗后的基牙8年后仍能保留，这表明牙髓治疗能有效地保留剩余牙体组织。

另一个问题是在最终修复后，活髓牙会失去活力。从文献分析可以看出，19%预备后的活髓牙会出现牙髓坏死。考虑到这一点，片切预备似乎更好，因为它需要磨除的牙体组织更少，对牙髓的压力也更小，从而降低牙髓坏死风险。患牙牙冠的边缘封闭是避免黏固失败和后期牙髓病复发的基础。

在牙髓治疗失败的病例中，我们还应该考虑根折因素。所有学者对此都有一个共识，最主要的原因是咬合的压力通过冠转移到桩核和基牙牙本质被过度去除。

其他学者（例如Randow）强调了牙齿延长和折裂之间的平衡（图1.9）。另外，Sorensen和Martinoff指出，固定修复单颗死髓牙以及磨牙可能会减小折裂风险；当咬合力增加时（各种跨度、长度和宽度的固定修复体），牙折的概率也会随之增加。当采用冠内固位的全冠修复和可摘义齿修复时，该概率会达到最大。

在上述情况下，种植体则可以避免增加基牙，或利用基牙作可摘局部义齿中的固位体。

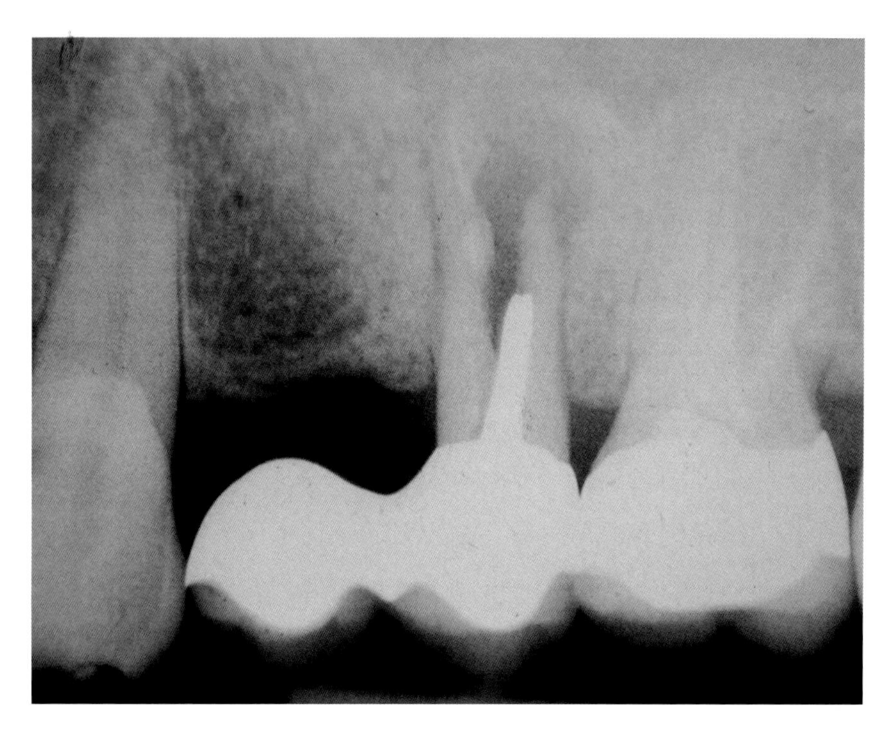

图1.9　单端桥、桩、根折断经常同时发生

## 牙周的原因

不良修复体可能引起牙周病的发展，因为它不利于口腔卫生；在这些情况下，最常见的原因是不正确的诊断。许多医生在没进行牙周探诊的情况下制定治疗计划（图1.10）。探诊是评估牙周状态最有效的方法，应该对所有患者进行。未知的骨缺损会导致牙周状况的恶化，尤其是未被检查出来的根分叉病变和角形缺损，而这与修复治疗无关。

然而，牙周病患牙也是可能保留的，选择保留天然牙还是种植主要取决于牙周和全身情况。牙周治疗后的回顾性分析表明，0.07%的牙齿被认为具有良好预后，3.63%的牙齿被认为有争议性预后，1.34%的牙齿被认为预后不良，最终缺失。

很明显，不遵守牙周系统计划的患者，牙缺失可能性增加了6倍。

De Backer的另一项研究表明，健康的牙周组织是维持长期修复效果的先决条件。

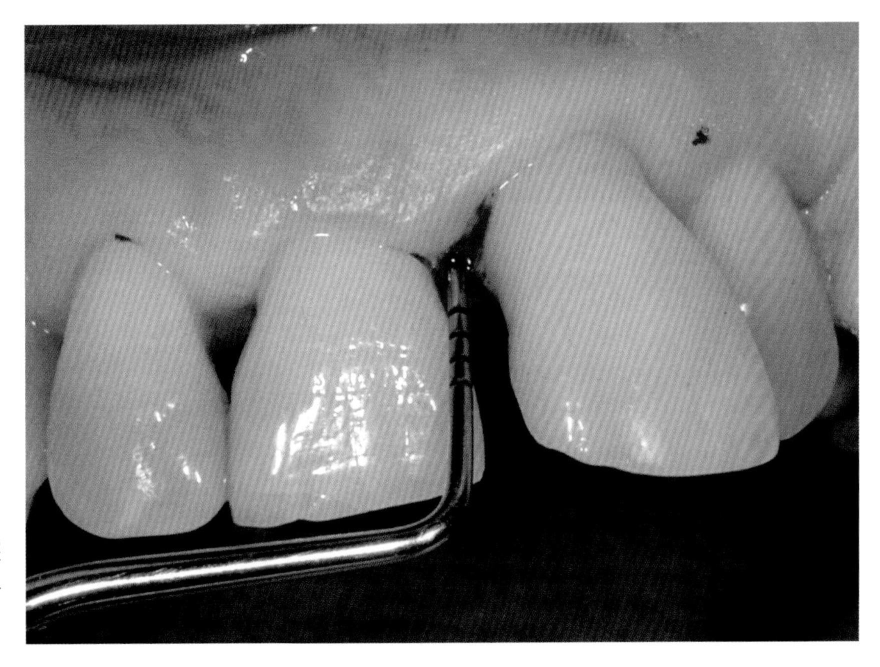

图1.10 牙周探诊应作为所有牙科治疗的基础

在这种情况下，18 岁时牙齿保留率高于 78%，大多数的失败与继发龋有关。

重要的是要意识到，在预备过程中，入侵上皮附着或接触结缔组织不会引起不可逆的损伤，但修复边缘定位在结缔组织处会侵犯牙周的生物学宽度。总之，需要避免因侵犯生物学宽度而影响到修复体的寿命。

种植并不代表是提高牙周病患牙存活率的治疗策略：在晚期慢性成人牙周炎患者中，种植体周围黏膜炎和种植体周围炎的比例较健康者高，由于这个原因，部分牙列缺失的患者不受牙周炎影响。

## 技术和美学原因

技术上的失败可能涉及支架、瓷层，或两者皆有。

技术或临床误差可能导致支架的失败，临床误差发生在没有足够空间容纳正确的支架厚度。技术错误通常与支架设计或劣质焊接有关。种植修复的失败普遍发生于弯曲的、相对于横截面而言跨度长度过大的桥体（“桥梁定律”）。

崩瓷可能发生于：厚度不足；氧化层过多；金属热应力过大；插入应变，这是插入时颈部边缘摩擦引起的应力。

种植体不能解决崩瓷的问题，事实上，与天然牙相比，崩瓷在种植体上发生的概率会增加，这是由于种植体插入应变和基台缺少形变性共同导致的。

# 治疗原则

重点是要记住，修复治疗是修复缺失牙（发生功能或美观问题时）的治疗方法，而不是治疗颞下颌问题的方法。

进行修复治疗的另一个指征是牙周支持减少，这可以表现为：

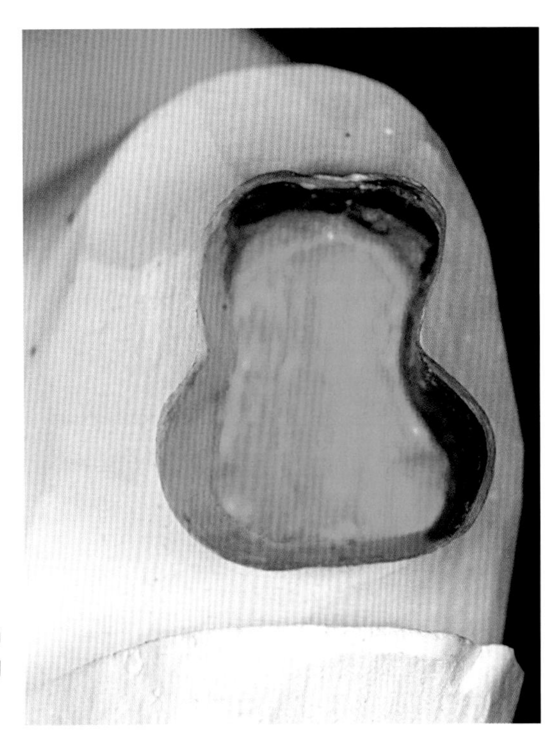

图1.11 通过Brreling inn预备来消除下颌第一磨牙的1类根分叉病变

- 美学原因；
- 基牙单位动度增加；
- 根分叉暴露，必须进行牙周手术。

有关此主题的更多信息，请参阅Calandriello、Carnevale、Ricci的文章Parodontologia（图1.11）。

经过综合检查，包括软硬组织和放射线检查，就能对需要进行修复的患牙进行保守的牙髓和牙周评估。有关治疗计划的全面介绍，请参阅具体文本。

# 传统修复和种植修复的选择

本文仅限于讨论传统修复和种植修复之间的选择。在我们决策过程中只有很少的参数是绝对的。

首先要考虑的是固定修复的必要性。这只有在缺失牙造成了功能或美学上的障碍时才有必要。然而必须记住，这个决定是个体化的，并且应该始终参考患者的意见。如果患者因为存在变色牙或者现有的冠、贴面或桥体的外观不和谐而具有美学需求，那么医生的选择应偏向于利用余留的理想基牙进行传统修复。

要评估的另一个重要因素是无牙颌程度。做出决策的分界点通常是3 ～ 4个单位牙的缺失，另外还应考虑到缺牙区的近远中径。末端缺失通常都是种植修复的绝对指征，用作固定修复或者可摘修复固位体，因为其他解决方案有引起基牙垂直折裂的巨大风险（图1.12）。

此外，患者的年龄也是要考虑的重要因素。需要记住，传统修复在十年内的失败率超过10%，这类失败与基牙相关。因此，在年轻患者中，种植修复可能是较优先的选择，因为它不涉及基牙。

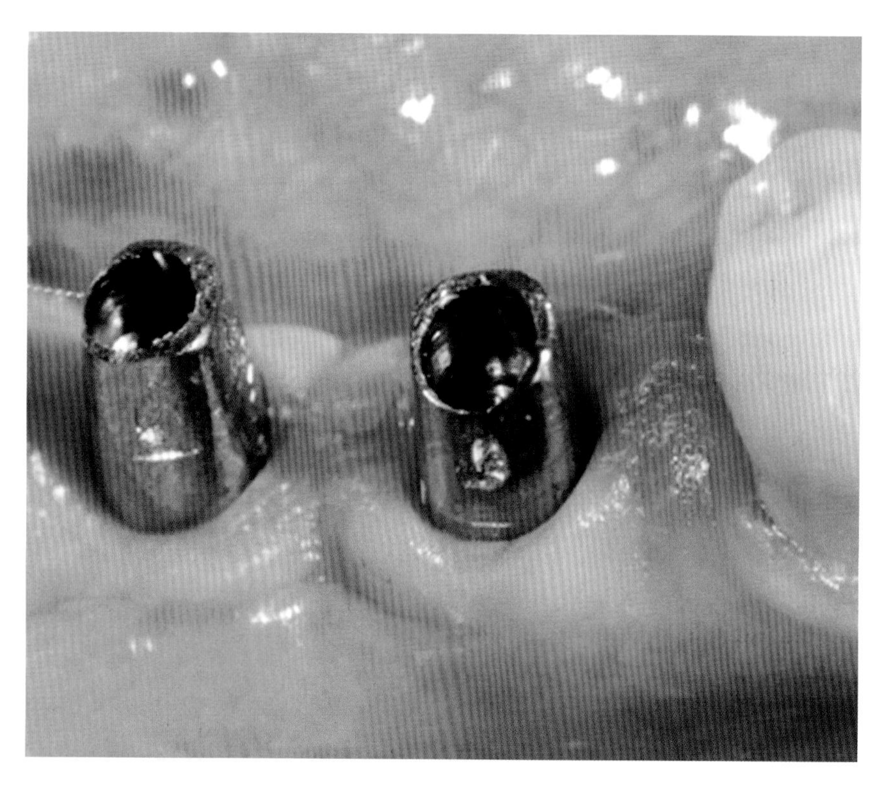

图1.12　末端牙齿缺失：种植修复的指征（肯氏Ⅰ类与Ⅱ类）

高龋风险是种植修复的另一个指征。

牙周支持的减少不应成为传统修复的限制因素，但在最终修复前必须有健康的牙周状况才能进行。最近的一项研究检测了579例牙周支持减少但牙周健康的修复体，并监测了25年。结果表明5年后的种植牙生存率为96%，10年后为92%。剩余的失败原因上，93%的患者没有牙髓并发症，98%没有龋齿并发症，96%没有脱黏固。由此我们可以推断，只要能提供和维持牙周支持组织的稳定条件，牙周支持减少并不是传统修复的禁忌证（图1.13和图1.14）。

确保牙周健康在种植病例中是必要的。如前所述，种植前患有牙周病的患者，失败发生率较高。对于审美要求高的患者，假如有合适的天然牙作为基牙，那么传统修复方法总是优于种植修复的。关于缺牙区的长度，1～3个单位的跨度可以用传统修复或种植修复。然而，潜在基牙的长期预后对最后的决定非常重要。

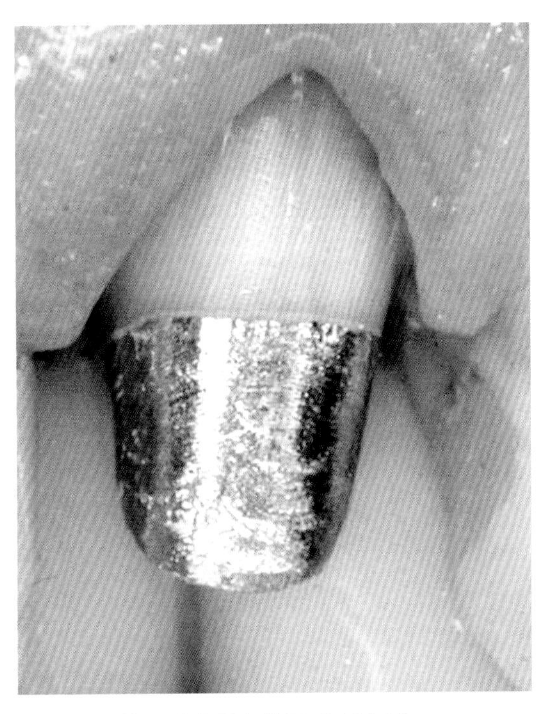

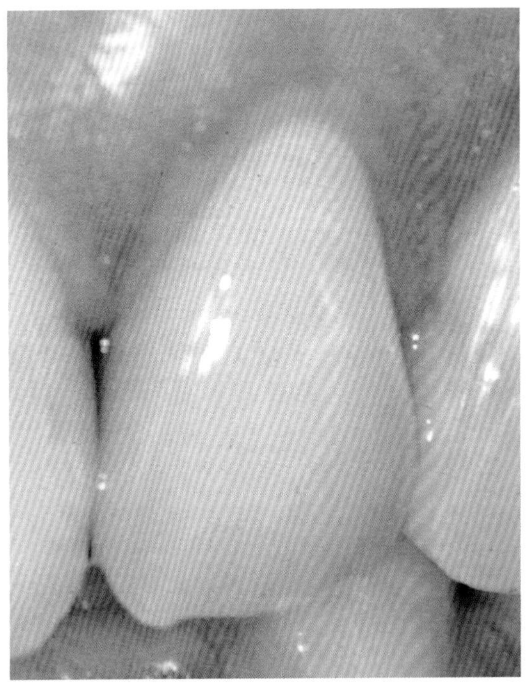

图1.13　使用垂直预备的冠（1992）

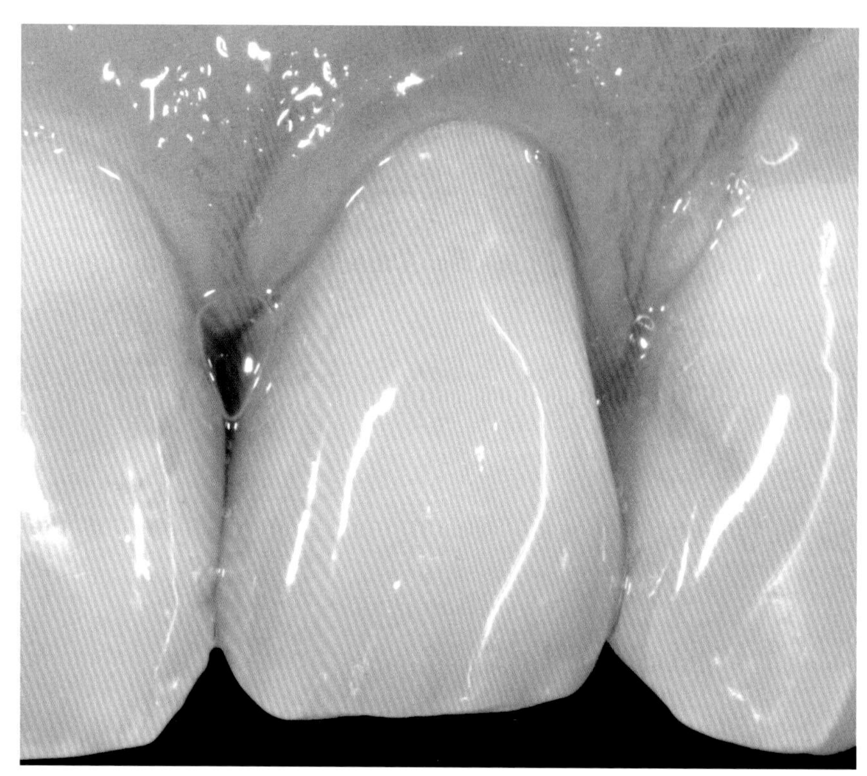

图 1.14 相同病例（2009）

## 传统修复的优点

如果缺失单位较少，传统修复具有以下特点：

- 众所周知方法可靠；
- 较短的治疗时间（通常），并通过临时桥直接处理缺失牙齿；
- 重衬临时修复的临床程序简易；
- 在取模和黏固时易于保持干燥；
- 需要较高的边缘精确度；
- 美学预期较高；
- 技术上较简单；

- 咬合方案的简单选择；
- 需要适当高度的基牙以达到良好的固位力；
- 支架设计应具有足够的厚度，以避免由于折裂而导致失败；
- 基牙需要良好的耐久性，这些支柱必须有足够的面。

然而，如果缺牙数超过3～4个单位，则应始终考虑采用尽可能短的跨度。4个单位被认为是简单铸造的最大跨度；对于更长跨度的病例来说，应该考虑分段制造，并进行植桩印模和焊接。

## 种植修复的优点

通常在以下情况下选择种植修复：

- 在年轻患者中，由健康牙齿限定缺牙空间或与此相反；
- 潜在基牙的预后不可预期；
- 潜在基牙在预备后高度小于4mm的情况下；
- 用于高度龋易感个体的修复；
- 游离端缺失的修复；
- 分布不均的牙齿。

因此，这些病例具有以下特点：

- 在骨量不足的情况下难以处理；
- 妥协的美学预期；
- 与传统修复相比，精确性的要求较低，但对被动性的要求增加；
- 治疗时间较长；
- 拔牙后缺牙区立即进行复杂的处理。

在存在多个种植体的病例中，桥体总是夹板连接：这会出现被动接合的问题。目前，理想的咬合方案还没有达成真正共识。

# 结论

关于种植体，文献综述表明如下：

- 5年种植体生存率为95%，在10年时降至92%；
- 修复体5年的生存率为95%，10年为86%；
- 61%的患者在5年没有并发症。

最常见的并发症是：

- 修复体折裂（14%）；
- 种植体周围炎（根据Bergglundh的研究，5年时患者种植体周围炎的发生率可能上升到56%，涉及43%的种植体）和种植体周组织的问题（8.6%）；
- 螺钉松动或断裂（7.3%）；
- 种植体断裂（0.4%）。

总而言之，种植修复被认为具有耐久性，然而，修复后的后续处理的次数往往较多。

我们可以得出结论，尽管牙种植越来越受欢迎，传统修复也不应被忽视；另外，在周密地分析所有可能的修复方案之前，余留牙不应被拔除。考虑到这一点，作者提出了关于天然基牙预备的教材。

# 参考文献

Almas K, Bulman JS, Newman HN. Assessment of periodontal status with CPITN and conventional periodontal indices. J Clin Periodontol 1991; 18: 654-659.

Aquilino SA, Caplan DJ. Relationship between crown placement and the survival of endodontically treated teeth. J Prosthet Dent 2002; 87: 256-263.

Baelum V, Fejerskov O, Manji F, Wanzala P. Influence of CPITN partial recordings on estimates of prevalence and severity of various periodontal conditions in adults. Community Dent Oral Epidemiol 1993; 21: 354-359.

Bandlish RB, Mc Donald AV, Setchell DJ. Assessment of the amount of remaining coronal dentine in root-treated teeth. J Dent 2006; 34: 699-708.

Begotka BA, Hartwell GR. The importance of the coronal seal following root canal treatment. Va Dent J 1996; 73(4): 8-10.

Bergenholtz G, Nyman S. Endodontic complications following periodontal and prosthetic treatment of patients with advanced periodontal disease. J Periodontol 1984 Feb; 55(2): 63-8.

Bragger U, Aeschlimann S, Burgin W, Hammerle CH, Lang NP. Biological and technical complications and failures with fixed partial dentures (FPD) on implants and teeth after four to five years of function. Clin Oral Implants Res 2001; 12(1): 26-34.

Calandriello M, Carnevale G, Ricci G. Parodontologia. Capitolo 17. Torino: Cides Odonto; 1986.

Carlsson GE, Magnusson T. Management of temporomandibular disorders in the general dental practice. Chicago: Quintessence; 1999.

Caton J, Greenstein G, Polson AM. Depth of periodontal probe penetration related to clinical and histologic signs of gingival inflammation. J Periodontol 1981; 52: 626-629.

Cecchi L, Montevecchi M, Gatto MR, Trombelli L. Retrospective study of tooth loss in 92 treated periodontal patients. J Clin Periodontol 2002; 29: 651-656.

Chugal NM, Clive JM, Spangberg LS. Endodontic treatment outcome: effect of the permanent restoration. Oral Surg Oral Med Oral Pathol Oral Radiol Endod 2007; 104(4): 576-582. Epub 2007 Aug 13.

De Backer H, Van Maele G, De Moor N, Van den Berghe L. Survival of complete crowns and periodontal health: 18-year retrospective study. Int J Prosthodont 2007; 20: 151-158.

Doyle SL, Hodges JS, Pesun IJ, Baisden MK, Bowles WR. Factors affecting outcomes for single tooth implants and endodontic restorations. J Endod 2007; 33(4): 399-402.

Featherstone JD, Singh S, Curtis DA. Caries risk assessment and management for the prosthodontic patient. J Prosthodont 2010 Apr 23. [Epub ahead of print]

Holm-Pedersen P, Lang NP, Muller F. What are the longevities of teeth and oral implants? Clin Oral Implants Res. 2007; 18 Suppl 3: 15-19.

Ingber JS, Rose LF, Coslet JG. The "biologic width" – a concept in periodontics and ristorative dentistry. Alpha Omegan 1977; 70: 62-65.

Kanno T, Carlsson GE. A review of the shortened dental arch concept focusing on the work by the Kayser/Nijmegen group. J Oral Rehabil 2006; 33(11): 850-862.

Laskin DM, Greene CS, Hylander WL (eds). Temporomandibular disorders. An evidence-based approach to diagnosis and treatment. Chicago: Quintessence; 2006.

Lindhe J, Nyman S. Long term maintenance of patients treated for advanced periodontal disease. J Clin Periodontol 1984; 11: 504-514.

Lulic M, Bragger U, Lang NP, Zwahlen M, Salvi GE. Ante's (1926) law revisited: a systematic review on survival rates and complications of fixed dental prostheses (FDPs) on severely reduced periodontal tissue support. Clin Oral Implants Res 2007 Jun; 18 Suppl 3: 63-72.

Mc Lean JW. The science and art of dental ceramic. Volume II. Chicago: Quintessence Publ Co. ; 1980.

Messer HH. Clinical judgement and decision making in endodontics. Aust Endod J1999; 25: 124-132.

Page L, Ginsberg Halpem H. Restorative dentistry. Interactions with periodontics. Dent Clin North Am 1993; 37: 457-463.

Pekruhn RB. The incidence of failure following single-visit endodontic therapy. J Endod 1986 Feb; 12(2): 68-72.

Pjetursson BE, Tan K, Lang NP, Bragger U, Egger M, Zwahlen M. A systematic review of the survival and complication rates of fixed partial dentures (FPDs) after an observation period of at least 5 years. Clin Oral Implants Res 2004 Dec; 15(6): 667-676.

Pothukuchi K. Case assessment and treatment planning: what governs your decision to treat, refer or replace a tooth that potentially requires endodontic treatment? Aust Endod J 2006; 32: 79-84.

Randow K, Glantz PO. On cantilever loading of vital and non-vital teeth. An experimental clinical study. Acta Odontol Scand 1986 Oct; 44(5): 271-277.

Renvert S, Persson GR. Periodontitis as a potential risk factor for peri-implantitis. J Clin Periodontol 2009; 36 Suppl 10: 9-14.

Ruddle CJ. Nonsurgical retreatment. J Endod 2004; 30(12): 827-845.

Saunders WP, Saunders EM. Prevalence of periradicular periodontitis associated with crowned teeth in an adult Scottish subpopulation. Br Dent J 1998 Aug 8; 185(3): 137-140.

Selehrabi R, Rotstein I. Endodontic treatment outcomes in a large patient population in USA: an epidemiological study. J Endod 2004; 30 (12): 846-850.

Sharma P. Implant supported fixed partial dentures survival rate high, but biological and technical complications common. Evid Based Dent 2005; 6(3): 72-73.

Sharma P.90% of fixed partial dentures survive 5 years. How long do conventional fixed partial dentures (FPDs) survive and how frequently do complications occur? Evid Based Dent 2005; 6(3): 74-75.

Sjogren U, Agglund B, Sundqvist G, Wing K. Factors affecting the long term result of endodontic treatment. J Endod 1990; 16: 498-504.

Sorensen J, Martinoff J. Endodontically treated teeth as abutments. J Prosthet Dent 1985 May; 53(5): 631-636.

Sorensen J, Martinoff J. Intracoronal reinforcement and coronal coverage: a study of endodontically treated teeth. J Prosthet Dent 1984; 51: 780-784.

Sorensen JA, Engelmann MJ. Ferrule design and fracture resistance of endodontically treated teeth. J Prosthet Dent 1990; 63: 529-536.

Tauber M, Kappert H. Caratterizzazione dell'armatura per restauri in metallo ceramica. Parte 1. Statica della caratterizzazione dell'armatura. Quintessenza odontotecnica 2007; 7-8: 10-19.

Torabinejad M, Goodacre CJ. Endodontic or dental implant therapy: the factors affecting treatment planning. J Am Dent Assoc 2006 Jul; 137(7): 973-7; quiz 1027-8.

Valderhaug J, Jokstad A, Ambjornsen E, Norheim PW. Assessment of the periapical and clinical status of crowned teeth over 25 years. J Dent 1997 Mar; 25(2): 97-105.

Walton TR. An up to 15-year longitudinal study of 515 metal-ceramic FPDs: Part 1. Outcome. Int J Prosth 2002 Sep-Oct; 15(5): 439-445.

Wittneben JG, Zollner A, Wright FR, Weber HP. Comparison of visual-tactile, radiographic, and histologic diagnoses of subgengival crown margin caries-an in vitro study. Int J Prosth 2009; 22: 561-565.

Yamamoto H. Basi tecniche per la metallo ceramica. Resch Edit. 1991. pp. 9-11.

Young DA, Buchanan PM, Lubman RG, Badway NN. New directions in interorganizational collaboration in dentistry: the CAMBRA Coalition model. J Dent Educ 2007 May; 71(5): 595- 600.

Zitzmann NU, Berglundh T. Definition and prevalence of peri-implant diseases. J Clin Periodontol 2008; 35(8 Suppl): 286-291.

Zollner A, Gaengler P. Pulp reactions to different preparation techniques on teeth exhibiting periodontal desease. J Oral Rehab 2000; 27: 93-102.

# 第2章

# 天然牙的预备

## 预备系统

切割工具分为两类：确定形状的制备系统和非确定形状的制备系统。

前者在待预备的表面上产生预先确定的形状，例如球钻产生圆孔。而后者产生几何上不规则的表面形状，例如柔性研磨碟可以适应多个表面。

在大多数情况下，只能使用确定形状的预备工具（钻），因为制备几何形状是获得正确的预备面的基础。

在机头方面，我们可以选择空气涡轮机和电动微马达。

空气涡轮机的特点是：轻便，低振动，能提高医生的舒适度，但不能精确控制每分钟转数。微马达的特点是：精确的速度控制，更高的转矩和更高的惯性。因此，几乎所有的预备阶段都使用涡轮机，而微马达仅倾向于在基牙精加工中使用。

金刚砂钻的制造需要涂层。其制造质量取决于制造质量的控制和程序（图2.1和图2.2）。

涂层可能会受到超声清洗的不利影响，因此建议用特殊的磨石清洁牙科钻头，然后将其转移进行清洗消毒，最后高压灭菌。所有金刚砂钻的磨损均依照使用频率评估。

当需要增加侧向压力以获得合适的切割速度时，建议更换钻头。另一个考虑因素是旋转期间的同心度（即它的同轴性或能够沿轴完美旋转的能力），其相反的运动被称为偏心（图2.3）。这会影响到振动、精确度、钻头断裂和机头磨损的风险。为此，我们需要使用与预备的基牙相比不过于长的牙科钻头，因为在施加侧向压力的时候，大的杠杆臂会减少牙钻同心度，从而使涡轮损坏

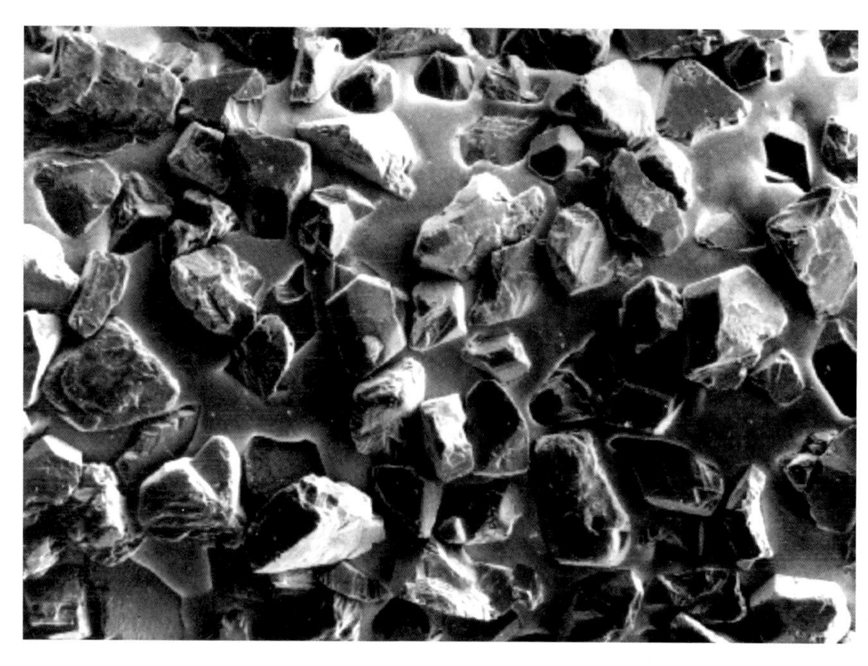

图2.1　金刚砂钻：优质涂层

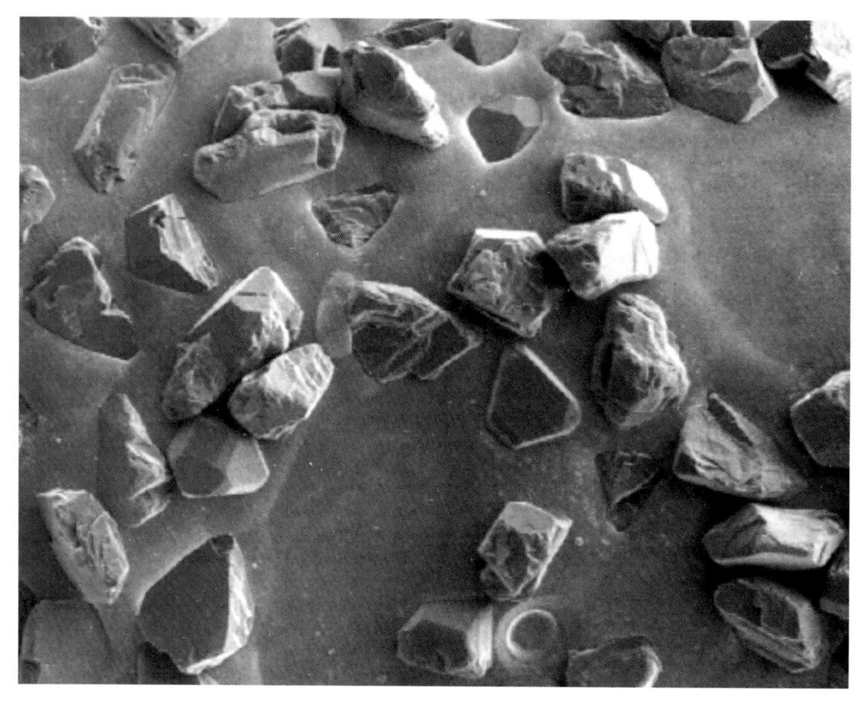

图2.2　金刚砂钻：劣质涂层

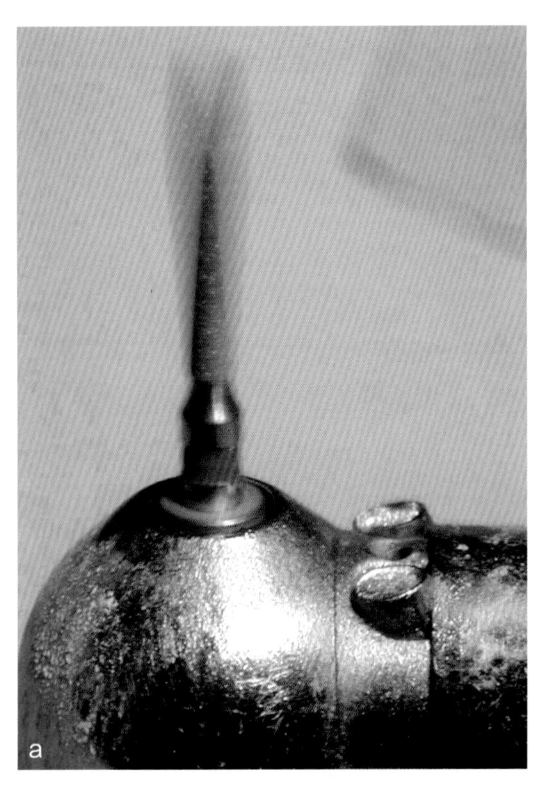


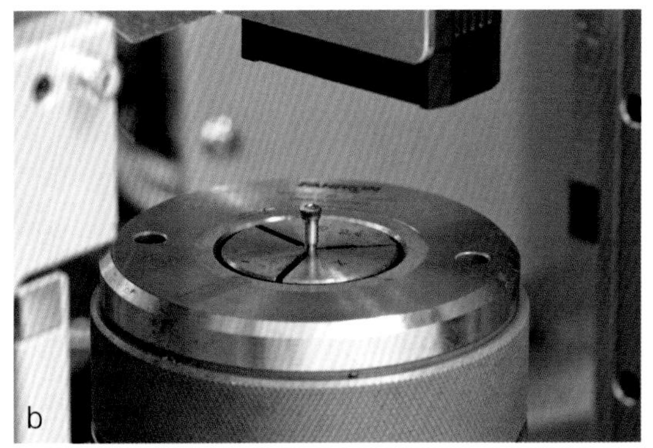


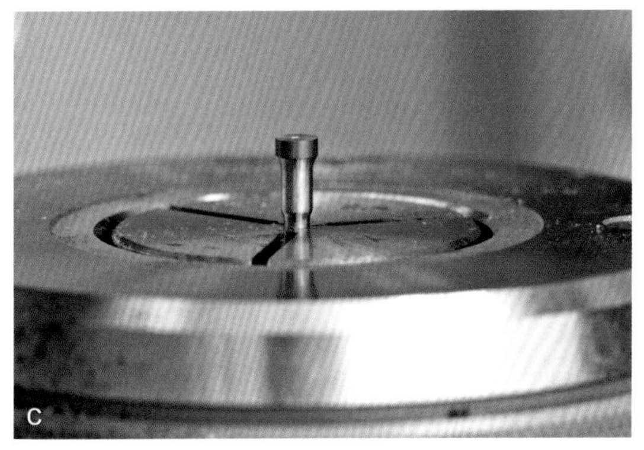


图2.3 牙钻偏心运动（a），制造完美准心牙钻的定心系统（b，c）

的可能性增加。

牙科钻的效率可用单位时间去除物质的毫克数计算。牙科钻的有效性由去除相同量物质的二次效应量表示。

牙钻磨损和同心性损失导致效率下降，因此产生更多的副作用，例如振动、发热、牙髓损伤。许多研究显示了如何使用最大直径40μm（“红环”钻）的金刚砂钻进行基台精修。由于当使用无黏性黏固时，基牙表面的粗糙度是保证固位的重要因素，因此不需要进行抛光预备。

假如采用金属或氧化锆上层结构，使用“红环”牙钻产生的最终表面粗糙度不影响印模技术和边缘封闭。

在本章中，由于碳化钨牙钻不再常用，因此我们不考虑使用它来进行基牙预备。

# 基牙的特征

前期计划能确保临床成功，这当然适用于预备天然牙齿作为基牙的情况。Cranham建议预备牙的牙槽嵴顶与对颌牙之间的距离，在前牙列要有7.5mm（最小），后牙列要有8.5mm。

应考虑以下因素：保留个别单位牙；可能需要进行临床冠延长；对颌牙表面磨损或正畸运动的长期影响；选择金属咬合面，以尽量减少预备牙的垂直高度。

预备的目的是获得生物学上成功、合适的固位形和抗力形、足够的咬合空间和最终修复体可接受的外观。

基牙预备的基本特点之一是为最终修复创造空间。这在临床上很难评估。在“预备技术”一节中将重新进行最终磨除量的体内评估（特别是颈缘水平），因为足够的磨除量对于最终的美学效果至关重要。

基台制备的另一个特点是固位形和固位力。这是通过获得足够的表面积来实现的，该表面积能够抵抗进行咀嚼、吞咽和功能运动（抗旋转区）（图2.4和图2.5）时的冠脱位。

因此，正确的轴壁扩展（也称为总船面聚合度或TOC）和足够的高度是基础。Maxwell（1990）报道，4mm高度以及6°（不总是可实现的）基牙聚合度是理想固位形的最低要求。最近，Leong（2009）重申了足够的高度和聚合度的重要性。

显然，有可能通过预备龈下边缘来增加基牙的最小高度。在平行度方面，指出通过真正的“垂直终止线”预备（用三角牙钻进行）创造一个没有固位的圆锥形支座是有效的。因此，在片切预备期间，必须在颈部缩小基牙，以便获得正确的空间来实现美观和正确的轴壁倾斜度（图2.6）。在具有“水平终止线”的预备中，这意味着肩台和浅凹型肩台之间的差异。抗旋转区仅由垂直轴壁表示。在肩台终止线较长的情况下，强烈推荐用于较短的基

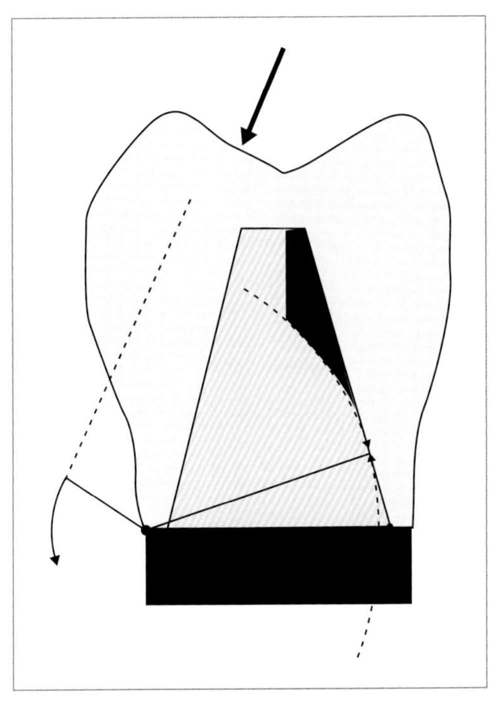

图2.4 抗旋转区：临床图片和教学图片。在临床图片（图2.5）中我们可以看到抗旋转区代表与脱位力方向相反的垂直壁

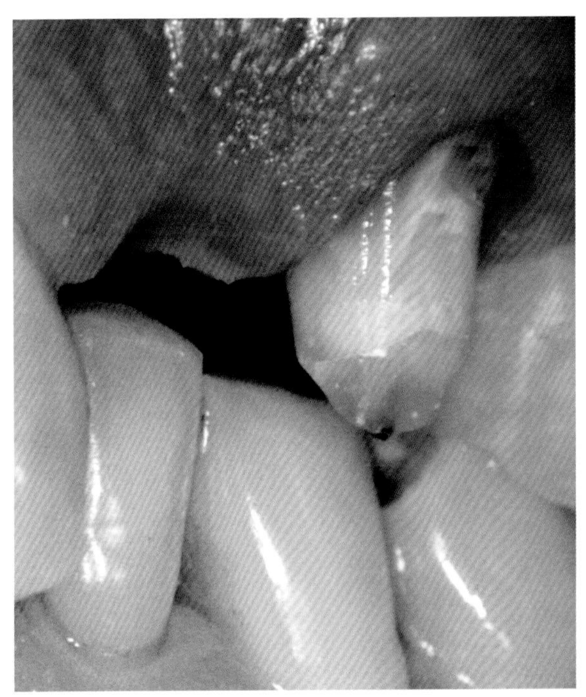

图2.5 基牙需要满足一些条件。最重要的抗旋转区在腭侧壁，可能较难预备妥当，尤其是在深覆䏰病例中

牙，而不是用浅凹形封闭。在某些情况下（倾斜的牙齿，已预备完成等），为了获得可接受的抗旋转区面积，我们应该考虑在片切预备后添加平龈肩台（图2.7）。

使用诸如凹槽、箱形和针道等辅助固位形可以获得固位的增加，尽管程度不大。辅助固位形不仅用在全冠病例中，也用在预备过量的情况下。重要的是要认识到间接冠内修复体（如嵌体和高嵌体）和全冠的区别。固位力的大小主要取决于基牙的高度。另外，用于全瓷修复的辅助固位形可能导致制造过程中的扭曲并产生摩擦力，因此不被推荐。所以，对初始固位力的保留（基牙高度和平行度）仍然是最重要的。

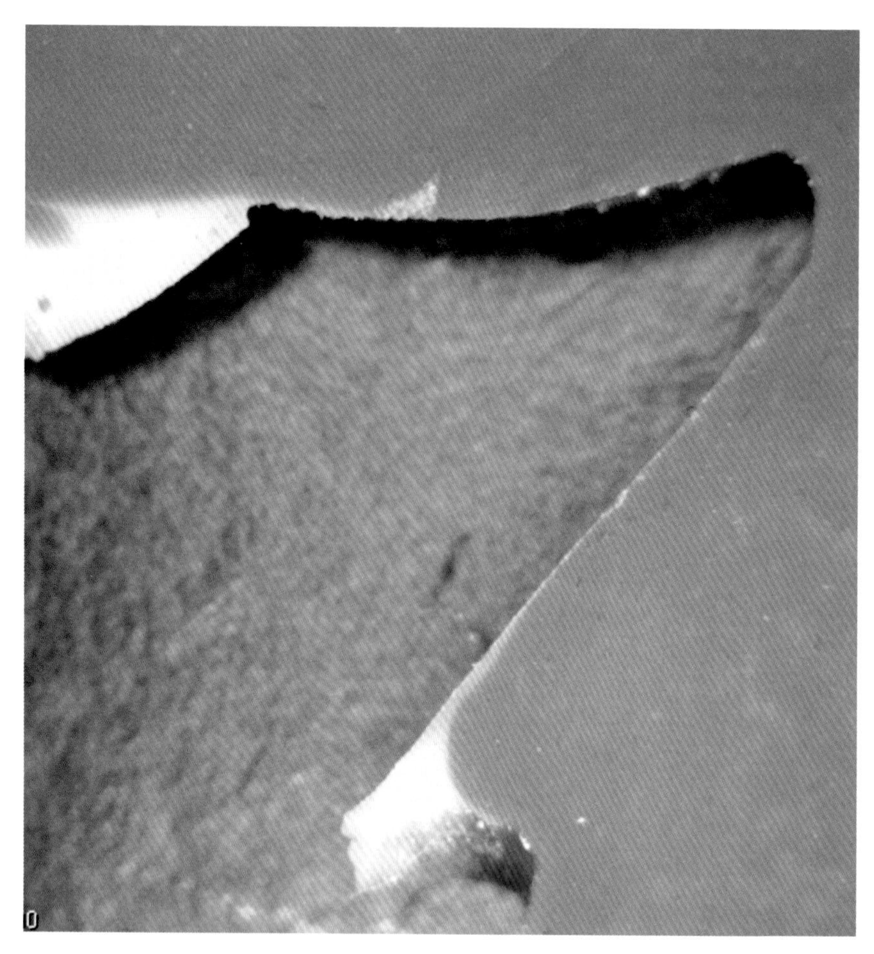


图2.6 来自印模材料截面：平均基牙锥度

在这种情况下，术语“平行度”不是绝对的：预备是几何可视化的，轴壁应该有大约6°的聚合；这并不容易实现，尤其是对于多个基牙。据估计，在洛马琳达大学的口腔修复学学生中，平均预备的聚合度为15°（Ohm，Silness）（图2.6）。这个数据说明，聚合度的分歧是那些在纸上而不是现实中制造修复体的人对聚合度进行强行计算而导致的。用短基牙时，需要非常小心地预备平行轴壁；相反地，具有较长的基牙（例如牙周支持减少的牙齿），建议进一步预备，以避免在去除临时牙和试铸造冠阶段期间出现问题。

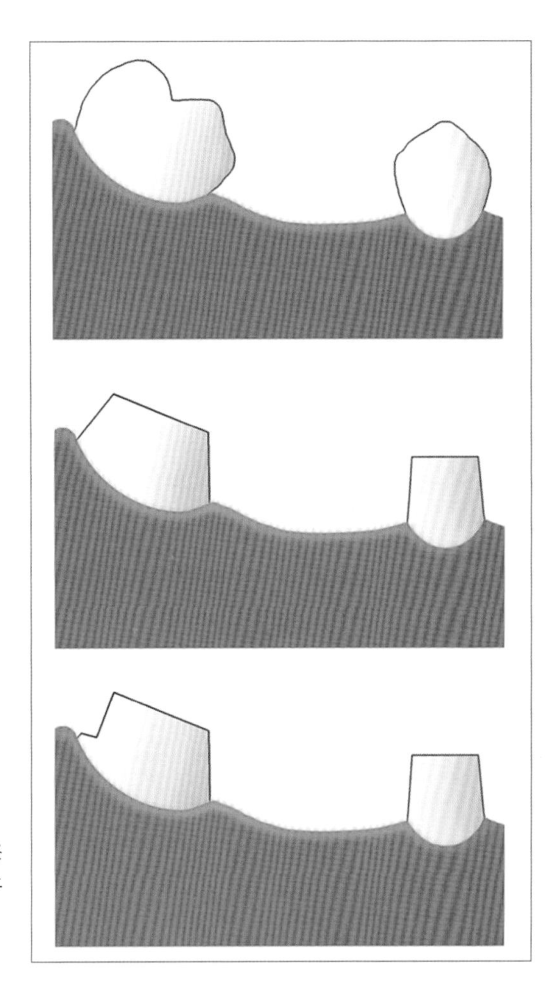

图2.7 对磨牙预备进行修正，使用远中肩台来减少由于近中倾斜而产生的基牙锥度

# 终止线的特点

考虑终止线时，首要问题之一是其与牙龈边缘的关系。关于这个主题，学者的意见各不相同：

- 近龈沟的末端；
- 在龈沟中间；
- 龈下1mm；
- 近游离龈边缘。

笔者经常选择龈下边缘线的4个主要原因：

- 改善美学效果；
- 增加预备高度从而增加固位；
- 陶瓷有更好的清洁性能；
- 预备线延伸至之前终止线和防龋损能力。

文献回顾表明了固定修复和修复边缘炎症之间的联系；这是由于受到了固定修复的4个不利特点的影响，与菌斑的滞留有关。

- 细节恢复。这里我们没有将讨论龈上或者龈下轮廓作为重点，而是将牙冠穿出龈沟的形态和牙龈轮廓的关系与天然牙的釉质牙骨质界处的形态进行对比（图2.8）。应该认为，“悬突”（或卫生不良而导致炎症的水平轮廓，如Lang所述）并不是正确进行了边缘细节的恢复。理想的细节恢复是增加口腔卫生维护的同时，适当支持边缘组织。
- 金属或陶瓷的粗糙表面和可能的黏固剂暴露会引起菌斑的

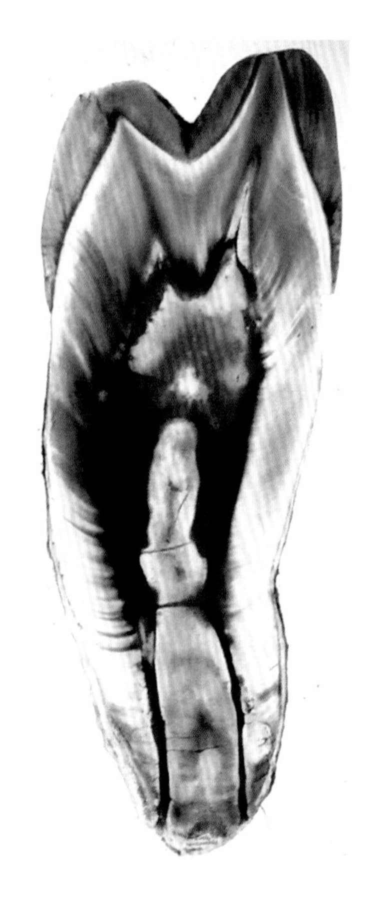

图2.8　透明化准备：显示了釉质牙骨质界水平的轮廓的生理性改变

堆积。现代技术手段使粗糙的金属或陶瓷不再多见，但是我们必须考虑到严酷的口腔环境对修复体的影响，例如金属的腐蚀和低熔点陶瓷的溶解度。

- 边缘差异。这似乎是炎症最重要的病因学因素之一，因为边缘差异会增加黏固剂的暴露和菌斑的滞留。文献表明，边缘精确度相对于边缘位置，在决定龈缘组织炎症水平方面更为重要。
- 龈沟入侵的程度。例如，可用的沟内深度为2mm，当完全穿透龈沟而不是一半时，所产生的炎症将增加；由于这个原因，龈沟穿透程度一般为印模的其一半，或最大1mm。

如Pardo所述，可以根据外形，在水平（肩台和浅凹）终止线和垂直终止线之间进行选择。

## 水平终止线

水平终止线具有以下特点：

- 改善轴向预备的可视度；
- 更明显的终止线；
- 一定程度的龈沟侵入；
- 能按照牙根轮廓进行细节恢复（没有垂直和水平方向的过度外形）；
- 要在印模材料中捕捉到终止线，印模材料应延伸超过终止线，因此需要更大程度的排龈量；
- 由于水平部分的原因（边缘修正通常是必要的），临时修复体的边缘封闭更难实现；
- 边缘封闭精确度较低；
- 没有专业设备，椅旁无法修正开放的边缘。

## 垂直终止线

垂直终止线定义浅凹或片切预备所在之处。

浅凹是可以改善边缘封闭的预备设计。容易区分的浅凹是角度范围为90°～50°，而不超过这个限制的浅凹。推荐用于金嵌体。在近中颈部箱形的预备中，金属抛光难度较高，通常使用诸如龈缘修整器的手工工具进行。Mc Lean和Wilson证明，只有比70°更高的轴向倾斜度才能获得临床上可辨别的边缘精确度的改善。用旋转仪器进行的垂直预备显然超过70°，因此改善了边缘封闭。

垂直终止线具有以下特点：

- 更困难的最终基牙减少量的可视度；
- 更困难的最终龈下预备的可视化；
- 龈沟内的边缘深度由医师定义，并使用手术显微镜（OpMi）对调整模型的龈缘进行360°修整；
- 不可能按照牙根轮廓进行细节恢复（存在垂直向而不是水平向的过度外形，这会导致“悬突”）；
- 排龈更简单；
- 临时修复体通过单次重衬就能更简单地实现边缘封闭；
- 根据文献，改进边缘封闭是在一个区域而不是线性进行的（图2.9）；

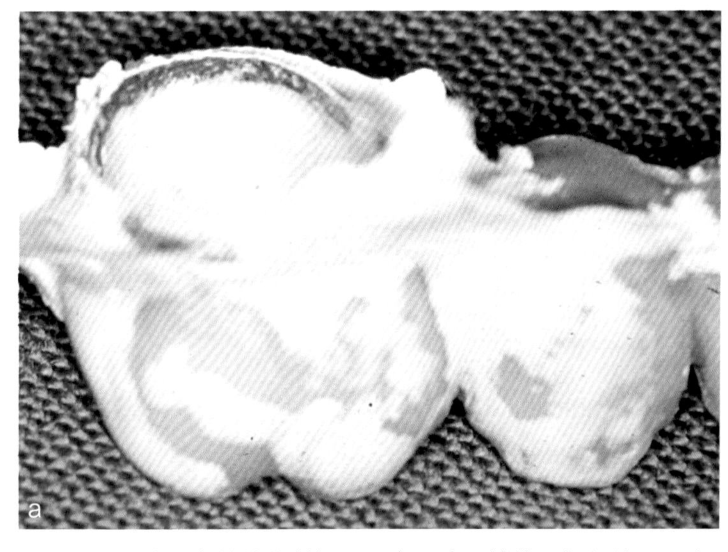


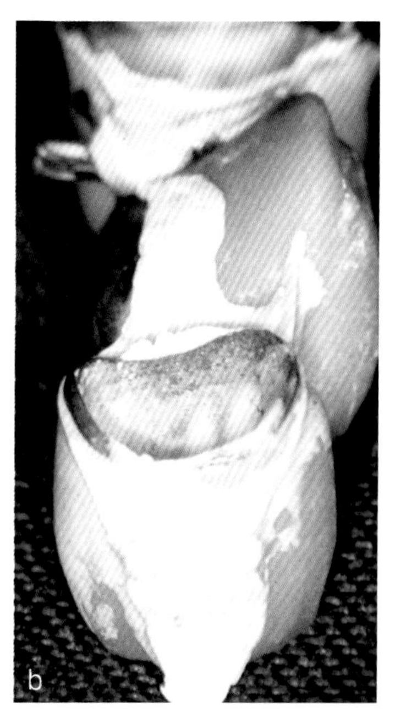


图2.9 垂直预备的边缘封闭区示意：该区域使用氧化锌丁香油糊剂处理

- 无须专业设备就可以进行边缘偏差的简单纠正；
- “黏固剂过滤”。这种现象在黏固期间发生，并影响冠部的就位，即边缘封闭期间，其在基牙上的完全适配。在冠逐渐就位的过程中，黏固剂通过越来越窄的通道从凹槽中溢出：水平边缘的黏固剂也面临突然的方向变化。这导致黏固剂膜的黏度增加并影响了冠的就位。因此，具有浅凹预备的冠的就位比肩台更好，但是垂直预备是首选的。

# 刮治术和过度外形

在牙周病患者的修复中，在牙根水平的片切预备是单独用手动器械不容易获得的。反过来说，机用设备通常会很好地解决炎症问题，以及随后修复阶段的问题。然而，应该记住，机动预备不能代替常规牙周治疗。

笔者认为，水平预备和垂直预备这两种解决方案在修复中都是有效的，而且两者都有优缺点。重要的区别是肩台和片切预备具有不同的临床和技术方法，不应该混淆。

片切预备最初由Vick Pollard描述，他也是第一个尝试了解牙钻中的金刚砂是否适合用于获得理想的牙齿预备以及牙根和牙龈刮治。他研究的牙钻最初被称为“Gengittage”。后来Rex Ingraham描述了其使用方法。

Morton Amsterdam介绍了这种预备的进一步发展，他展示了其在牙周支持减少和根分叉病变存在的情况下的应用。

由Carnevale、Di Febo、Trebbi和Bonfiglioli组成的意大利团队看到了最重要的进步之一。他们研究了龈沟内预备后牙-牙周复合体的恢复，以及与通过垂直预备获得的牙龈边缘形态和精度相关的炎症程度。

这种技术引起了巨大的争议，因此笔者要依次反驳每一个批评。

- 预备边缘是不可见的，因此为了避免过度的牙龈穿透和随之而来的生物学宽度的入侵，一部分预备的牙齿将不会被冠覆盖。在回答这一反对意见时，我们必须回顾，根面平整这一牙周治疗的基础也能导致同样的情况。根面平整是牙周治疗领域最常见、最重要和最安全的技术之一。
- 用螺旋牙钻进行的龈沟内预备会损害结缔组织附着。我们认为，该方案涉及从预备到最终印模40天的愈合期。这可以使结缔组织附着愈合，如Ramfjord所示。
- 在垂直预备理念中不可能防止过度外形。我们必须承认，在这种预备中，不可能不创造一个垂直的过度外形。然而，我们应该记住，釉质牙骨质界处的牙存在天然的垂直向过度的外形。如果我们使用探针在冠根向检查牙根，当到达釉质牙骨质界时，会探及一个台阶，这仅仅是一个垂直的过度外形（图2.8）。

数位学者对过度外形进行研究。其中最重要的是Lang的研究（图2.10）。尽管有证据表示这种具有正面突出的修复会导致结缔组织附着丧失，但因果关系尚不明确。Lang的研究是对9名受试者进行的前瞻性试验（最初10名，其中1名受试者被排除在外）：所有受试者都有健康的组织，良好的口腔卫生，良好的健康状况，并且在过去6个月内没有接受过抗生素治疗。受试者分为以下2组。

第1组：5个具有水平悬突的MOD嵌体，预备量0.5～1mm。

第2组：另5个MOD嵌体，具有临床完美的边缘。

经过几周的观察期后，理想的嵌体被突出的嵌体代替，反之亦然，用以交叉检查相同的个体以及进行一定程度的控制。经过进一步的观察期（20周以上）后，突出的嵌体被替换为理想的嵌体。在整个期间，要求受试者进行常规的口腔卫生维护，但不要清洁嵌体修复的牙齿的近远中。在试验之前和整个观察期间进行了几项测试：菌斑指数、牙龈指数、牙周探诊和微生物测试。所

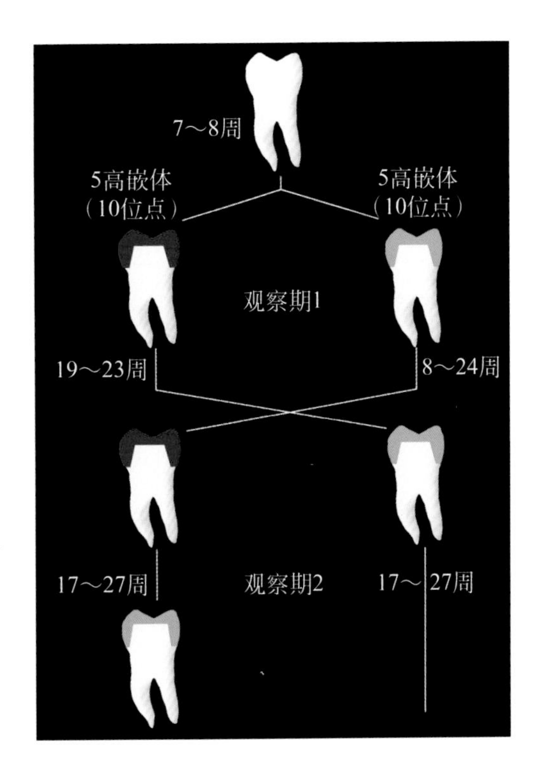


图2.10 Lang的实验（引自Lang NP et al.Clinical and microbiological effects of subgingival restorations with overhanging or clinically perfect margins.J Clin Periodontol 1983；10：563-578.）

有具有悬突的部位表现出不断恶化的临床状况和菌群变化，有慢性牙周炎的典型特征。在非悬突嵌体中，菌斑表现为健康牙龈或牙龈炎的特点。

总而言之，在没有进行特殊清洁的情况下，1mm左右的悬突会形成易产生附着丧失的情况。这似乎不仅是由于菌斑的增加，还取决于菌斑组成比例的变化。这进一步说明了牙周病是特定的微生物导致。此外，不同种类的产黑色素拟杆菌的平均入侵率也是不同的。这进一步证明了在疾病发展中，存在个体易感性。其中一名鼻窦炎受试者接受了1周的盐酸四环素治疗，他被排除在试验之外，但在这期间，尽管嵌体有悬突，却没有拟杆菌的生长，这符合Listgarten的观察（1978年）。

另一项重要研究是Di Febo、Carnevale和Fuzzi的文章，他们展示了对于游离龈的炎性细胞浸润，边缘封闭比其几何学更为重要。由于在垂直预备中边缘封闭有优势，因此要强调，这种类型的预备在菌斑堆积和边缘牙周组织炎症方面较有优势。

最后，我们感谢Youdelis的工作，他表明了龈下预备的基牙的继发龋发生率较低。进一步考虑垂直过度外形时，因为种植体的平均直径小于待替换牙根的直径，因此在种植修复中非常普遍。

# 预备技术

预备期间牙钻的运动必须缓慢而精确，但不是缓慢的敲击样运动，这应该被认为是“研磨”而不是“摩擦”。通过使用形状确定的钻头，可以创造特定的预备形式，除了确保足够的修复材料间隙之外，还可能形成适当的Silness（抗旋转）面积。

牙齿预备的第一阶段是预备前牙切缘和后牙𬌗面来降低其咬合高度。这允许使用较短的牙钻，通过缩短杠杆以减少牙钻跳动（图2.11）。

如图2.12所示，切牙减少量由牙钻最厚部分的直径（最小减少量）表示。在制备定深沟之后，在限定深度，使用相同的钻将切缘完全减小。在切缘预备期间，牙钻在冠根向和颊舌向方向必须正确（图2.13）。在后牙，咬合的减少通过菱形钻实现。在颊侧较厚的情况下，可以使用反向截锥钻（图2.14）。

此后，邻间隙是用针形牙钻进行预备的，牙钻运动本质上是锯切的，以避免横向力的过度应用，这可能导致失去对牙钻的控制，对相邻牙齿造成潜在的医源性损伤（图2.15）。在有挑战性的病例中，邻牙可以用金属基质来保护。如果发生医源性损伤，那么应该对牙钻接触并造成粗糙的釉质区域进行抛光，并考虑使用氟。

下一阶段是使用主要的预备牙钻，即火焰钻（图2.16和图2.17）进行轴向磨除。该阶段的第一步是去除最大凸度和降低轮廓高度。这很重要，因为它可以降低龈下穿透和片切预备期间牙钻的倾斜程度。在轴向减少期间，牙钻尖端需要达到边缘龈，与牙长轴一致，而不会穿透龈沟；这个通路要在颊面和舌面上进

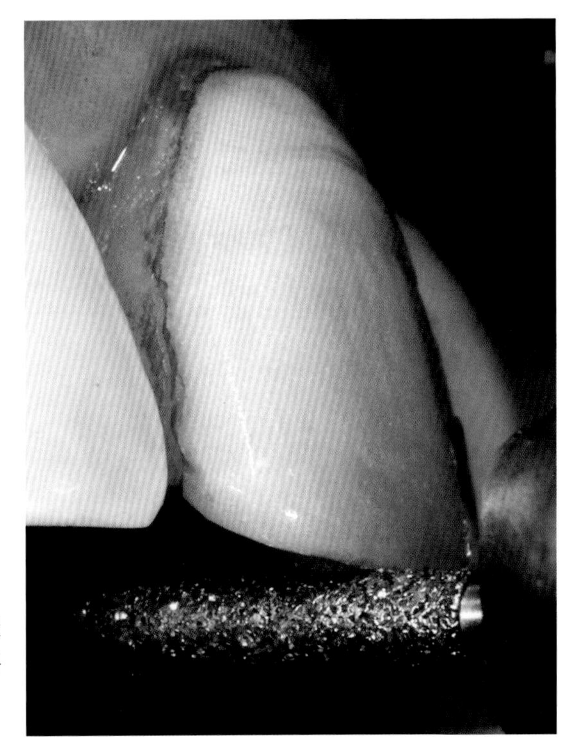

图2.11　目前，对于存在旧瓷贴面，出现边缘渗透的将要预备的牙，请注意正确的牙钻倾斜度以减少咬合面边缘

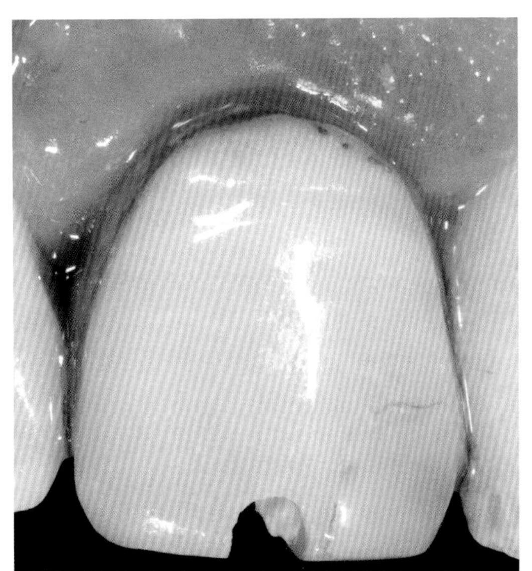

图2.12　选择不同牙钻直径来决定磨除的量

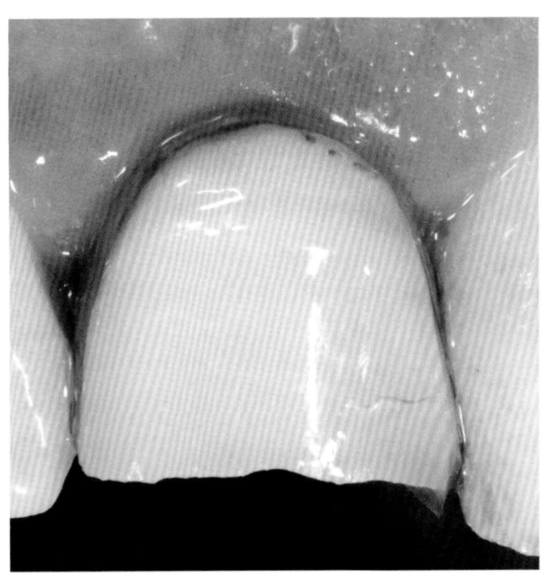

图2.13　切端的预备完成

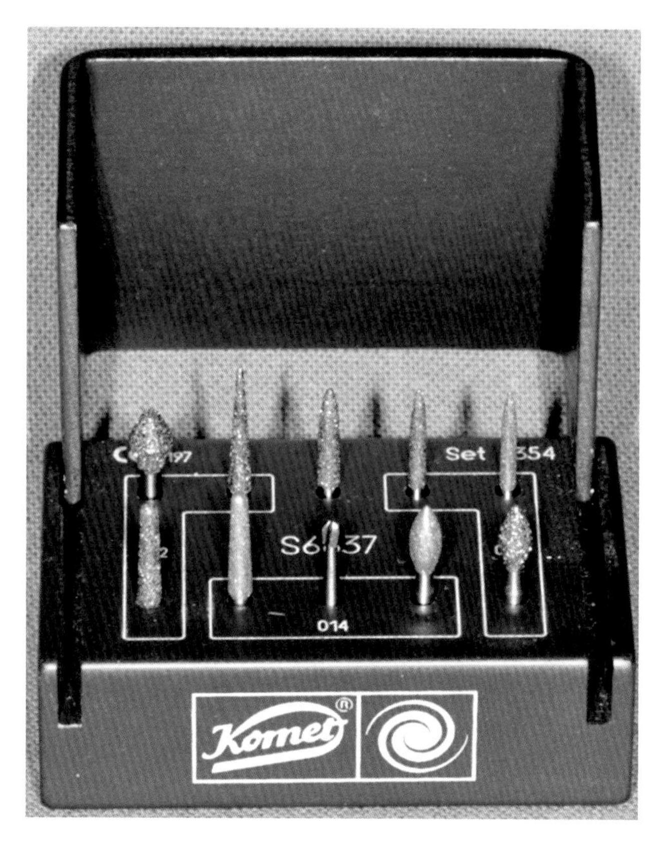


图2.14　准备牙钻工具盒

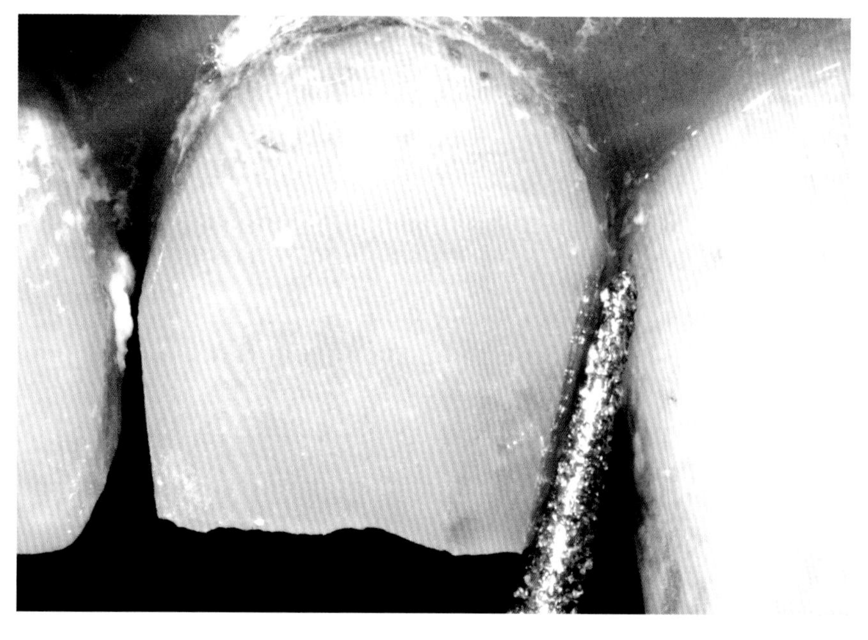

图2.15　邻面预备

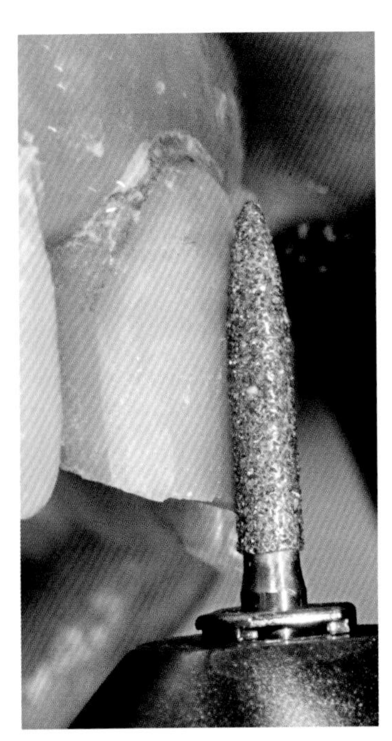

图2.16 磨除牙冠凸处

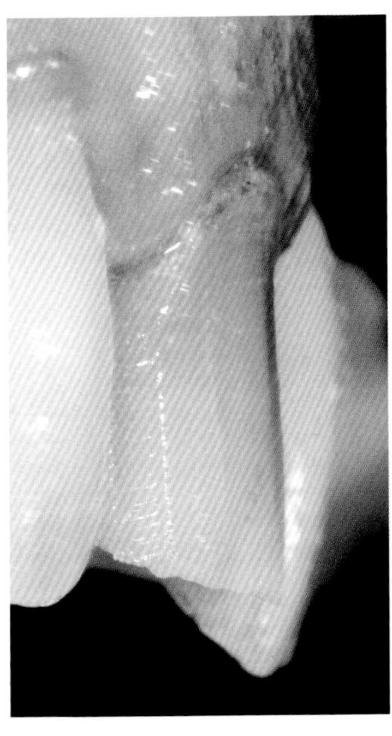

图2.17 当前庭凸度减少时，需要检测连续的基牙的平行度

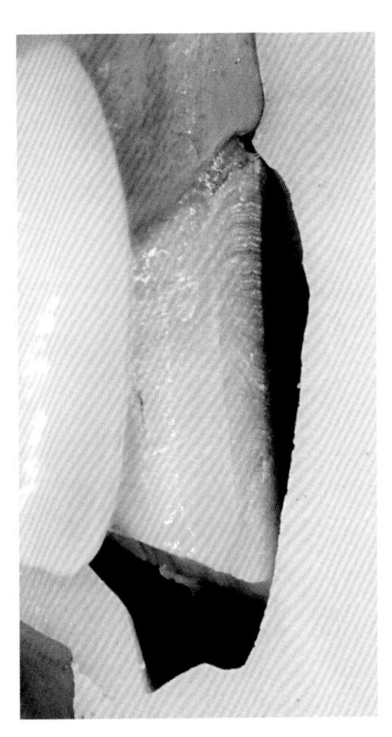

图2.18 硅橡胶检查发现颈部和切端预备不足。这种类型的蒙罩一般不使用，除非是为了显示得更清楚

行重复。在这时，总的轴向减少还不足以满足修复材料的空间（图2.18）。

在减小轴壁凸度后，需要验证平行度（图2.19）。这是至关重要的，因为在这个阶段，仍然有可能进行修正，而在龈下预备之后，这种情况要复杂得多，对倾斜的修正可能会导致过度预备。

验证过程需要检查两个相邻预备的颊壁，然后是牙齿。旋转患者的头部并成对地检查预备。如果表面不平行，则在这一点上进行校正。

直到实现固位和抗力所必需的平行度和几何特征都达到时，牙齿就算预备完成了。

然后在穿龈沟之前用Williams 探针重新评估牙周探诊深度（图2.20）。

在预备期间，牙钻将相对于牙齿的长轴有大约20°的倾斜度（图2.21）。重要的是，倾斜度不能过大，因为这将意味着仅有牙

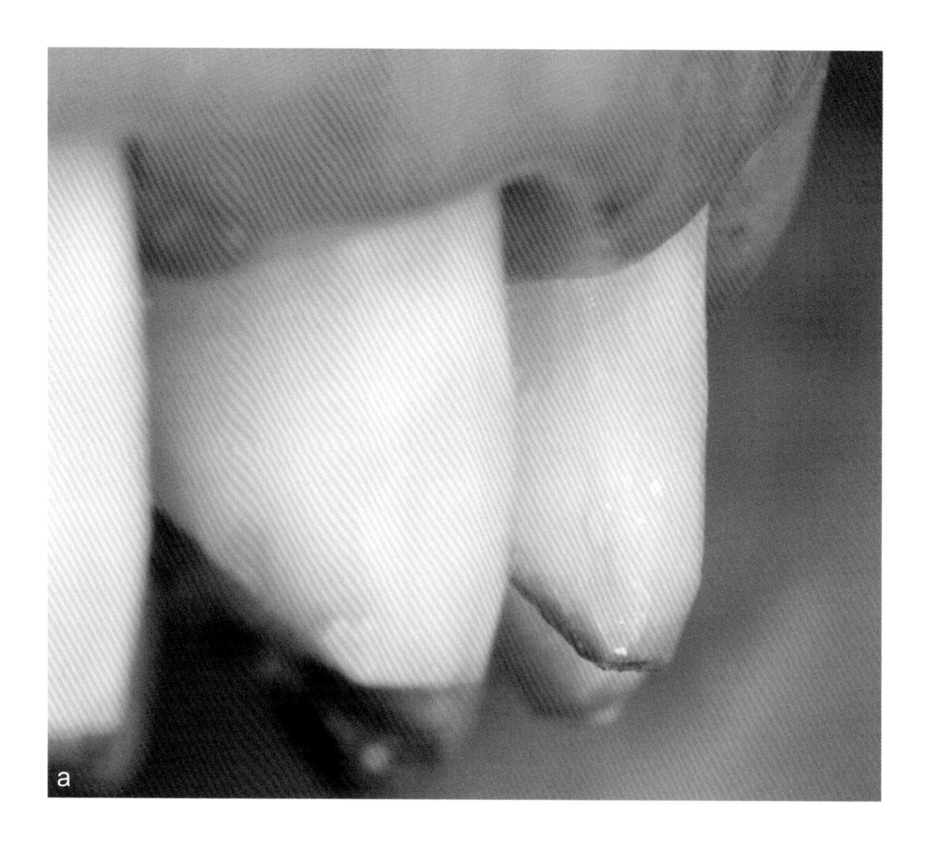


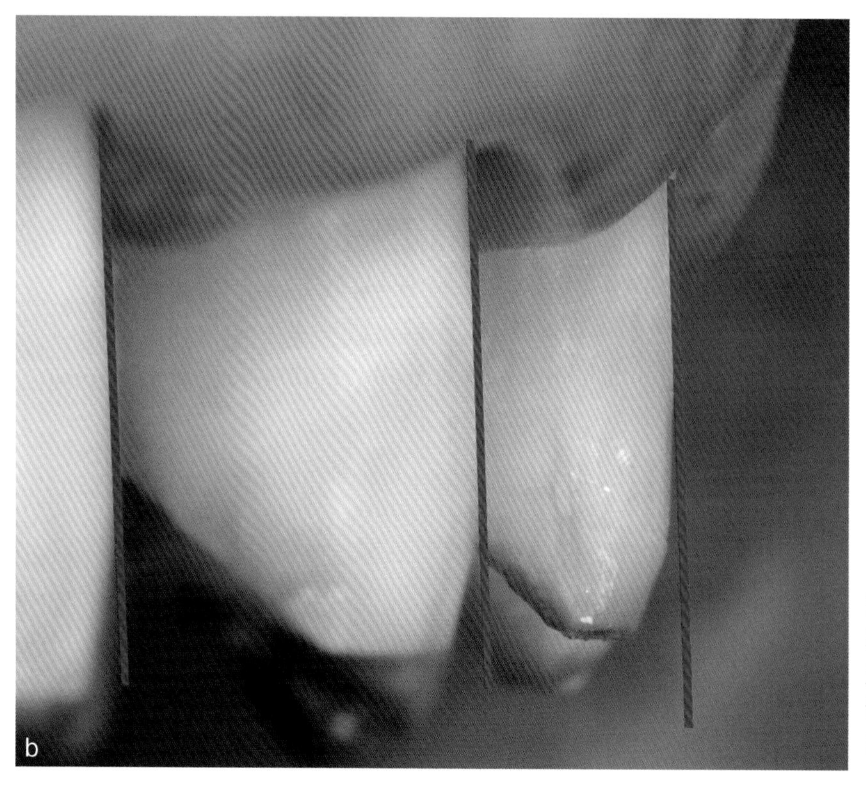


图2.19　通过直视基牙颊面进行平行度的评估。为了显示更清晰，使用了已完成的预备体

图2.20 使用牙周探针探测龈沟形态并测量探诊深度，在麻醉下进行，此状态下也同样能进行牙钻的穿龈

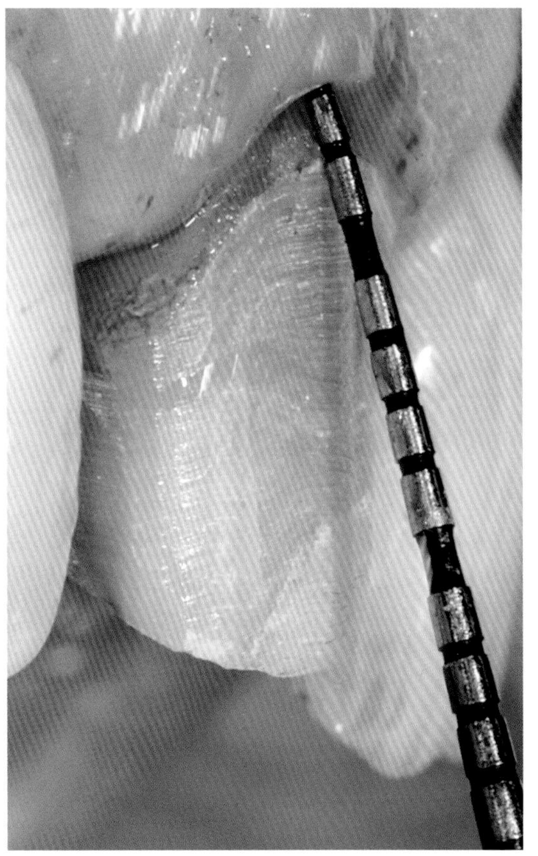

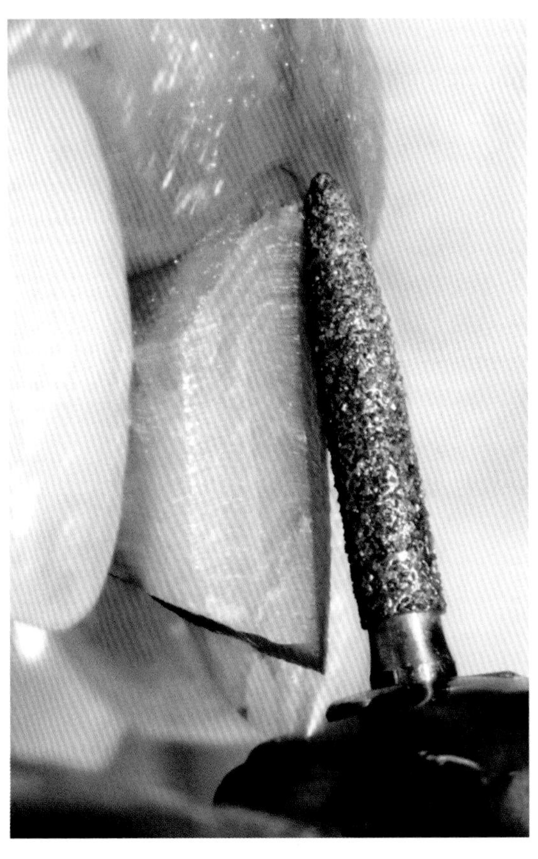

图2.21 牙钻在穿龈前需要合适的倾斜度

钻的尖端在工作，会导致沟内形成台阶。以这种方式来去除大部分牙齿组织时，我们穿龈沟几乎接近最大探诊深度。通过牙周序列治疗中的骨切除手术来消除加深的牙周探诊深度（关于这个主题，请参考Carnevale、Calandriello、Di Febo的具体文章）。

如果所使用的牙钻太宽而无法在牙齿间隙区域工作，则应使用形状相同但尺寸较小的火焰钻。在龈下预备的过程中，会产生倒凹（图2.22），该倒凹将在后续的过程中消除。

考虑到前牙的这个例子，按照解剖形态用倾斜平面进行切1/3的去除。该预备阶段降低了垂直向轴壁的高度，因此在后续阶段可以使用较小的轴向压力，使结果更加精确（图2.23）。此外，我们增加了切端留给陶瓷的空间，从而获得了足够的半透明空间。

如果牙钻相对于轴壁倾斜，则可以感知到它是如何根向处理

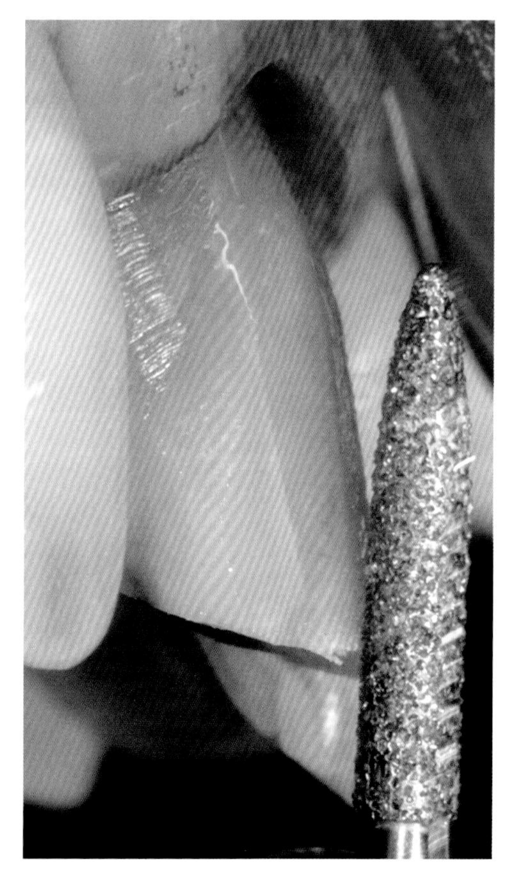

图2.22　牙钻穿透龈沟，产生的倒凹将在后续的过程中消除，事先我们需要对切1/3进行取模，这也允许在后续阶段该部分较短时进行

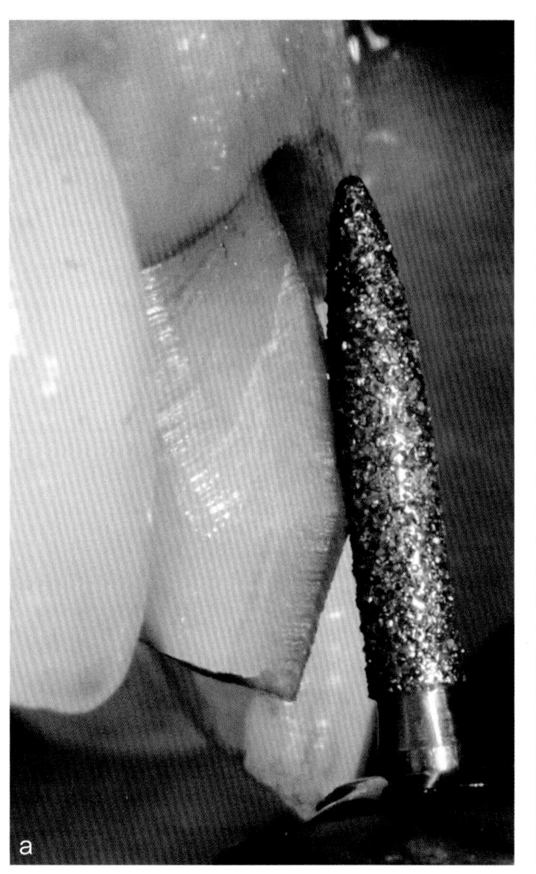


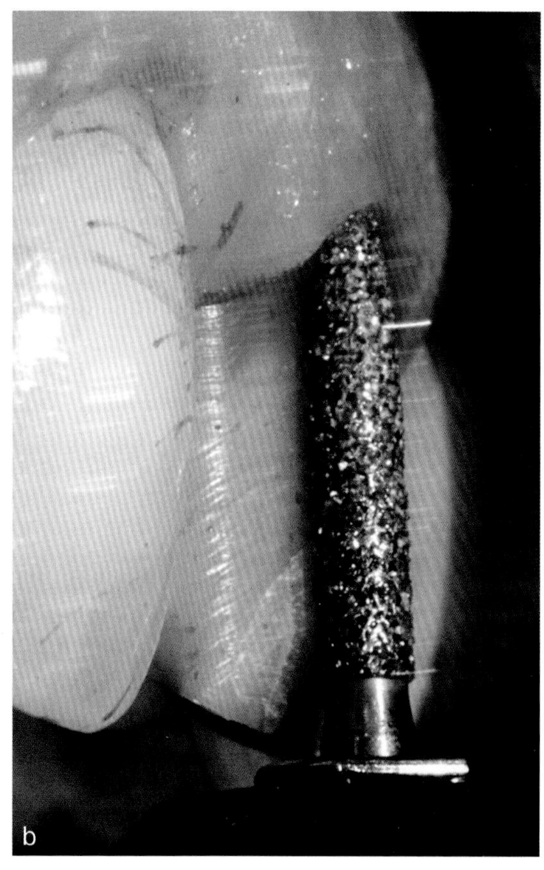


图2.23 对轴壁进行预备，直到牙钻尖端穿透到龈沟，这涉及消除倒凹以及对基牙进行充分的预备

龈沟。随着轴壁的预备，在前一阶段已经开放的龈沟线进行了片切。在这一点上，我们有刮治、根面平整和旋转牙龈切除（在深牙周袋中，难以用手动器械达到相同的精度）。在入路困难的区域，仍然可以使用较小的牙钻，但是应该始终使用火焰钻。

为了评估轴向减少的量，可以在牙齿的长轴内的边缘组织上倾斜牙周探针（图2.24）。假设在制备冠的颊面时，使用“鸥翼”技术（冠部按照牙龈轮廓设计），探针与预备的牙齿表面之间的距离等于为修复留出的空间。进一步验证通过硅橡胶支架进行，该支架通过诊断蜡型或直接在预备体上获得，并进行适当切削（图2.25）。

在前牙，腭侧使用橄榄形牙钻进行预备（图2.26和图2.27）。

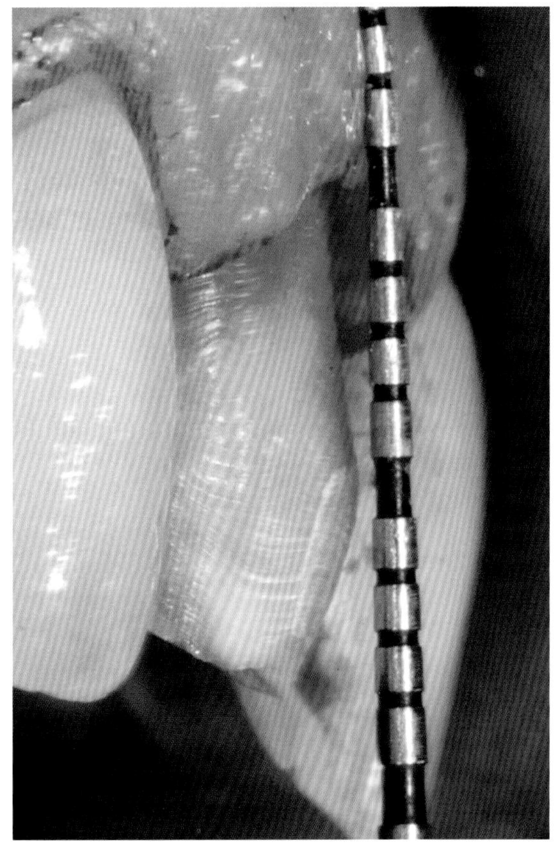

图2.24　使用探针靠着组织倾斜，与牙齿轴向相同，能够察觉出预备量

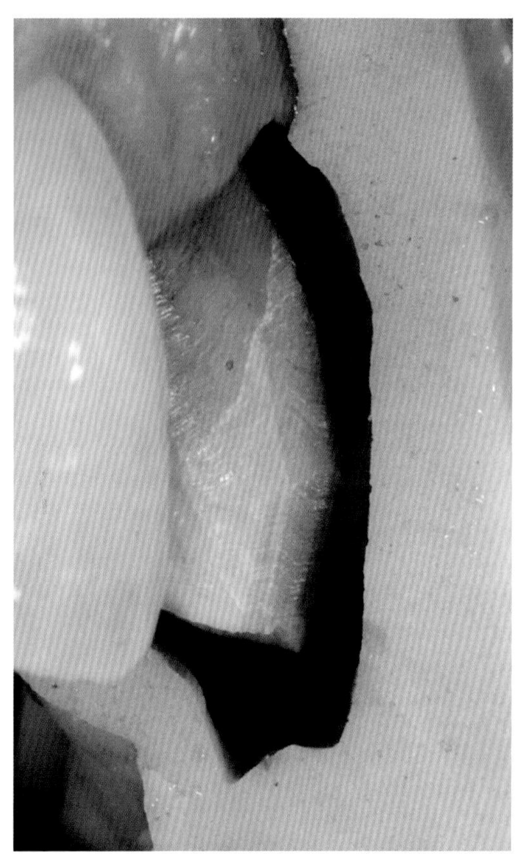

图2.25　在龈沟内和切端预备后增大预备量，如图所示使用了硅橡胶模

为了避免腭或舌侧壁的过度预备，牙钻倾斜度必须正确。牙钻倾斜于未预备的表面，使得牙钻的凸度与牙腭侧凸度一致。如果牙齿已经部分预备好，完整的邻牙的腭侧面将被用作参考。

如前所述，所有的精修阶段都用较细的火焰钻和相同尺寸的橄榄钻（40μm，红环）（图2.28）进行。在这个阶段，为了获得更好的控制，可以采用电动高速手机。在使用硅橡胶支架进行最终验证（图2.29）之后，应认为该基牙预备完成了，但在组织成熟之前，尚不能进行最终印模，组织成熟需要不少于40天（图2.30）。

现在有了关于通过牙钻来控制穿透龈沟的可能性的创新（图2.31）。

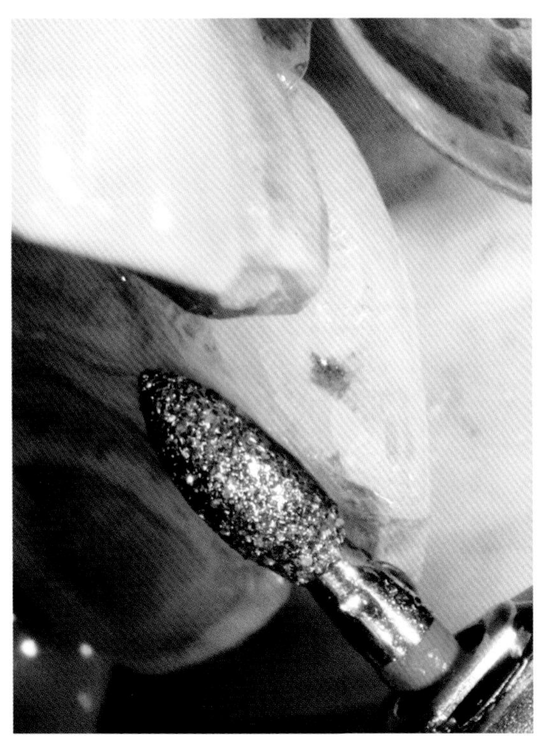

图2.26 如果不能确定牙钻倾斜角度时，需要通过评估邻牙来获得，牙钻的凸部与咬合面凹度相协调

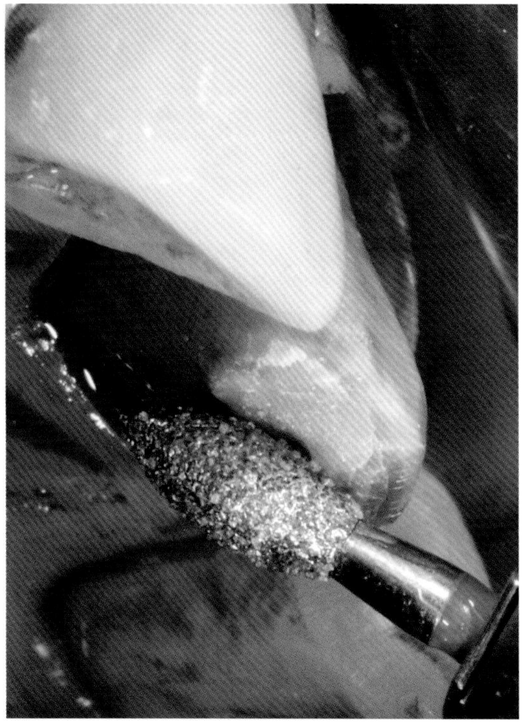

图2.27 前牙腭面的预备可能会消除代表抗旋转区的壁，如果要预备的牙有完整的咬合面，那么下面的做法就十分必要。用牙钻倾斜靠着未预备的面，使牙钻的凸面与咬合面的凹面相对应，倾斜度与欲获得的基牙倾斜度一致

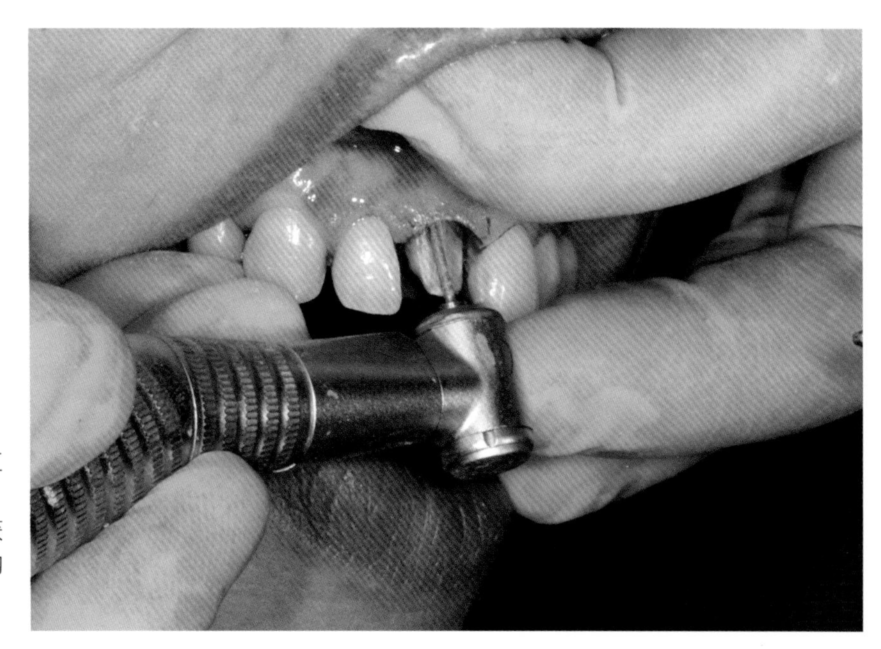

图2.28 使用红环手机完成预备：正确的握持能够获得最后阶段更好的机器控制

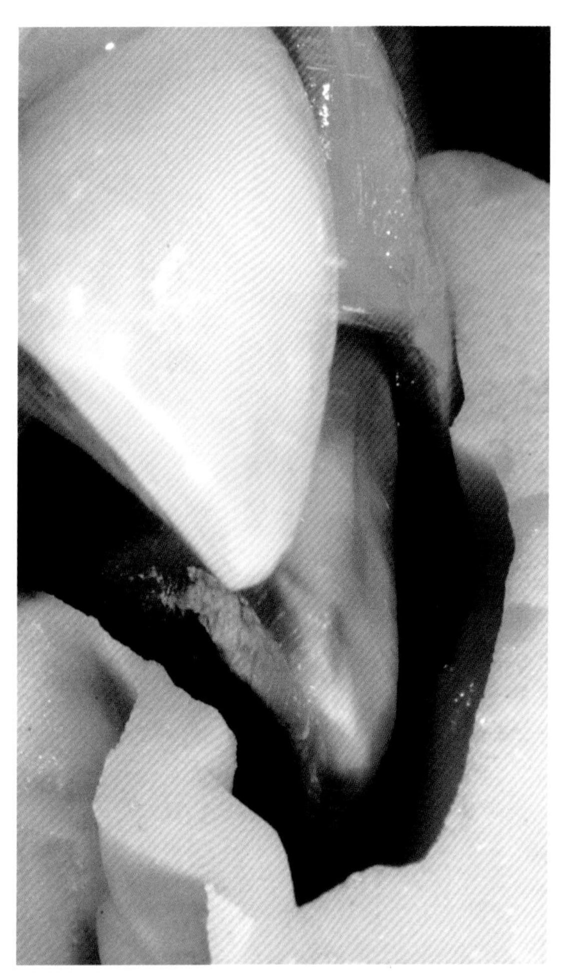

图2.29　对预备空间进行最后的处理

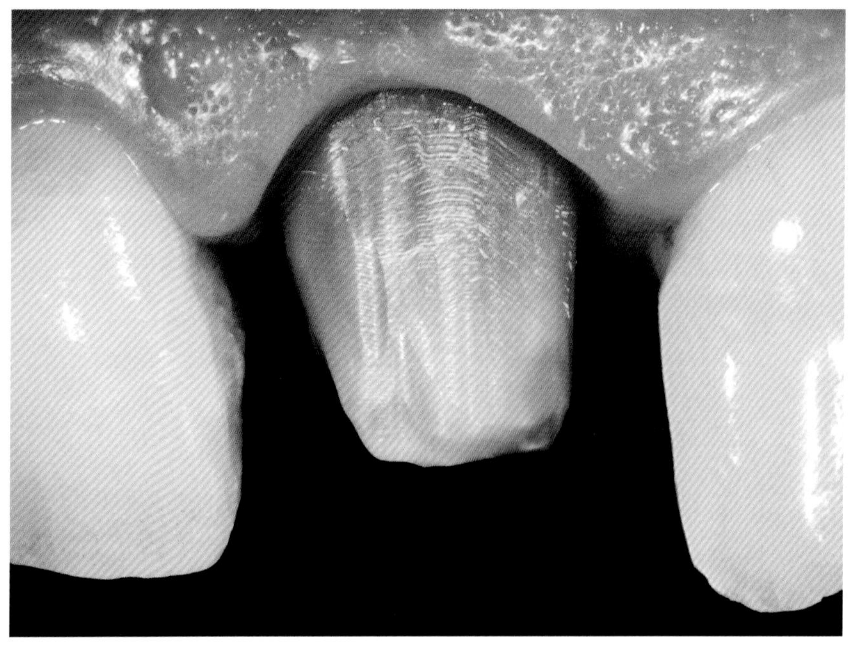

图2.30　完成的基牙，在预备后40天，图片显示了组织的愈合

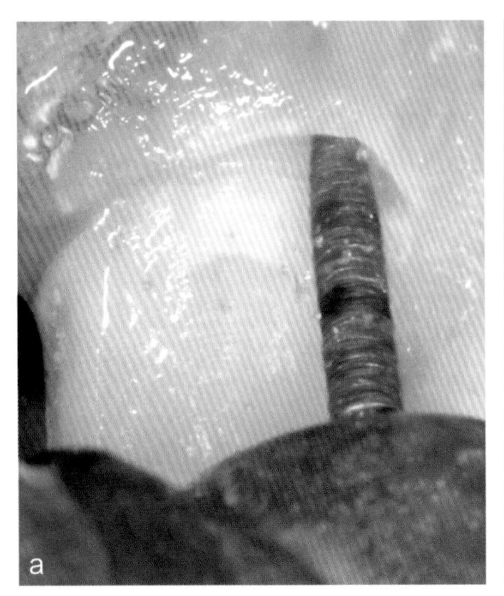


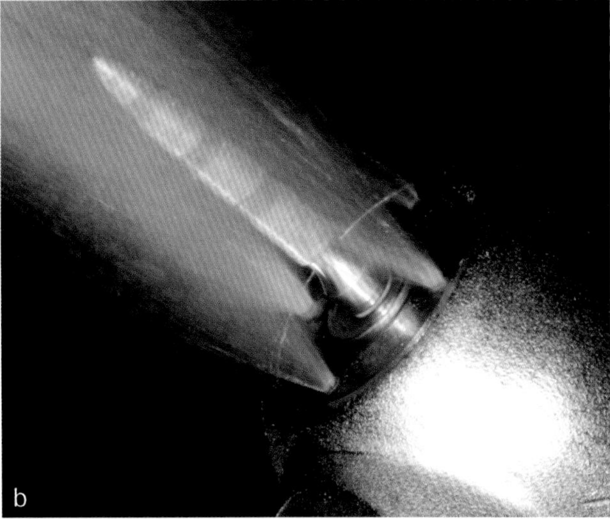


图2.31　革命性的标准钻862，这种牙钻在2mm、4mm、6mm处有可视的参照点，使得对穿龈沟时控制更简单，防止过度深入

# 参考文献

Amsterdam M, Abrams L. In: Goldman HM, Cohen DW (eds). Periodontal therapy. 4th ed. St. Louis: Mosby; 1968.

Amsterdam M, Grossman L. Handbook of dental practice. 3th ed. Philadelphia: J. B. Lippincott Co.; 1958.

Carnevale G, Di Febo G, Fuzzi M. A retrospective analysis of the perio-prosthetic aspect of teeth reprepared during periodontal surgery. J Clin Periodont 1990; 17(5): 313-316.

Carnevale G, Di Febo G, Fuzzi M. An in vivo study of teeth reprepared during periodontal surgery. Int J Periodontics Restorative Dent 1990; 10(1): 40-55.

Fusayama T, Ide K, Hosoda H. Relief of resistance of cement of full cast crowns. J Prosthet Dent 1964; 14: 95.

Fuzzi M, Di Febo G, Carnevale G. Chiusura marginale di corone parziali (valutazione in vivo prima e dopo cementazione). Dental Cadmos 1988; 56(7): 62-64, 69-71.

Gavelis JR, Morency JD, Riley ED. The effect of various finish line preparations on the marginal seal and occlusal seat of full crown preparations. J Prosthet Dent 1981; 45: 138-145.

Glickman I. The new practice of dentistry. Midwest Dent 1972; 48(5): 16-18.

Hedgal T, Silness J. Preparation areas resisting displacement of artificial crowns. J Oral Rehabil 1977; 4(3): 201-207.

Ingraham R, Sochat P. Curettage gengivale con strumenti rotanti, una tecnica di preparazione del dente e del solco gengivale. Riv Int Par Odont Ric 1981; 1(4): 8-33.

Johnston J, Phillips R, Dykema WB. Modern practice in crown and bridge prosthodontics. Saunders Co.; 1971. pp. 314-335.

Lang NP, Kiei R. Clinical and microbiological effects of subgingival restoration with overhanging or clinically perfect margins. J Clin Periodontol 1983; 10(6): 563-578.

Lang NP, Kiel RA, Anderhalden K. Clinical and microbiological effects of subgingival restorations with overhanging or clinically perfect margins. J Clin Periodontol 1983; 10: 563-578.

Lang NP, Smith FN. Lymphocyte blastogenesis to plaque antigens in human periodontal disease. Ⅰ. Populations of varying severity of disease. J Periodontal Res 1977; 12(4): 298-309.

Leong EWJ, Tan KBC, Nicholls JI, Chua EK, Wong KM, Neo JCL. The effect of preparation height and luting agent on the resistance formo f cemented cast crowns under load fatigue. J Prosthet Dent 2009; 102: 155-164.

Listgarten MA, Lindhe J, Hellden L. Effect of tetracycline and/or scaling on human periodontal disease. Clinical, microbiological, and histological observations. J Clin Periodontol 1978 Nov; 5(4): 246-271.

Marcum JS. The effect of crown marginal depth upon gingival tissue. J Prosthet Dent 1967; 17: 479-487.

Maxwell AW, Blank LW, Peulleu GB Jr. Effect of crown preparation height on the retention and resistance of gold casting. Gen Dent 1990; 38: 200-202.

Pardo GI. A full cast restoration design offering superior marginal characteristics. J Prosthet Dent 1982; 48(5): 539-543.

Phillips RW Skinner's science of dental materials. 9th ed. Philadelphia: WB. Saunders Co; 1991.

Ramfjord S, Costich E. Healing following simple gingivectomy. J Periodontol 1963; 34: 401-415.

Ramfjord S, Engler W, Hiniker J P. A radio autographic study of healing following simple gingivectomy. Ⅱ. The connective tissue. J Periodontol 1966; 37(3): 179-189.

Schluger S, Youdelis R, Page R. La malattia parodontale. Piccin Editore; 1985. pp. 706-707.

Smith BG. The effect of the surface roughness of prepared dentin on the retention of casting. J Prosthet Dent 1970; 23: 187-193.

Smith FN, Lang NP, Loe HA. Cell mediated immune responses to plaque antigens during experimental gingivitis in man. J Periodontal Res. 1978 May; 13(3): 232-9.

Sturdevant K, Burton L, Brauer G. Odontoiatria conservativa: arte e scienza. Ed. Piccin; 1976. pp. 139-176.

Tylman S, Malone W. Tylman's theory and practice of fixed prosthodontics. Mosby Co; 1986. pp. 286-301.

Valderhaug J, Heloe LA. Oral hygiene in a group of supervised patients with fixed prostheses. J Periodontol 1977; 48(4): 221-224.

Valderhaug J. Periodontal conditions and carious lesions following the insertion of fixed prostheses: a 10-year follow-up study. Int Dent J 1980; 30: 296-304.

Valdhaug J, Birkeland M. Periodontal conditions in patients 5 years following insertion of fixed prosthesis. J Oral Rehabil 1976; 3: 237-243.

Wahle J, Wendt S. Dentinal surface roughness: a comparison of tooth preparation thecniques. J Prosthet Dent 1993; 69(2): 160-164.

Wheeler R. Dental anatomy, physiology and occlusion. W. B. Saunders; 1978.

# 第3章

# 临时修复

在固定修复中，临时修复体十分重要，它们有以下功能：保护暴露的牙本质；稳定基牙；恢复咬合形态和功能；验证美观效果；引导和成形边缘龈。

临时牙制作分为直接和间接两种。

直接法使用预成临时冠，用丙烯酸树脂重衬，即可完成（图3.1）。这个方法尤其适用于应急的病例，例如美学区内的牙折。另一种直接制作临时牙的方法是用硅橡胶或藻酸盐，在牙齿预备之前取模。牙齿预备完成后，用丙烯酸树脂填充在印模内，复位

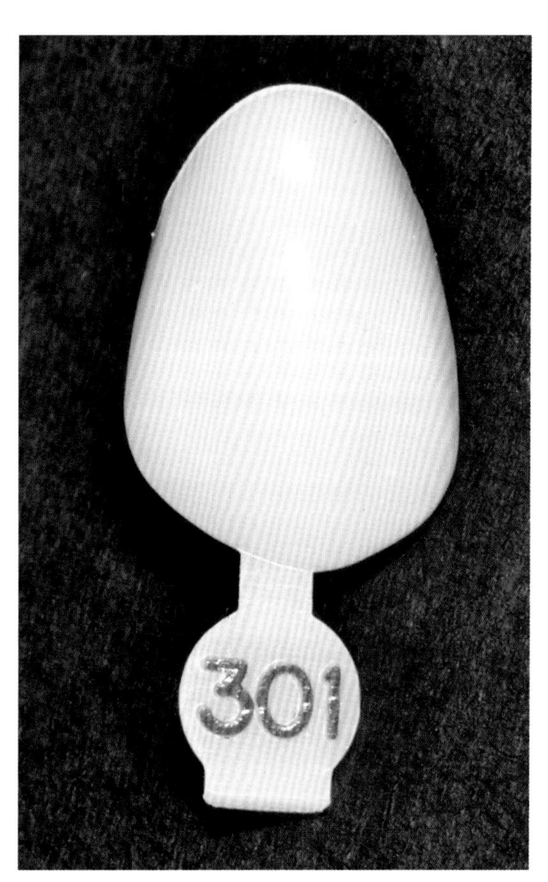


图3.1　市面上提供的预成冠

在牙齿上进行制作。值得注意的是，所有直接法都缺乏对牙齿外形的重塑或复杂病例的预见性。

因此，间接法更受青睐。这种方法是在患者预备之前的模型上预先制作临时牙。需要指出的是，在最大牙尖交错位很容易恢复的情况下，只取工作模与对颌印模即足够；在有大量的牙齿需要预备且以正中关系作为最终𬌗关系的情况下，如果最大牙尖交错位与正中关系位的差异很小，那么单独的对颌印模通常也是可以的。然而，当两个关系位之间的差异较大时，则需要用面弓来转移𬌗关系并制作诊断蜡型。这是由于最大牙尖交错位与正中关系位的微小差异可以通过重衬来解决，然而较大的差异可能会导致牙弓关系异常。

# 丙烯酸还是复合物？

笔者首选的是热固化的丙烯酸树脂。结果表明，由于具有较高的弹性，其抗折强度优于冷固化的丙烯酸树脂。

然而，随着时间的推移，由于吸水会导致机械特性不断恶化。从化学的角度来看，众所周知可以通过平均分子量对丙烯酸树脂进行评估。质量越高，树脂的物理特性就越好。但是，聚合反应不会进行完全，即使是少量单体（0.9%）的存在，也会导致平均分子量的剧烈下降。热固化树脂的残留单体量最低。

丙烯酸树脂的系统安全性很好：如果它们在牙周手术时被吸收进血液中，就会被水解成甲基丙烯酸，并在20min内通过肾脏被清除。

所有的树脂都有吸水的倾向，不仅在聚合物的间隙中，在其分子结构中也有此“吸附”现象。因此，树脂在口腔内的寿命是不确定的，不过，断裂、褪色等情况一般发生在6个月之后。

目前，已经有添加苯扎氯铵的临时冷固化树脂可供使用，这可以减少在口腔内期间口腔细菌的繁殖。

对于间接临时修复，第一阶段是在需要预备的牙齿上制作诊断蜡型。这一阶段非常重要，它可以预视出能达到理想美观和功能的牙齿外形。之后，它将被复制成石膏模型。

非常重要的是，在石膏模型的预备阶段，技师对牙齿预备量降到最低，且不穿透龈沟（图3.2），如果龈沟被穿透，那么当临床医师备牙时，所形成的根部解剖形态可能与实际没有任何关系。这个错误将会导致在重衬前，复位临时牙时出现困难。临时牙应该以薄层形式制作，以便为重衬材料提供空间。重衬材料是一种具有冷固化作用的丙烯酸树脂。重要的是，在重衬程序之前，要对患者在最大牙尖交错位进行最后的确认。如果根向压力施加在没有垂直终止点的未就位的临时牙上，则压力可能引起其水平位移，从而导致频繁脱黏固。因此，牙尖交错位的临时牙制作必须在重衬前通过咬合点来确定。正中关系位的临时牙应能够在闭口过程保持位于中心并维持垂直距离。在基牙预备完成后，试戴临时牙，消除邻牙的咬合干扰（图3.3）。

基牙应用水溶性的甘油润滑，避免使用石油基的凡士林，它会保留在临时牙上，并且不能被水冲洗掉。凡士林阻碍了氧化锌

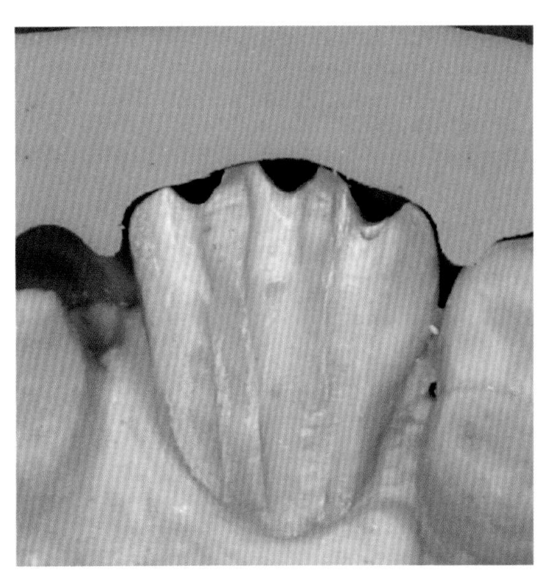

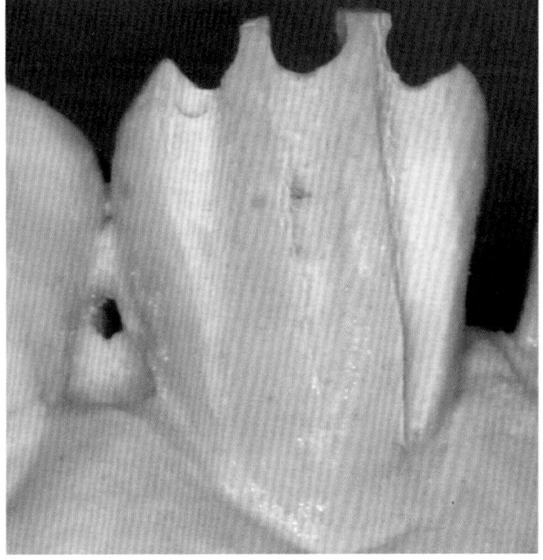

图3.2 在临时牙的完成阶段，技师将预备量降到最低

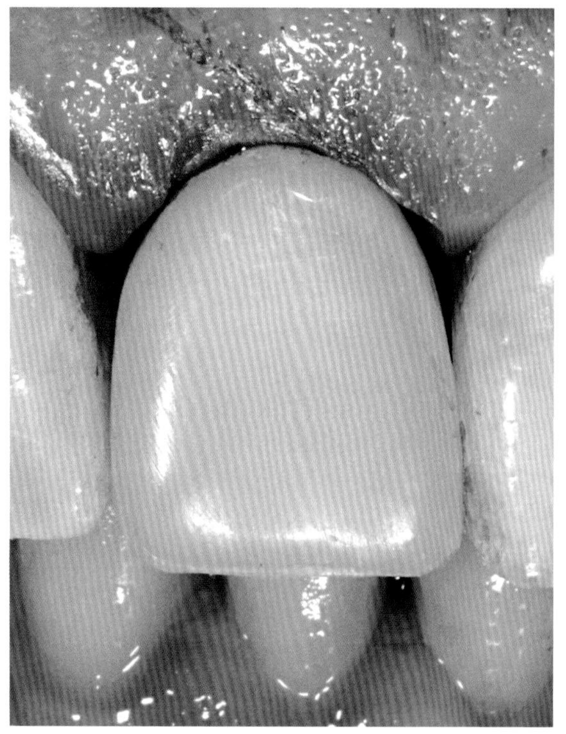

图3.3 试戴临时牙，看起来像一个薄片

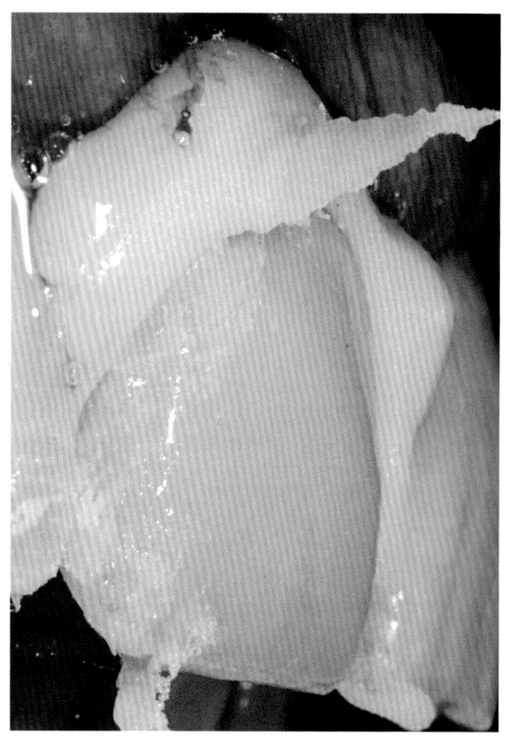

图3.5 基牙被隔绝后，戴入临时牙，嘱患者在正常的位置闭口

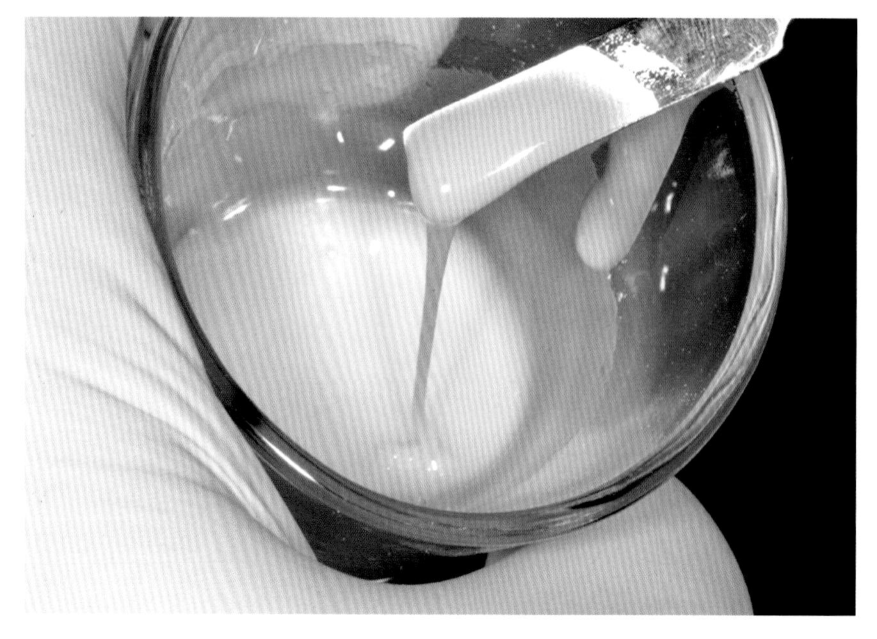

图3.4 在玻璃皿中，液体和粉末单体混合在一起，直到比例正确

的聚合，会导致临时黏固剂强度降低。基牙预备完成后，将大量的液体单体倒入玻璃皿，调制过量的丙烯酸树脂以捕捉牙齿的龈沟形态。在倒入液体后，加入大量的粉末聚合物，直到比例合适。如果混合物太稀，树脂就会从调拌刀上滴下来，反之，如果太稠，就会像沙子一样。而当比例正确时，当调拌刀从玻璃皿中提出来时，树脂就会拉丝呈数厘米长（图3.4）。

然后将丙烯酸树脂涂在临时牙和辅助剂上，通过3.1注射器隔一定距离产生气流，蒸发掉多余的单体，使树脂表面乳化，使其更加黏稠。当树脂变得不透明时，操作者可以平滑地戴入临时牙，嘱患者咬合在最大牙尖交错位，使临时牙置入正确的位置（图3.5）。

如果必要，应将滞留在未预备邻牙边缘的多余树脂移除。为了提高精确度，有必要让树脂在不移动临时牙的情况下固化（图3.6）。在这一阶段，应该用水喷雾冷却树脂，以减少放热对牙齿的潜在伤害。由于树脂的弹性，基牙上的小倒凹被填平。然而，在此之前要始终确认没有小空隙或气泡。用一个大的血管钳移除

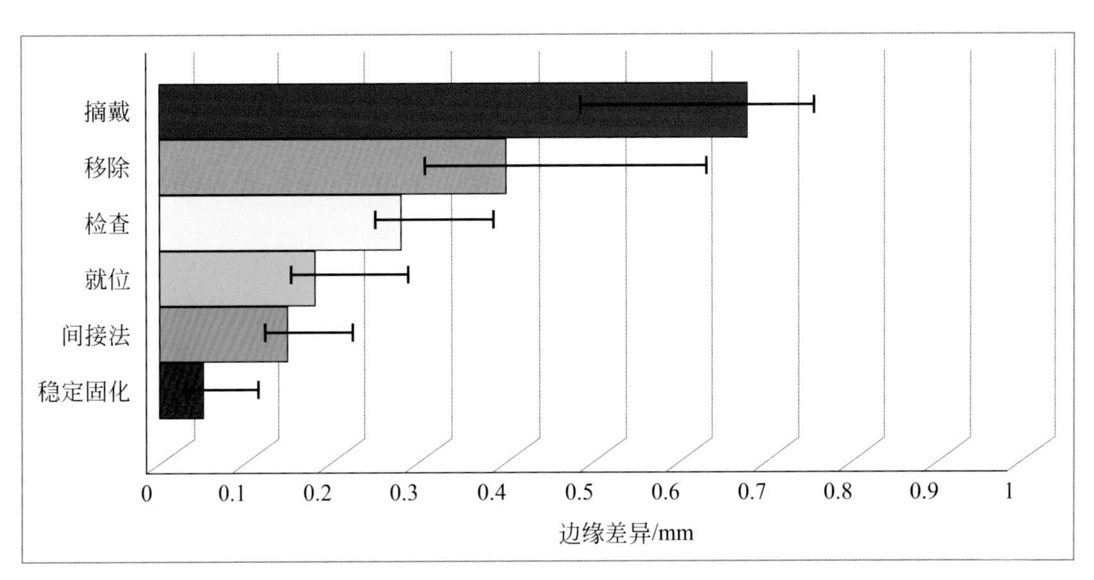


图3.6 不同技术下重衬临时冠边缘精度。不精确主要由临时修复体固化过程中的反复摘带导致。良好的精度可以通过固化过程中不移动修复体的方法获得（引自 Monday，1985，有修改）

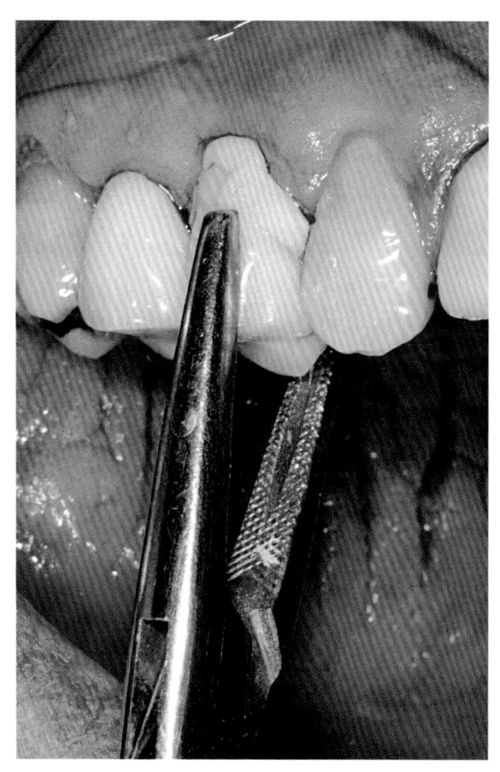

图3.7 一个大尺寸的持针器可以轻松移除临时冠

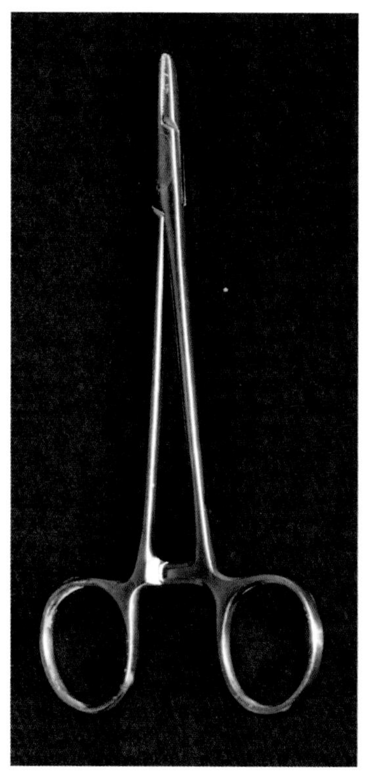

图3.8 持针器不仅可以对临时冠进行牵引，还可以使其轻微地变形，这样就可以轻松移除

临时牙（图3.7和图3.8），用血管钳对临时牙树脂施加压力，使临时牙和基牙之间失去紧密接触，从而轻易地移除。很少使用锤子（除非在特别困难的移除中），因为拔除力可能会引起之后的牙髓改建。

之后，将临时冠冲洗、干燥；将树脂进入龈沟的最顶端位置用铅笔尖标记出来（图3.9）。渗透进入龈沟的树脂通常非常薄，需要用小毛刷来添加更多的树脂以加强（图3.10和图3.11）。我们不建议使用可流动的复合材料，因为它与甲基丙烯酸树脂没有化学亲和性。

最后，用一个大直径的牙钻，与临时牙长轴呈45°，将边缘缩短至黑线位置。只有在这个时候我们才会开始修整轴面边缘（图3.12）。

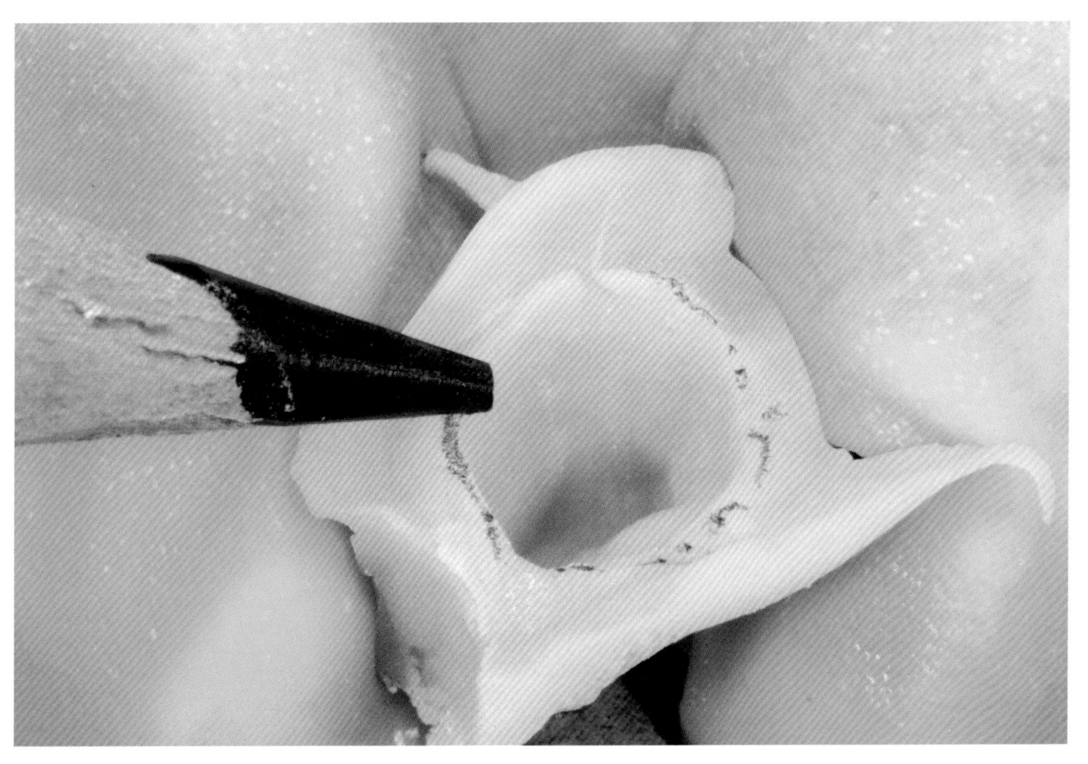

图3.9 通过使用铅笔，我们强调了临时牙的颈缘位置

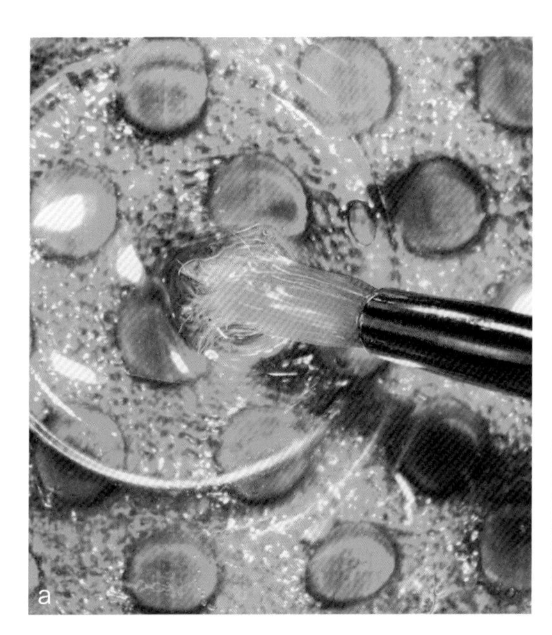

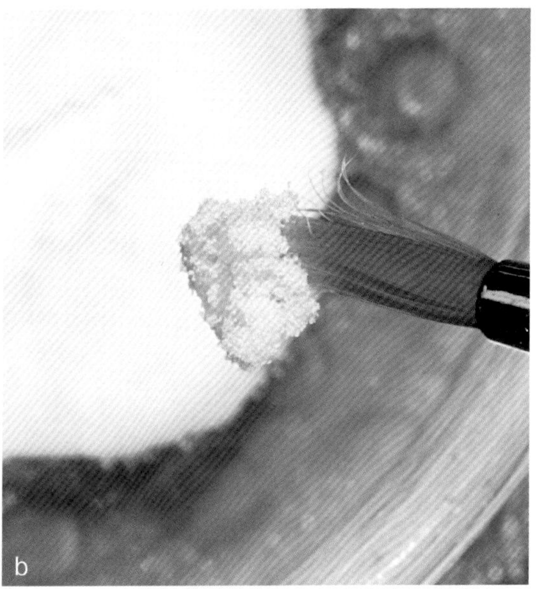

图3.10 刷头蘸一滴液体单体（a），并取一点树脂粉末（b）

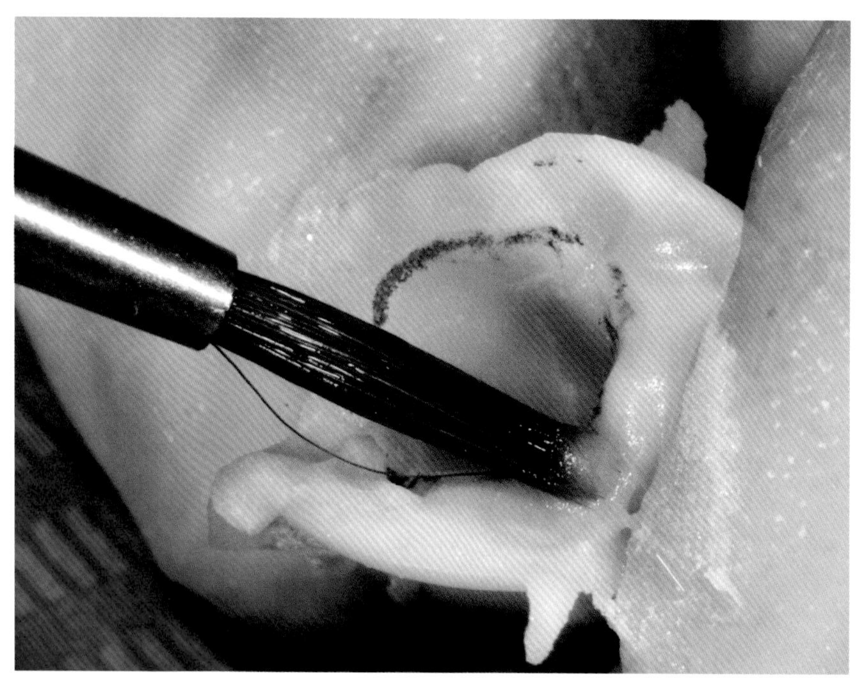

图3.11 用毛刷技术添加树脂来加强临时牙边缘

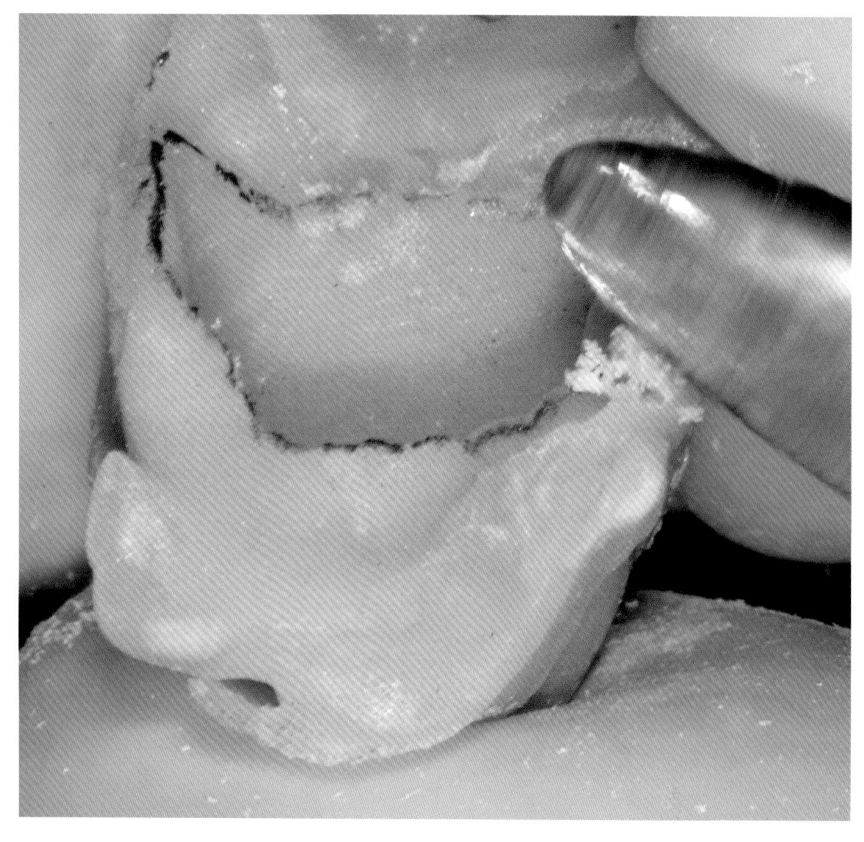

图3.12 这些边缘是在牙钻与临时牙长轴呈45°的情况下完成

邻间区域用塑料或金属磨盘完成打磨，使其与外展隙的轮廓一致（图3.13和图3.14）。在初步完成后，临时牙需在口内再次试戴，以确保边缘不会在龈下太多。如有必要，用铅笔在牙冠上标出边缘龈的位置，然后与临时牙边缘位置进行比较；也可以通过增厚或变薄临时牙来改变颈缘线。

此时，检查咬合，去除早接触和干扰点（图3.15）。之后用金刚石和橡皮轮车针抛光，使树脂成型并平滑（图3.16和图3.17）。使用同一个橡胶车针调整边缘，使其连续平滑，利于口腔清洁。出于这个原因，一开始的边缘应过量扩展一些，以避免在这个环节出现过度减少。最后的抛光是用浮石和抛光膏完成的。由于这些临时牙将在口腔内保留至少2个月，其中有40天是预备完后组织必要的成熟期，因此制作和加工的准确性是至关重要的。

如果涉及第二次牙周手术，最好是对预备好的基牙取模进行第二副临时牙的制作。在缺牙区，临时牙最好有金属支架嵌入其中，以最大限度地减少咀嚼过程中折断的可能性（图3.18）。金属支架只能制作在桥体上而不是基牙上，否则反而会降低抗折强度。

如果需要恢复正中关系，则应取预备颌和对颌的印模，并在

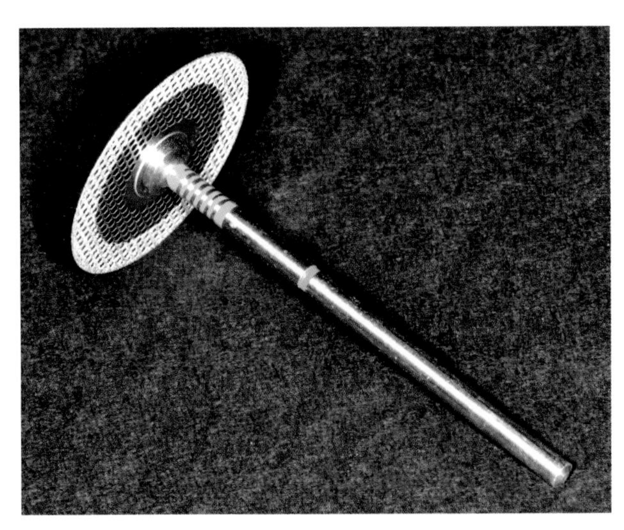

图3.13　用于研磨邻面的圆盘车针

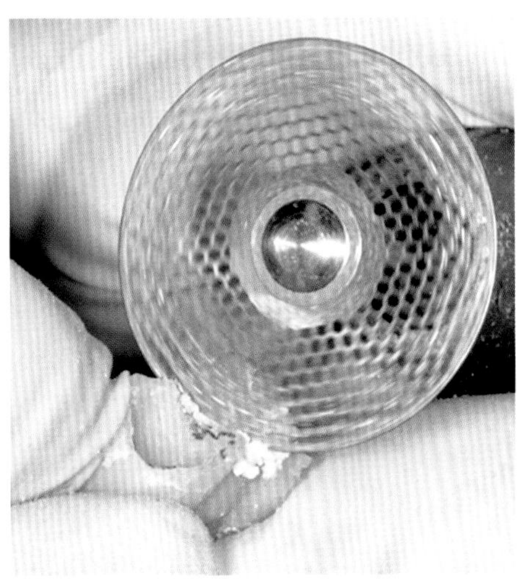

图3.14　邻面研磨完成

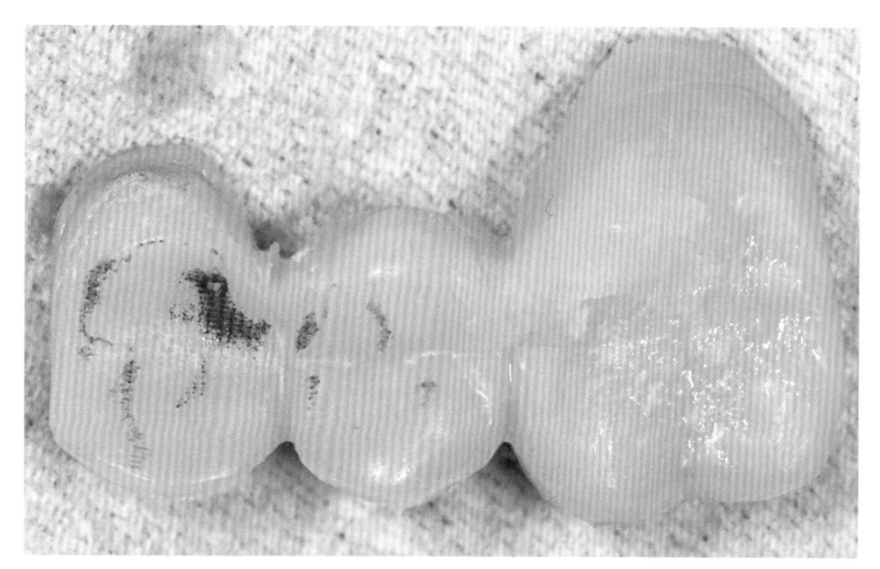

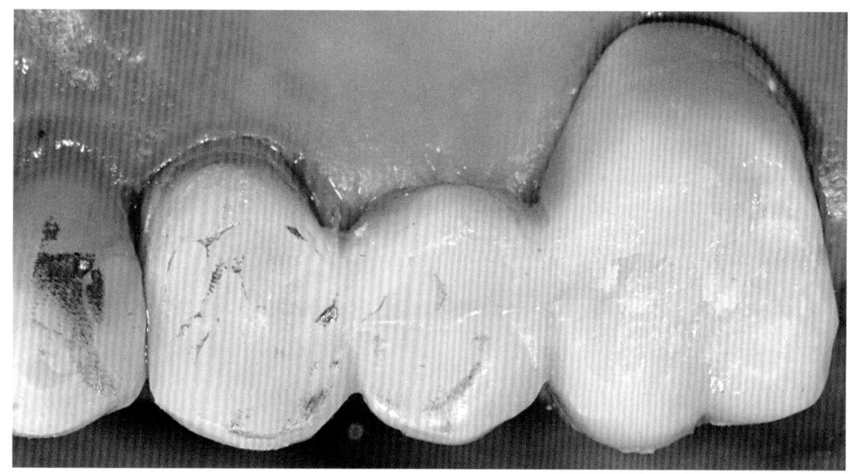

图3.15 咬合检查

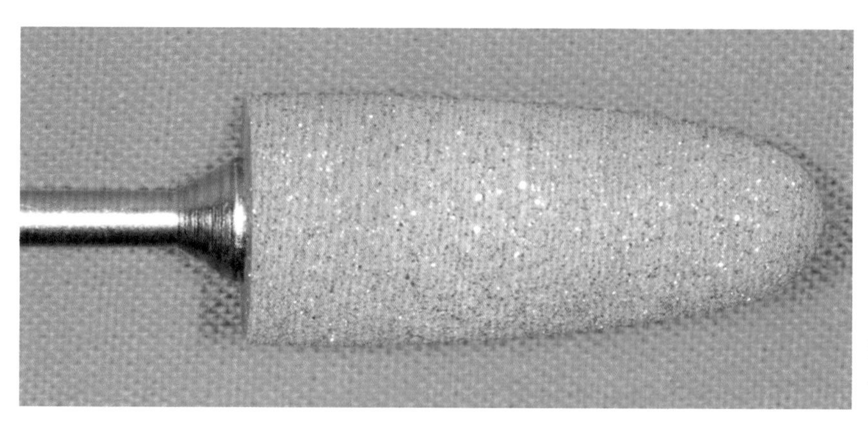

图3.16 用于抛光临时牙的金刚石橡胶

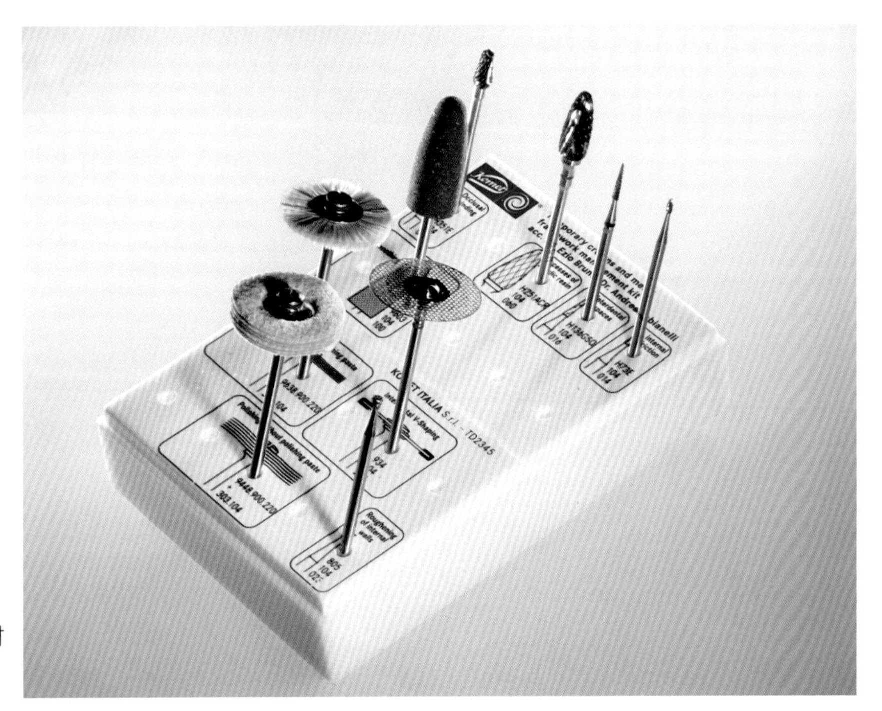


图3.17 完成临时牙制作的全套装备

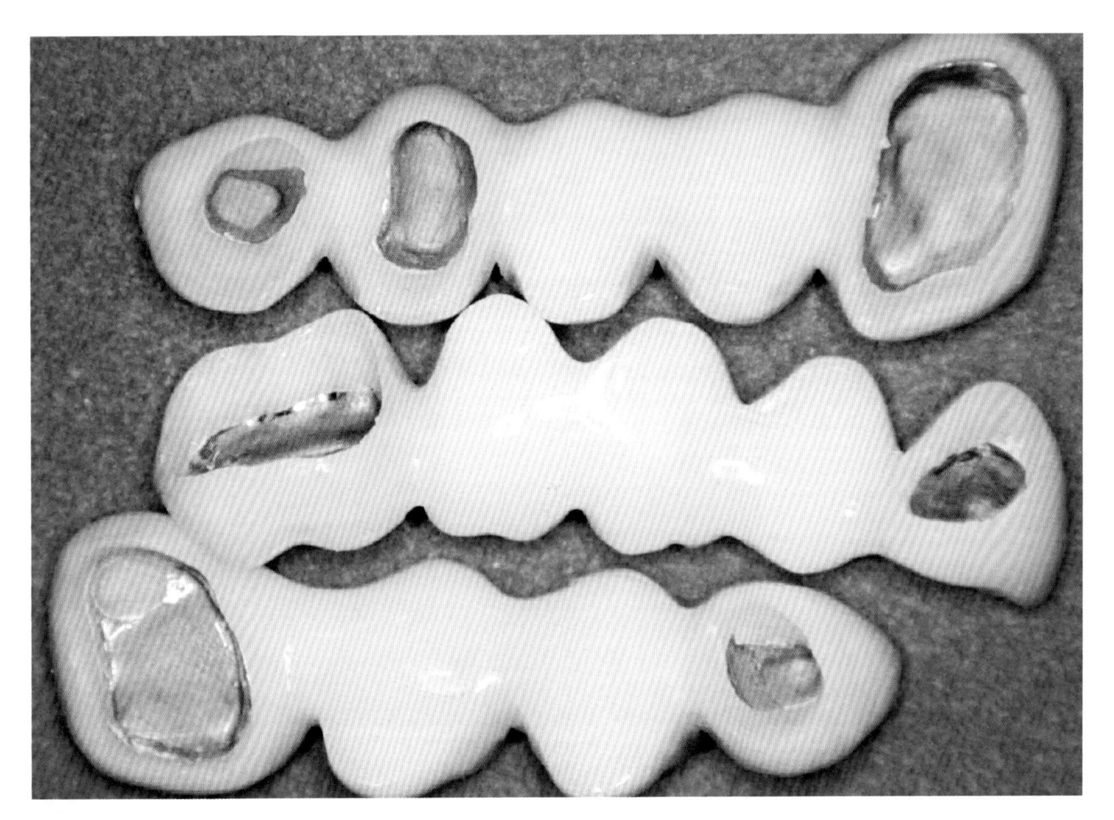

图3.18 制作好的临时牙

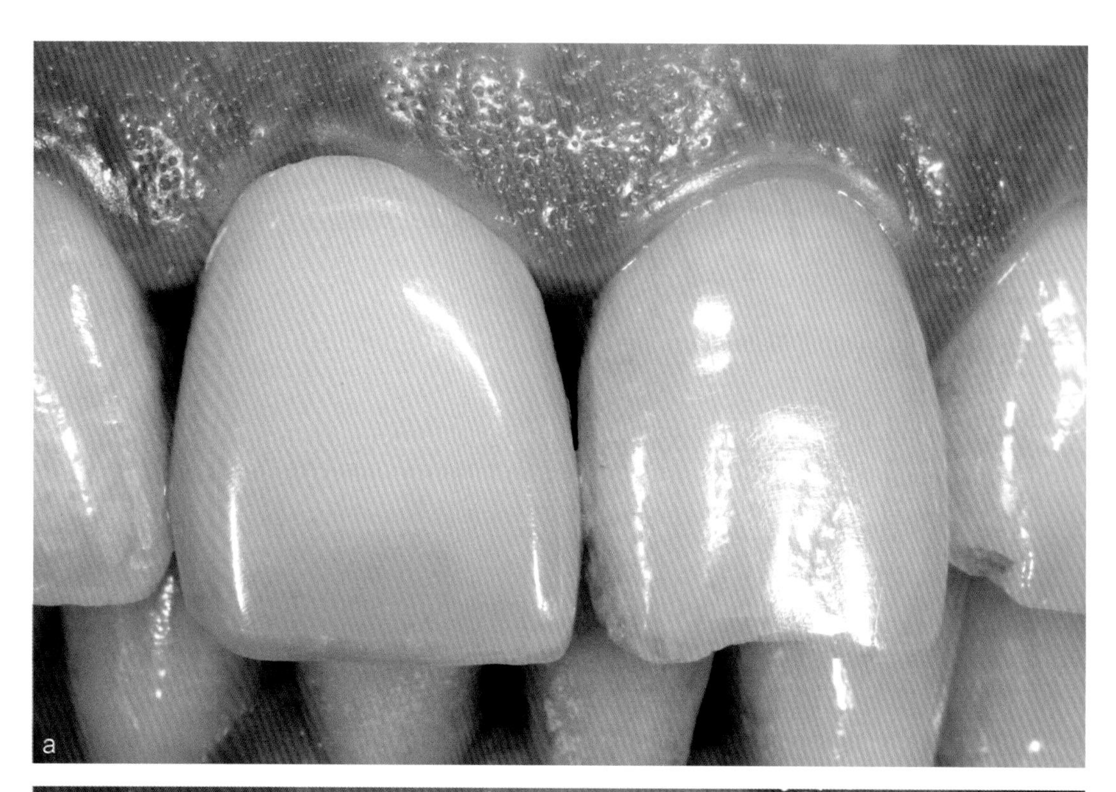


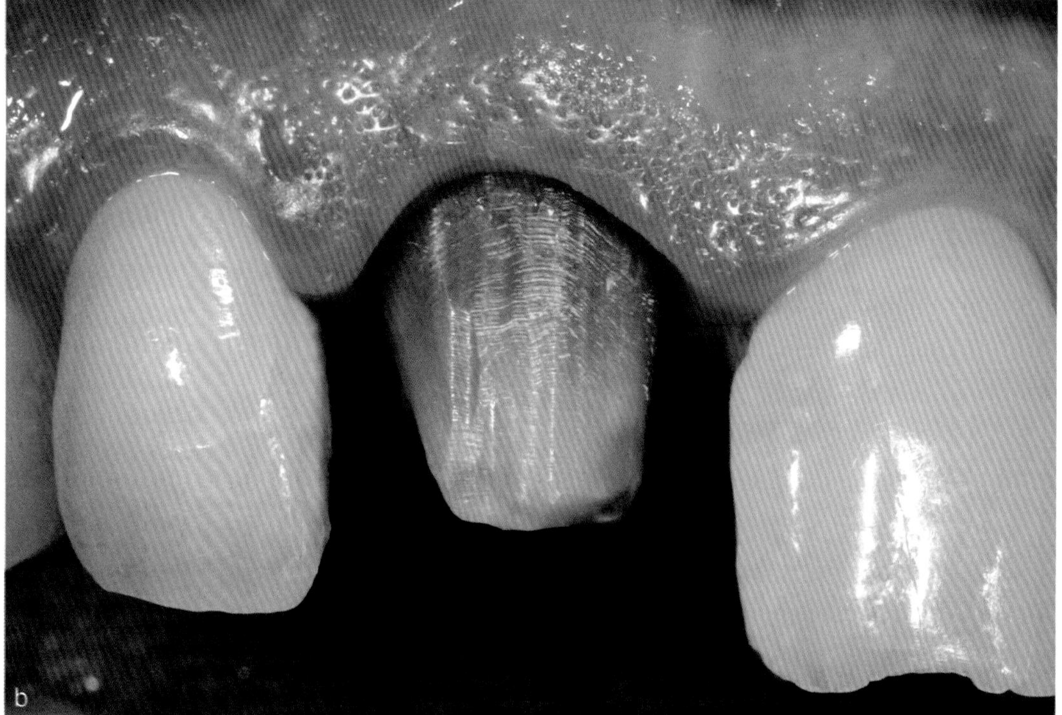


图3.19 40天后的临时牙和牙龈组织

正确的垂直距离上以正中关系进行3次咬合记录（符合初始或调整后的垂直高度）。每个牙弓都通过圆规两点在固定的点上进行验证（通常是上下尖牙的龈缘）。在复杂的美学病例中，第二副临时牙的制作可能对评估、修改和确定外形、冠长和切端位置有帮助。这大大简化了技工室程序，减少了误差。假设最后的修复体不需要黏性黏固，我们可以使用临时的丁香酚氧化锌黏固剂。然而，这种材料可能会刺激牙龈组织，并能促进菌斑沉积，因此去除多余的材料是最基本的。所以，我们建议在临时黏固前，在邻间区域应用一些凡士林。就像前文所述，这会抑制黏固剂的聚合，从而使其能够很容易被清洁剂清除。从这时开始，我们就可以预期至少40天的组织成熟期（图3.19）。

另外，许多研究建议使用树脂基的临时黏固剂，特别是在基牙位置较低的情况下。然而，笔者认为，不应依赖于黏固剂来解决固位形和抗力形的问题，而应对预备的外形或临时牙进行重复多次的修正。

# 参考文献

Balkenhol M, Kohler H, Orbach K, Wostmann B. Fracture toughness of cross-linked and non cross linked temporary crown and fixed partial denture materials. Dent Mater 2009; 25: 917-928.

Burns DR, Beck DA, Nelson SK. A review of selected dental literature on contemporary provisional fixed prosthodontic treatment: report of the committee on research in fixed prosthodontics of the Academy of Fixed Prosthodontics. J Prosthet Dent 2003; 90: 474-497.

Castelnuovo J, Tjan AH. Temperature rise in pulpal chamber during fabrication of provisional resinous crowns. J Prosthet Dent 1997; 78: 441-446.

Lawson NC, Burgess JO, Mercante D. Crown retention and flexural strength of eight provisional cements. J Prosthet Dent 2007; 98: 455-460.

Monday JJL, Blais D. Marginal adaptation of provisional acrylic resin crowns. J Prosthet Dent. 1985; 54: 194-197.

Phillips RW. Science of dental materials. 9th ed. W. B. Saunders; 1991.

Tjan AH, Castelnuovo J, Shiotsu G. Marginal fidelity of crowns fabricated from six proprietary provisional materials. J Prosthet Dent 1997; 77: 482-485.

# 第4章

# 印模

自1975年以来，固定修复的印模材料没有显著的新发展，在未来，光学印模将会越来越具有重要性。然而，现在常规印模仍然是一个重要的步骤，应被认为是修复医生的名片。一个好的印模是制作高水平的修复体的基础，反之，低质量的印模则会导致差的结果。

Winstanley展示了有很大比例的印模在技工室中会出现单个或更多的错误。即使没有特别的材料或技术的改进，临床医生也必须提高自己制取印模的水平，以获取所有必要的细节，即：

- 它必须是整个预备体的精确复制品，而且还必须包括颈缘之外的倒凹区。
- 这使技师能够准确地标出边缘线的位置和形状；此外，必须记录邻近的牙齿和组织，以方便和准确地将工作模与对颌印模进行咬合，并建立正确的轴向关系。
- 它不应该出现任何错误，例如气泡、皱褶和一些人为的改变，特别是在边缘线的位置。

## 材料

印模材料可分为可逆和不可逆的两种材料，以及弹性和非弹性材料（表4.1）。

非弹性材料是指那些不能进入倒凹，否则就会发生断裂的材料。相反，弹性材料通过变形（或更确切地说是能量储存）而进入倒凹区，之后再通过弹性的恢复而释放出来。很明显，在传统的固定修复中，总是会有倒凹的存在（例如，相邻的未预备的牙

表4.1 印模材料的类型

| 印模材料类型 | 弹性 | 非弹性 |
| --- | --- | --- |
| 可逆 | 可逆水胶体（琼脂） | 复合蜡 |
| 不可逆 | 藻酸盐 | 石膏 |
| | 橡胶类 | 氧化锌丁香酚 |

摘自：Phillips RW.Science of dental materials.9th ed.Saunders 1991.

齿），在这种情况下，弹性材料明显优于非弹性材料。目前，非弹性材料已经在种植修复术中有了新的应用，在第10章将会讨论到硬性印模转移是其最重要的特性之一。细节的复制精度是由在置入印模托盘的过程中，材料溢出和沿着组织结构流动的能力所决定的。精确性取决于材料的黏度以及润湿性，即将软硬组织整合在一起的能力。黏度不仅在混合过程中很重要，而且在材料的放入过程中也很重要。虽然两种材料最初在静置状态下似乎看起来具有相同的黏度，但在放入过程中通常会观察到流动性的变化。Sharkfin测试得出了同一类材料存在不同的特性（例如聚硅氧烷），并且其工作时间也不同。

可逆材料有着以下的反应：

溶胶→凝胶

溶胶是指材料还没有固化，凝胶是指材料已经凝固（这是液体物质转化为固体物质的过程），这个反应过程是可逆的。

凝胶→溶胶

这意味着，这个反应是由于物理变化引起的，即温度变化，

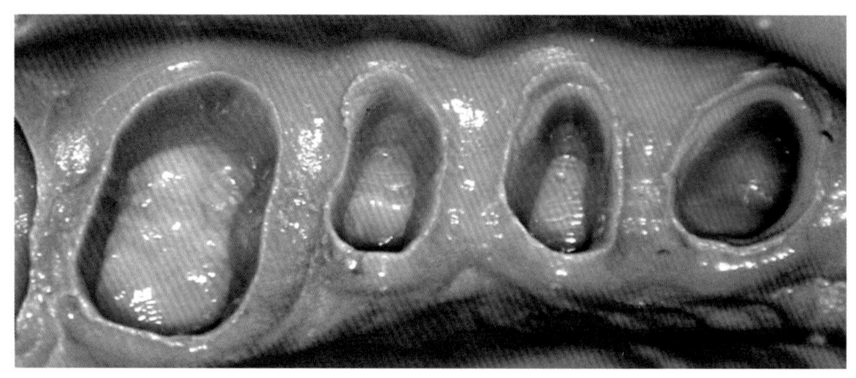

图4.1 可逆水胶体印模

而不是化学反应。物理反应总是完全的，不像化学反应通常是不完全的（大多数是聚合反应），并且可能在反应过程中产生副产物。唯一的弹性可逆性材料是水胶体（图4.1）。

## 水胶体

这是牙科史上第一种现代印模材料，即使在今天，它们也可以被认为是非常精确且易于使用的材料。基于热交换的反应似乎是其高精度的关键。其在临床的使用很简单，并为其他印模方法的发展创造了良好的基础。笔者认为，如果要教授给学生印模的知识，让他们先使用水胶体印模材料是非常重要的。由于应用专业设备（炉灶、特殊印模托盘和冷却管）的必要性、较差的材料抗撕裂性、对即刻灌模的要求和种植修复的需求越来越大，这些因素导致水胶体印模材料在日常的临床实践中逐渐减少。由于这个原因，它们不会被深入考虑。在笔者的观点中，水胶体是最精密的印模材料，特别是在垂直向完成线的预备方面。从可逆的水胶体发展而来的藻酸盐，是一种不可逆材料，它们应用于需要较低精确度的模型的印模材料。

## 橡胶类

弹性材料的另一大代表是橡胶类，根据其化学性质和物理特性，可以将其进一步分类。

- 聚硫橡胶；
- 缩合型硅橡胶；
- 聚醚橡胶；
- 加成型硅橡胶。

为了评估橡胶类材料的流动性，我们在一块平板上放置已测量好质量的材料，并在其上放置玻璃板并加载固定重量的材料。使得材料形成一个圆形的膨胀。最后的直径决定了它们是4种分类中的哪一类（图4.2）。

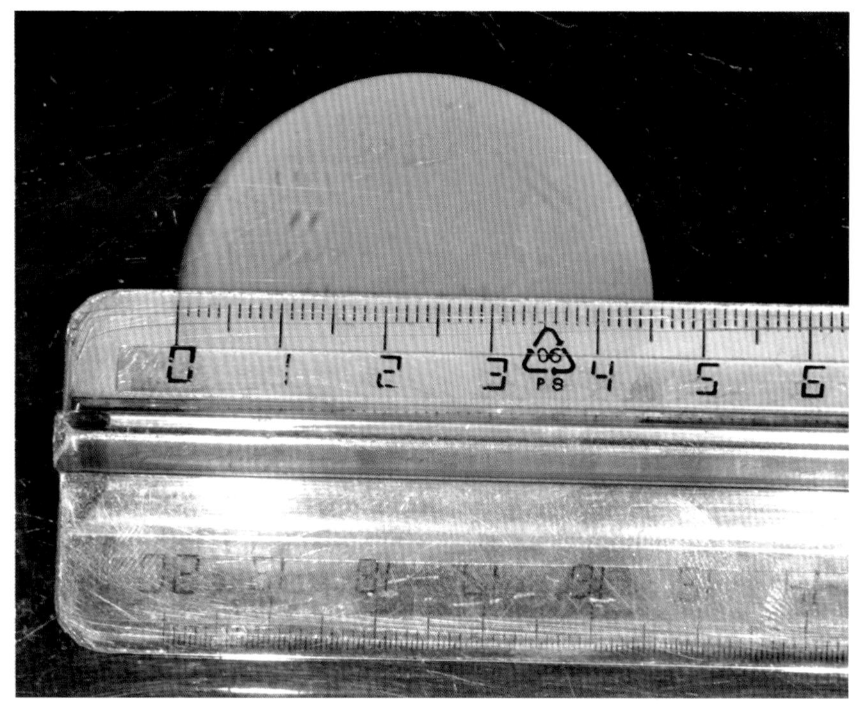

图4.2 根据美国牙科协会的规定，用圆盘的直径来评估流动性

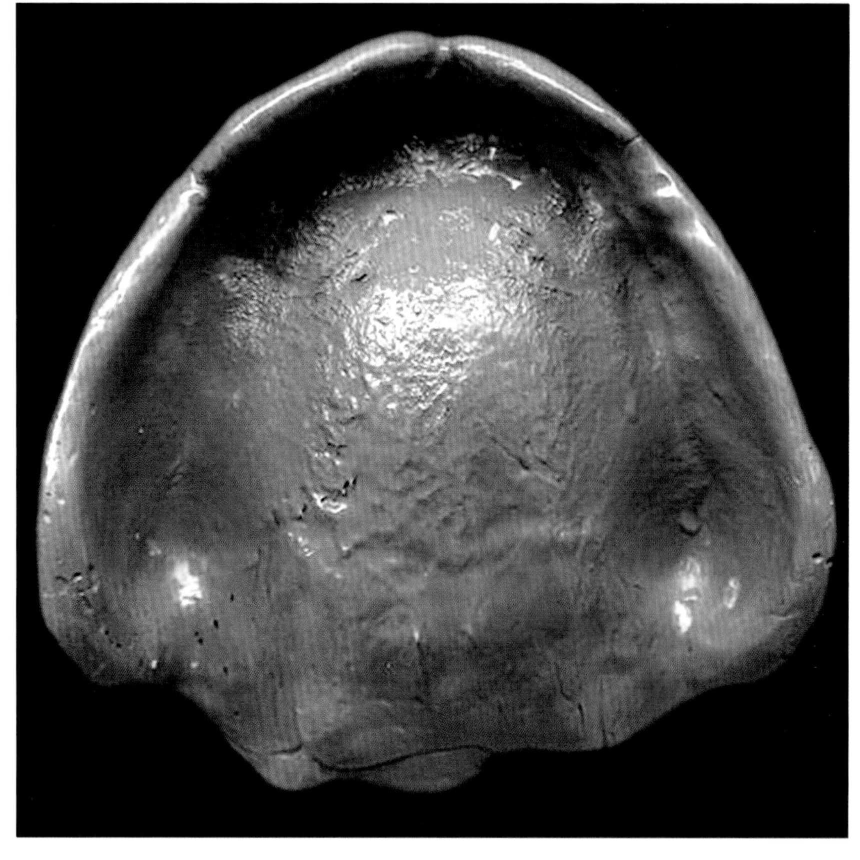
图4.3 聚硫橡胶印模

美国牙科协会制定的规则如下。

- 轻体型：36～55mm。
- 普通型：30～42mm。
- 重体型：20～32mm。
- 腻子型：13～30mm。

聚硫橡胶是合成橡胶的副产品。与其他材料相比，它们具有较长的凝固时间、较高的应变能力以及较低的弹性恢复能力。它们具有很高的亲组织性，即施加压力时在组织表面流动的能力。然而，尺寸的不稳定再加上其他的特性，减少了它在固定修复体中的应用。对于可摘全口义齿来说，它仍是一个理想的修复材料，因为在有小的倒凹的情况下，它在软组织上有很好的流动性（图4.3）。

缩合型硅橡胶是由硅基单体组成的，聚合反应会涉及一种副产物，通常是酒精。这就是它们尺寸稳定性低的原因。除了这个缺点，与加成型硅橡胶相比，缩合型硅橡胶有很好的细节再现性和较低的成本。当然，缩合型硅橡胶需要立即灌模（图4.4）。

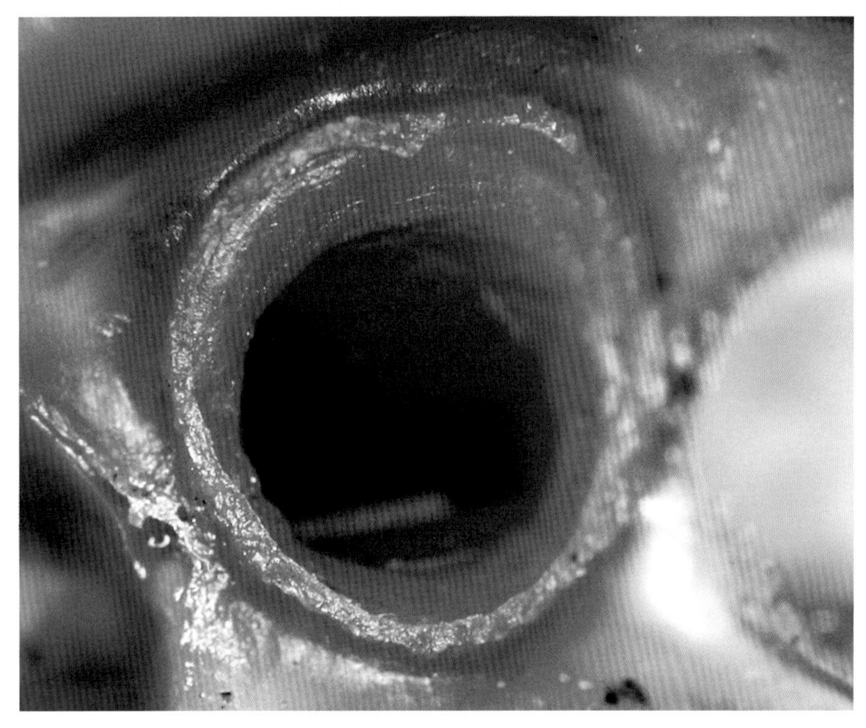

图4.4 缩合型硅橡胶印模

## 聚醚与加成型硅橡胶

从物理化学性能考虑来选出两种在传统固定修复中最推荐的材料，除了水胶体，就是聚醚与加成型硅橡胶了。

聚醚是由一类基本的原子结构是碳而不是硅（比如硅橡胶）的分子构成。在它的结构中，我们可以找到带正电的氨基自由基，这就解释了为什么这些物质是亲水性的，也就是它们能吸水。然而应该记住，亲水性与流动性无关，相反，它通常体现出较低的润湿性。聚醚是传统的固定修复中非常推荐的材料，因为它们易于操作，可以用专用机器混合使用，具有良好的润湿性和抗撕裂性。聚醚的弹性恢复率（98.5%）和尺寸稳定性非常好。许多研究指出，在弹性体中，聚醚是亲水性最强的。一些研究表明，即使在水污染的情况下，它们也能进行极好的细节再现（不像硅橡胶）。我们应当记得，在这些情况下，湿度是由含硫的液体所代表的，而不是唾液或血液。与硅橡胶相比，它们具有较高的细胞毒性和附着于树脂的倾向，如果它们没有与牙齿结构适当结合，就会导致复合的桩核的分离（图4.5）。

加成型硅橡胶与缩合型硅橡胶相似，但由于铂盐的使用，不会产生任何副产物。从化学计量的角度来看，最终产品是由最初产品的“加成”来表示的。为提高硅橡胶的润湿性，增加了几种表面活性剂（虽然这并不能使其变为亲水性）。这些会导致“凝视”（gazing）的现象，即在工作阶段的表面活性剂排放氢气泡，使印模变得毫无用处。这种现象出现在数年前，但现在已经非常罕见了。硅橡胶的另一个问题是与含硫产品反应的特点，这会抑制固化反应。因此，有必要注意到一些物质的使用，如硫酸亚铁和手套的滑石粉（有含硫黄的硬脂酸盐），这些可能影响硅橡胶的固化反应。硅橡胶具有很高的弹性恢复（99%），优异的抗撕裂性，良好的润湿性，最初24小时内的收缩率非常低（0.01～0.03）（图4.6）。

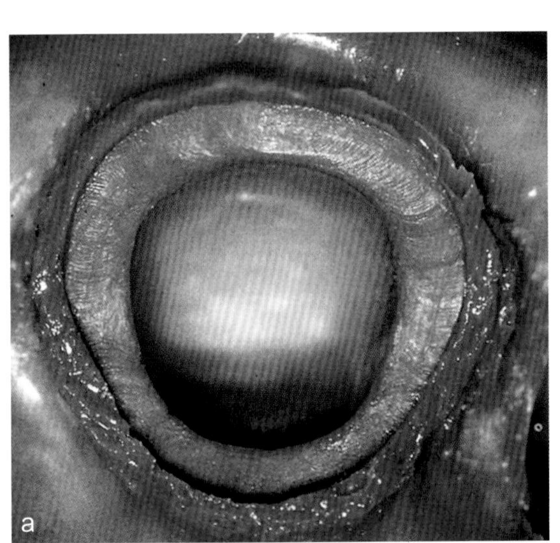


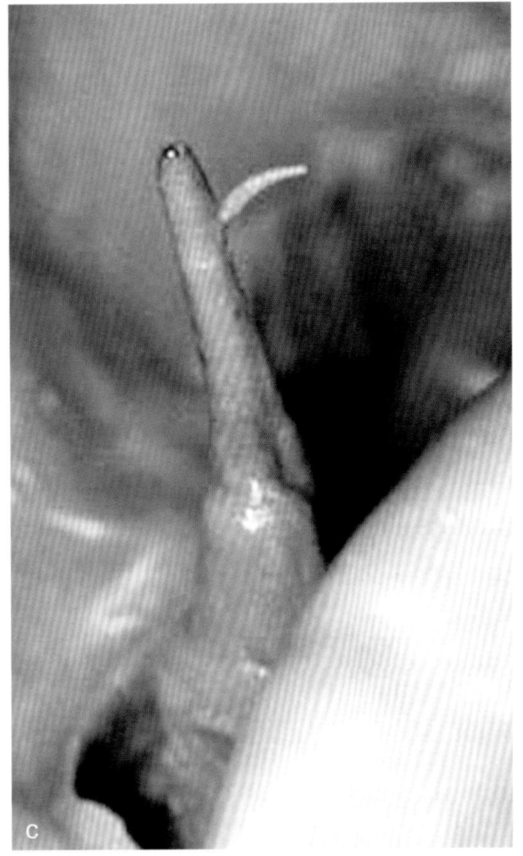


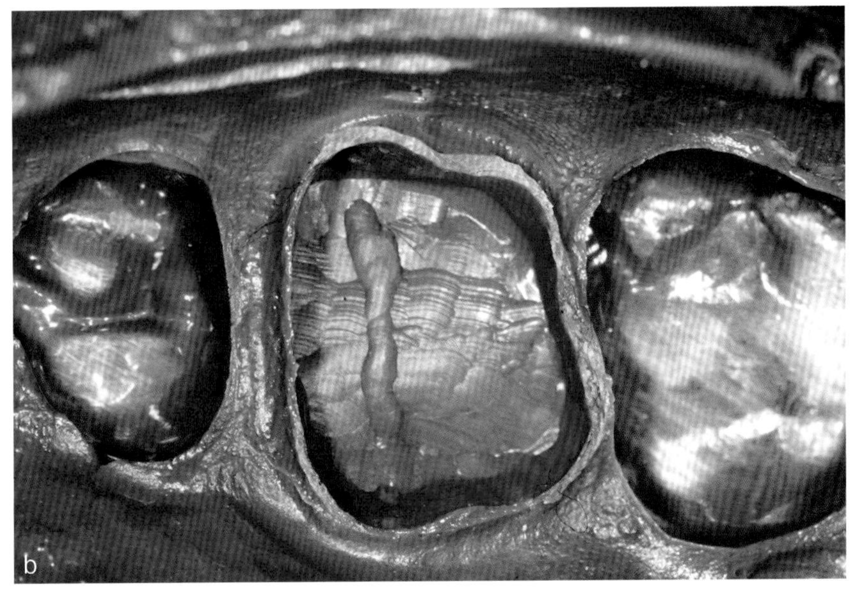


图4.5 聚醚印模（图c获Mario Scilla医生授权许可）（聚醚：3MESPE Seefeld）

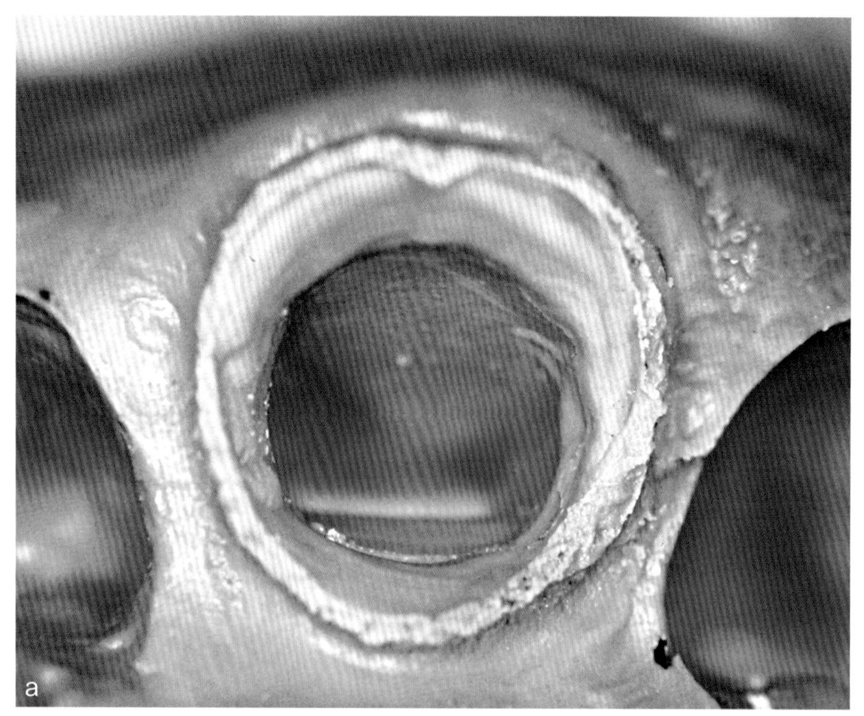

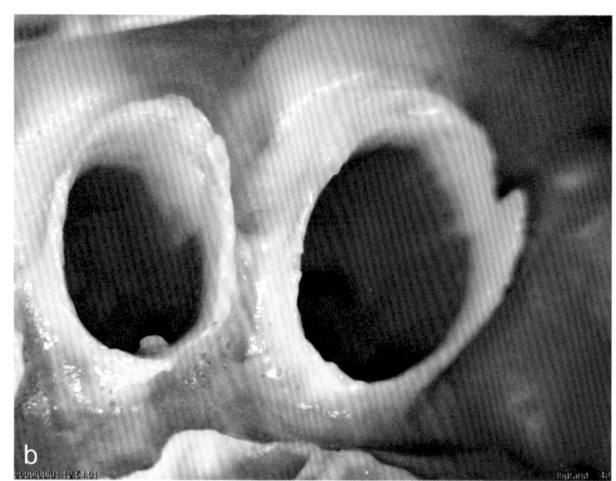

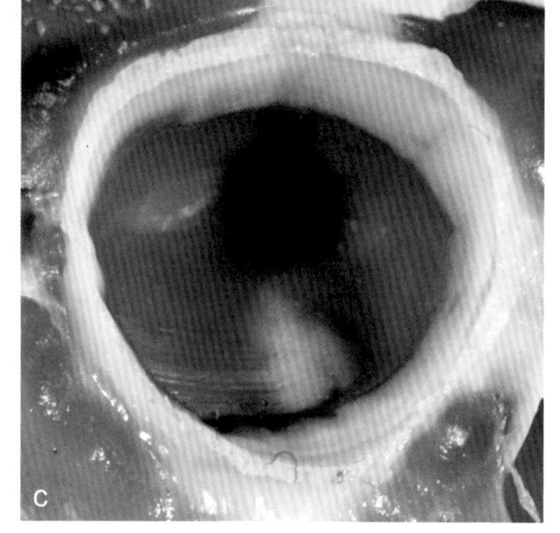

图4.6 加成型硅橡胶（图b、c为DMG硅橡胶）

## 优点和局限性

在尺寸稳定性方面，加成型硅橡胶和聚醚的性能都很好（图4.7）。

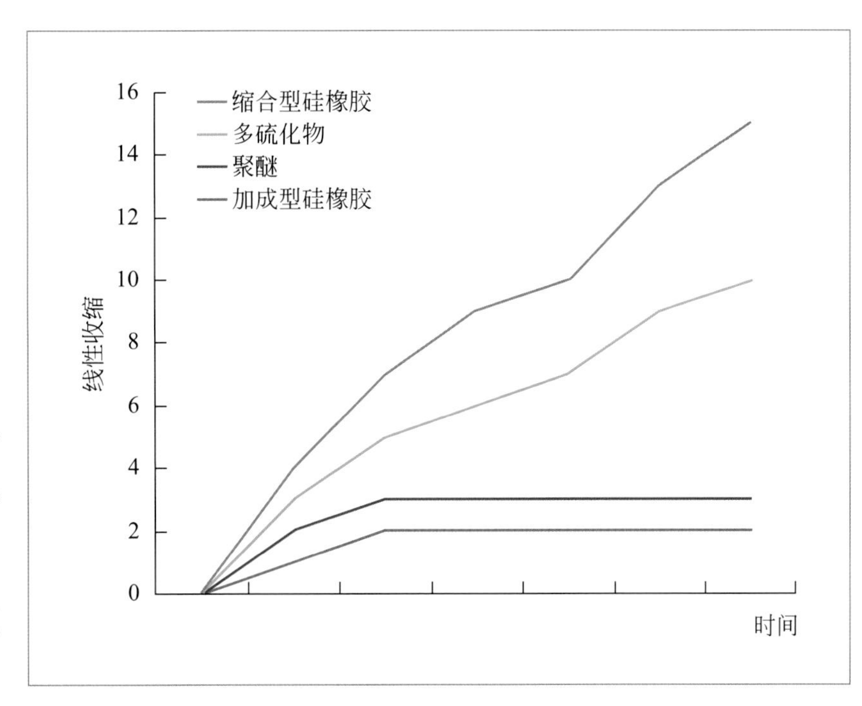


图4.7 印模材料凝固后变形（引自Science of Dental Materials. Phillips RW, Saunders WB 9th ed；1991.有修改）

从细节捕捉、弹性恢复和抗撕裂性考虑，它们都是固定修复的最佳材料。这些特点使之适用于有垂直终止线或者水平终止线的各种类型预备体。尽管操作的方法和现代材料已经提高了材料的抗撕裂性，但由于肩台的预备而产生的角度仍易造成印模材料的撕裂，尤其是用水胶体时。聚醚和硅橡胶是很相似的，但聚醚的工作时间更短，而且更硬。这两种材料都适用于用石膏灌制模型，就像水胶体一样；然而，只有聚醚和硅橡胶可以用来制作树脂或电塑模型。弹性体的局限之一是永久变形的程度，它与扭曲力的持续时间直接成正比（图4.8）。

这一问题已经在水胶体中被注意到，与快速移除印模相比，长时间进行移除操作会增加撕裂的可能性。弹性材料被分类为黏弹性，所以，变形越小，弹性恢复就越高。弹性恢复取决于所用材料的类型，甚至在类似材料（Lawson）中也会有所不同。一

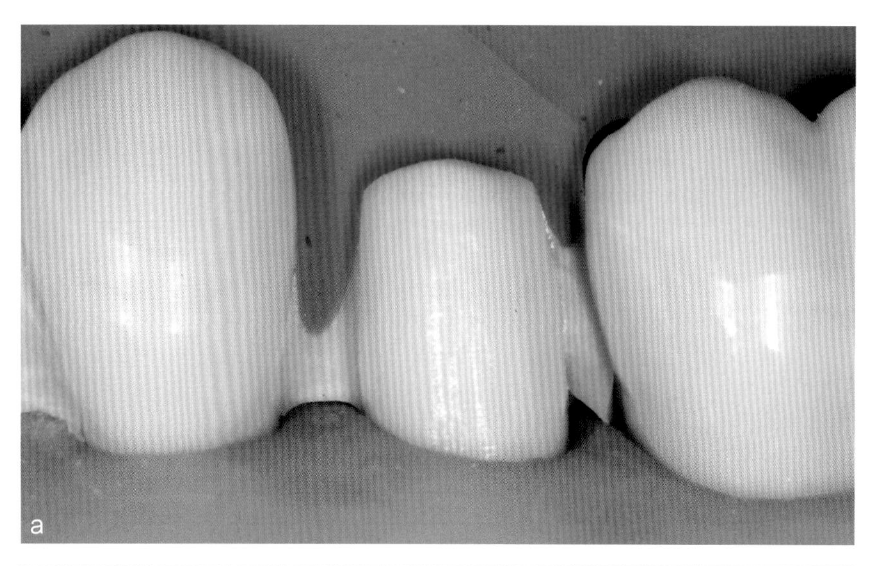


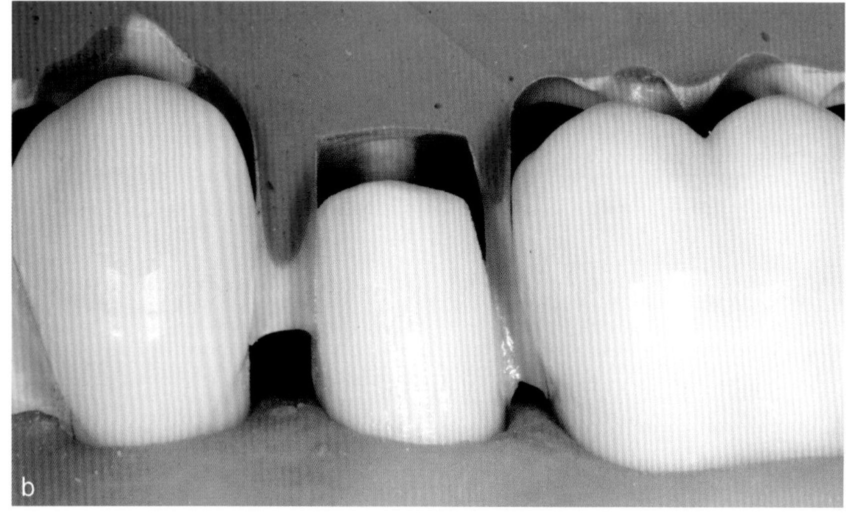


图4.8 移除过程中材料的变形

般来说，聚硅氧烯类在临床上有良好的恢复率。考虑到这一点，印模需要迅速地移除，这是由Collard和Caputo（1973年）所定义在印模材料、牙弓和软组织之间形成的“封闭破坏”（void breaking）。这种操作产生的声音类似于吸盘的分离声。它是通过一根手指在印模托盘的一侧边缘快速移动来完成的，这是一种让它脱离的力量（图4.9）。

如果预备的是只位于上颌某一象限的后牙，移除托盘的方式是通过在印模托盘边缘施加力来完成的。如果在预备体同侧施力，

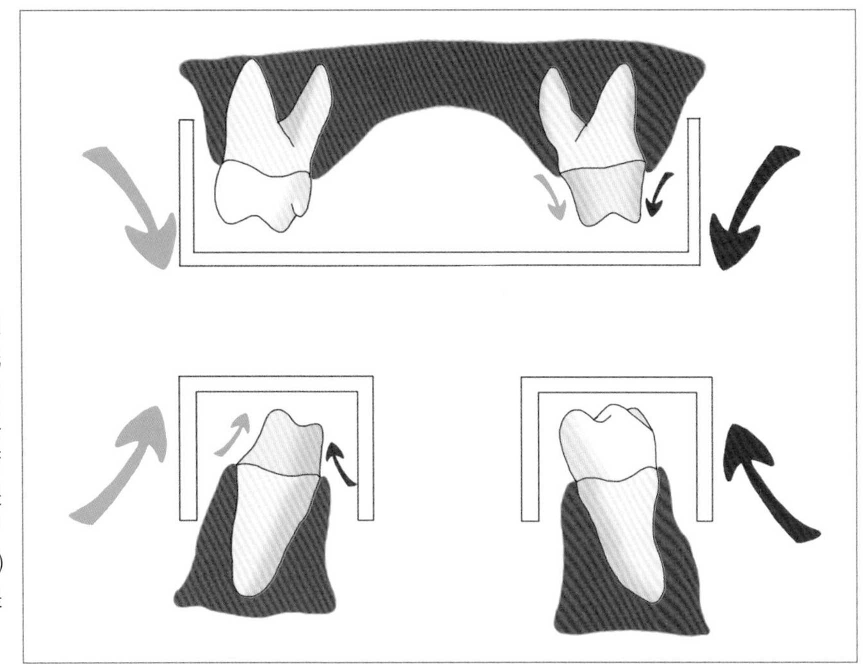

图4.9 图片描述了上下牙弓印模托盘的移除方法，目的是减少弹性材料的变形。绿色箭头表示的方向是用来“破坏封闭”（break the void）的，红色的箭头是错误的

那么沟槽中的印模材料将会被口腔的天然颊侧倾斜产生的倒凹所破坏。这显然是不可取的，因为有可能造成模型变形。因此，托盘是通过将力施加到相反侧而取出的。如果是在下颌牙弓，那么托盘移除时在预备牙的同侧施力（在下颌牙弓，牙齿是向舌侧倾斜的）。如果预备的是上颌前牙，托盘的移除将从双侧后部进行。相反，如果是下颌前牙，那么托盘的移除将从前部边缘进行。为了最大限度地减少水胶体的撕裂问题，应采用全牙弓印模，除了单侧或前部基牙应用局部托盘时不需考虑托盘取出的问题。材料的尺寸稳定性使得修复单位可以从一个模型转移到另一个模型，但弹性体的情况并非如此。此外还需要记住，宽印模托盘的使用和大量未预备的牙齿，会增加印模移除过程中产生的形变。由于其他问题的出现，例如，与咬合问题相比，基牙龋坏的频率要高一些，因此通过减少托盘的覆盖范围只捕捉牙冠咬合面正确外形的细节是很明智的。印模托盘越宽，变形的风险就越高，相应的边缘精度降低，龋齿的可能性也就越大。正如我们已经提到的，

工作时间对印模材料非常重要：在印模托盘完全位于最终的位置之前，印模材料不可以发挥弹性性能。这种特性也存在于水胶体中，聚合反应只发生在冷水循环的那一刻：这样就可以将轻体注入牙齿上，并将印模托盘定位。至于弹性体，聚醚和加成型硅橡胶都有充足的工作时间，但聚醚的会稍微短一些。在加成型硅橡胶中，有某种延缓剂，使固化在混合后的某个时间才开始。

目前，延长工作时间而不改变凝固时间的最佳方法是在冰箱里冷却材料，尤其是在工作环境很热的时候。Berg证明了凝固过程是依赖于温度的，而且在口腔内这个速度要快得多。这可能表明，通过监测口腔外的物质来评估材料的聚合可能高估了在口腔内进行聚合所需要的时间。这也意味着最好不要使用所谓的“快速”材料，因为凝固时间的减少也会缩短工作时间。混合时间可通过使用机械搅拌机进行优化；此外，混合物中存在的气泡数量也会减少。印模材料的黏弹性是假塑性，也就是说，它使混合速度增加的同时，不会成比例增加其抗撕裂性。这就使快速混合机得以被引进，可使用更多的流体材料，获得更长的操作时间。混合枪的使用使材料可以直接从尖端注射到基牙上，这在之后将进行讨论。流体材料的不正确注射会导致出现误差，并且会因操作人员手和注射器尖端之间的距离而加大误差。因此，笔者强烈反对这种方法——用枪把材料混合起来，直接将其注射到普通的硅胶注射器中。

# 印模托盘

在固定修复中，印模托盘可以是成品或个性化定制的（图4.10和图4.11）。

市面上产品是完整的或者有孔的，全口的或局部的。完整的和有孔的托盘之间是没有实际意义的，因为无论如何都要使用黏合剂。一些作者宣称，他们更喜欢无孔的印模托盘，因为这种托

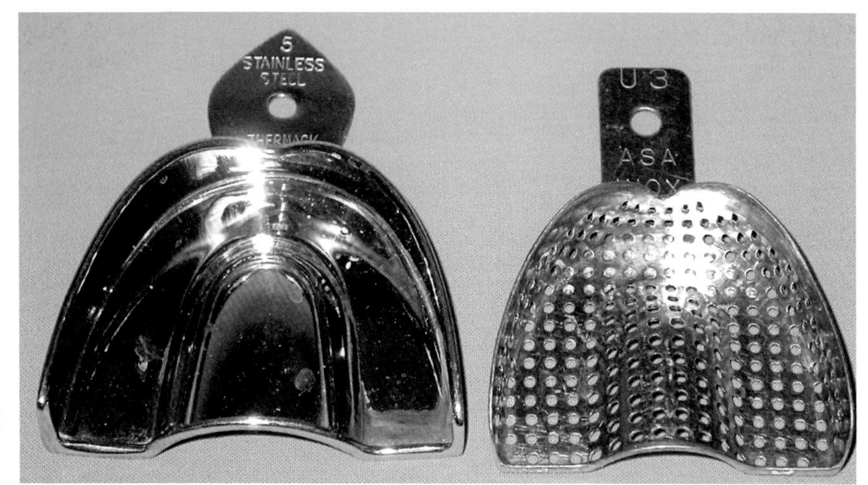


图4.10　成品印模托盘

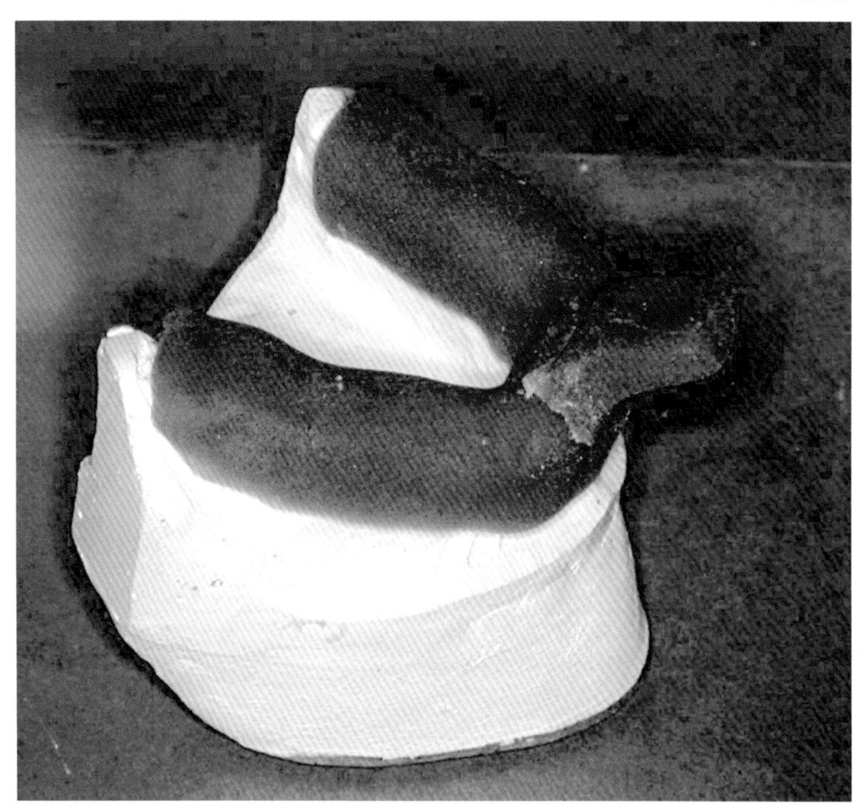

图4.11　个性化印模托盘

盘可以进一步推动轻体材料渗透到龈沟里。事实上，这种现象还未得到充分的证明。从物理的角度看，流体不能在管道内进一步流动，一旦它满了，就会在底部凝固，这与龈沟相似。因此，有必要用注射器将材料正确地注射入龈沟内。如果基牙的数量很少，那么可以使用局部印模托盘，因为它们可以让印模更平滑，从而减少失真。个性化托盘必须在藻酸盐翻制的石膏模型上制作，要在备牙前至少24h制作好，因为树脂由于聚合反应第1天的尺寸是不稳定的，如果过早进行取模，则会发生变形。所有的个性化托盘都必须提供止动点，以便在牙弓上保持稳定：它们可能停留在未预备的牙齿上（牙尖），如果牙齿不足，则会在无牙区的软组织上或者上颚，来确保一定程度的稳定性（图4.12）。

印模托盘和基牙之间的空间由一个2～4mm的蜡领填充。由于弹性体的特性，印模材料越薄，精确度就越高。如果印模托盘的空间不足（小于2mm），印模托盘会与基牙直接相接触，除了会造成难以分离模型和印模外，还会导致精度降低。聚醚和加成型硅橡胶的稳定性使通过个性化或成品托盘获得印模成为可能。改良的材料配方和在个性化托盘中材料使用量的减少，使个性化托盘更受青睐。

不管我们选用哪一种印模托盘，使用特定的黏合剂都是基本的。如果不采用黏合材料，可能会出现部分材料脱离个性化托盘，造成印模质量不良。我们还应提到“三重托盘”，它记录了预

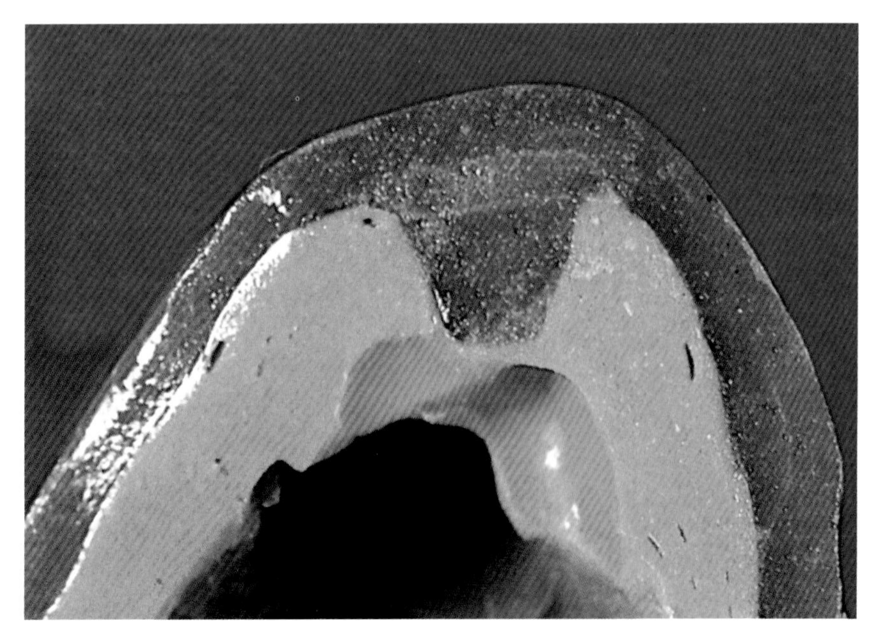

图4.12　个性化印模托盘的咬合面

备牙、对颌牙和最大牙尖交错位。这一印模技术是由Wuerrin和Wilson在1983年发明的，使用了一种所谓的双牙弓印模托盘或咬合检查印模托盘。它包括一个手柄，两个在远中联合的侧弯，一个平行于咬合平面的狭缝。在这个狭缝中，放置薄纸片或薄膜，这样就可以使牙弓分离（为了便于灌注模型）（图4.13～图4.18）。

侧弯之间的连接臂必须在末端基牙远侧之间的距离内移动。因此，患者被要求在最大牙尖交错位闭口，以充分获取预备牙、

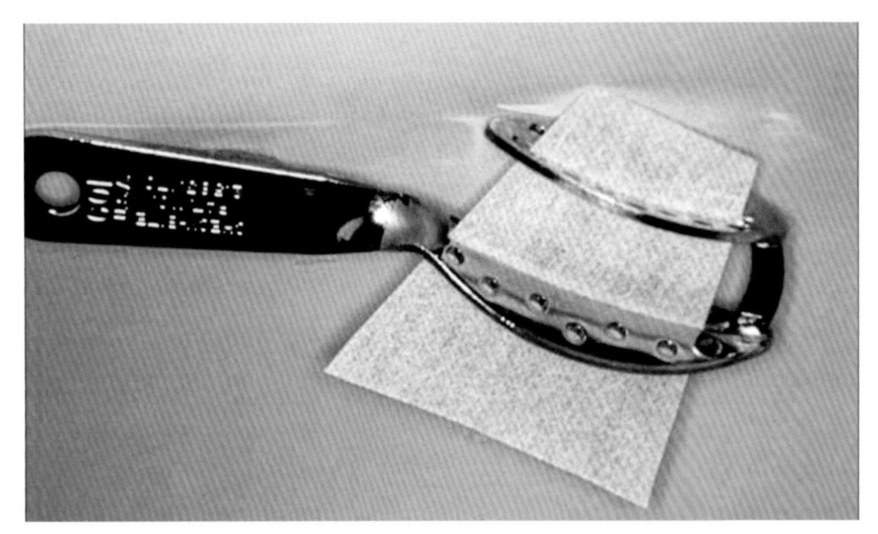

图4.13　双牙弓印模托盘

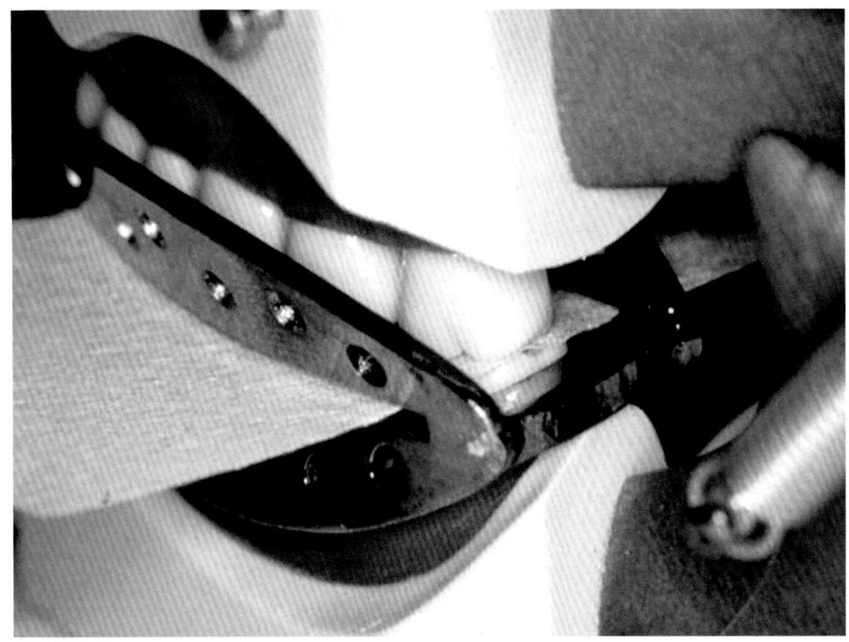

图4.14　个性化印模托盘放置在下颌磨牙后部并与之连接

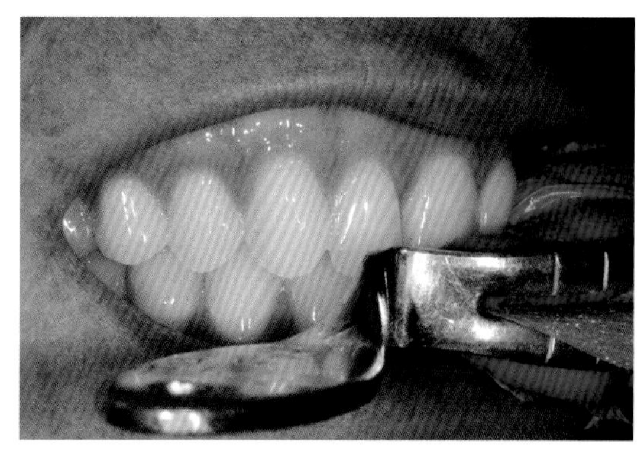

图4.15 在通常的咬合检查后在对侧放置印模托盘

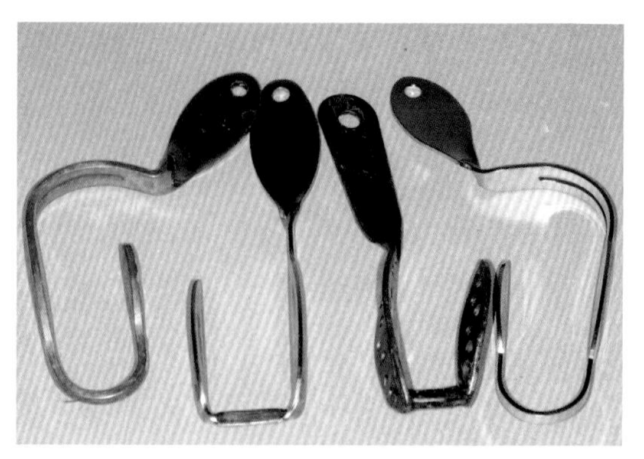

图4.16 不同类型的咬合检查托盘

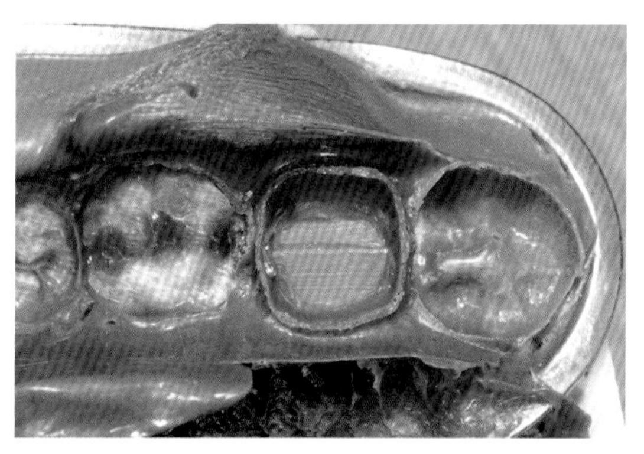

图4.17 半侧印模

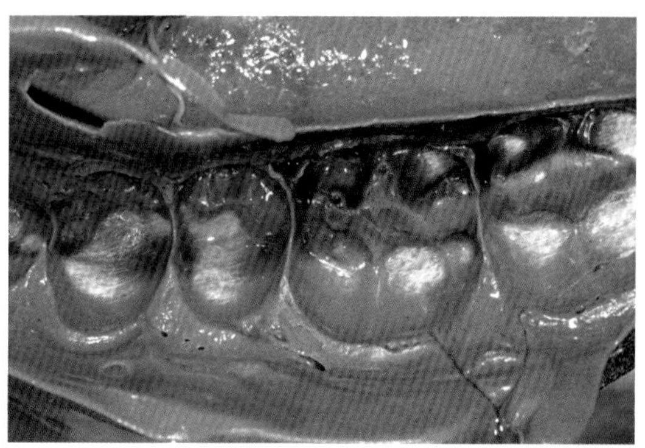

图4.18 对颌印模

对颌牙和牙尖交错位的印模。Parker报道，使用上述方法与单独使用全牙弓印模和咬合记录相比，提高了咬合细节的准确性。这种技术的优点是效率高，患者更容易接受（在凝固期间患者可以保持嘴巴闭合，减少呕吐反射），减少了印模材料和咬合记录材料的用量，可获得一个与工作模型有着相同尺寸稳定性的对颌印模（聚醚或硅橡胶）。这种印模托盘只能在单个修复体中使用。它能产生很好的效果，但需要有足够的空间来容纳侧弯与末端基牙远中之间的连接臂。由于这个印模是单侧的，它不能提供对侧牙齿的信息（对牙齿外形和排列很有用），这是一个缺点；除此之外，局部印模托盘可能也无法记录偏斜的咬合接触。然而，应该强调的是，在使用最大牙尖交错位作为咬合记录时，在患者试戴牙冠的阶段，不能直接评估发音和行使咬合功能时牙齿的动态移动。

# 印模技术

印模技术分为一次取模法和二次取模法。在一次取模法中，操作者将轻体材料注入患者的基牙上，中/重体置于托盘中，直接放入患者的口腔，两者是一起凝固的。在二次取模法中，先用重体取一个初印模，之后再加入轻体进行第二次取模。

在一次取模法中，通常在注射器中使用轻体，在印模托盘中使用重体。流体材料作为一种表面张力的还原剂，可以使材料的流动性增强。这些材料通常是不同的颜色，以评估是否达到了理想的结合。流体材料被流动性小的材料所取代，而第一种材料只在印模的少数部位残留（例如龈沟内）（图4.19和图4.20）。

这一特点表明，在某些方面，这种印模是可取的，因为流体材料随时间推移材料的变形更大，而弹性恢复率较低。这种技术可以使用个性化或成品托盘，并且这种技术在目前是最常见的。它节省了时间，效率更高，同时可以避免二次取模中，将变硬了的印模放置在牙弓上的问题（图4.21）。

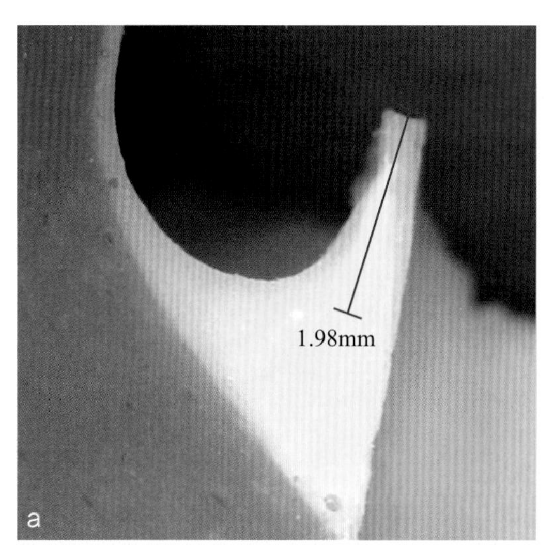


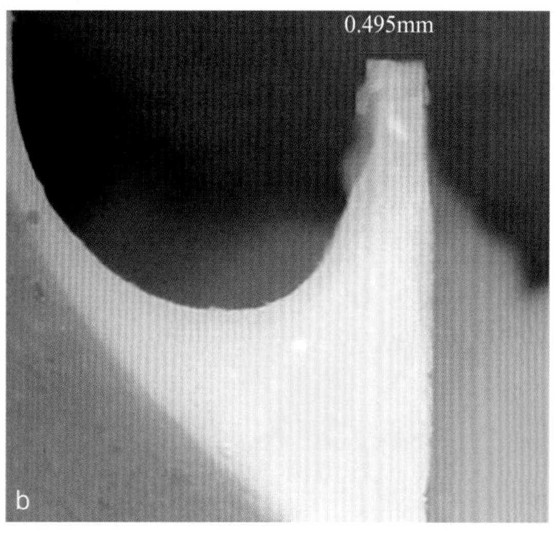


图4.19 龈沟内的区域

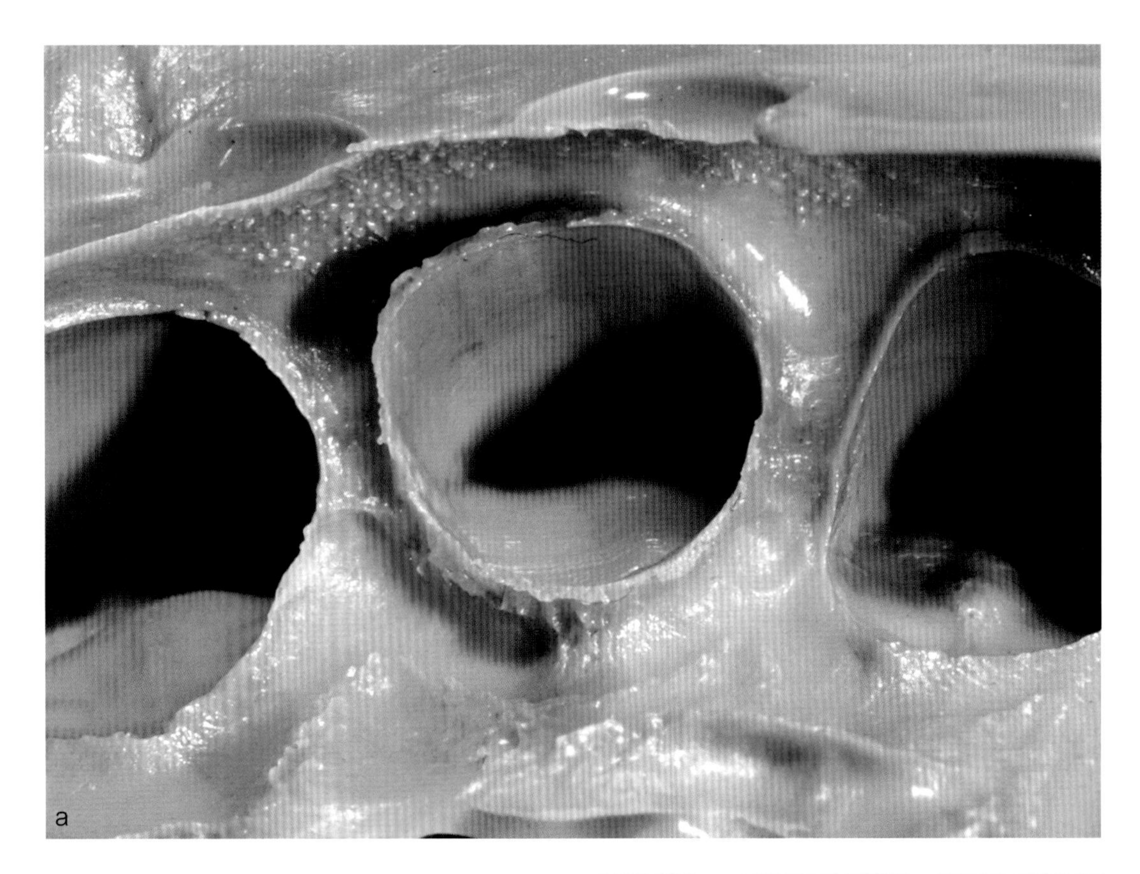


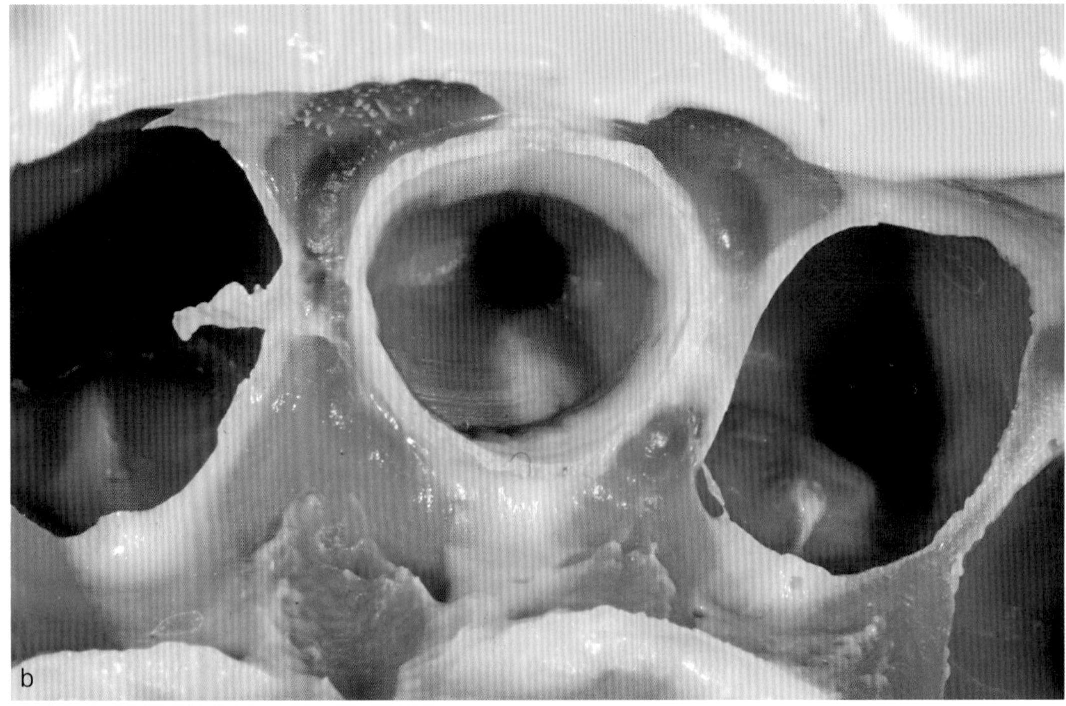


图4.20 龈沟内的部分被很好地展现了出来

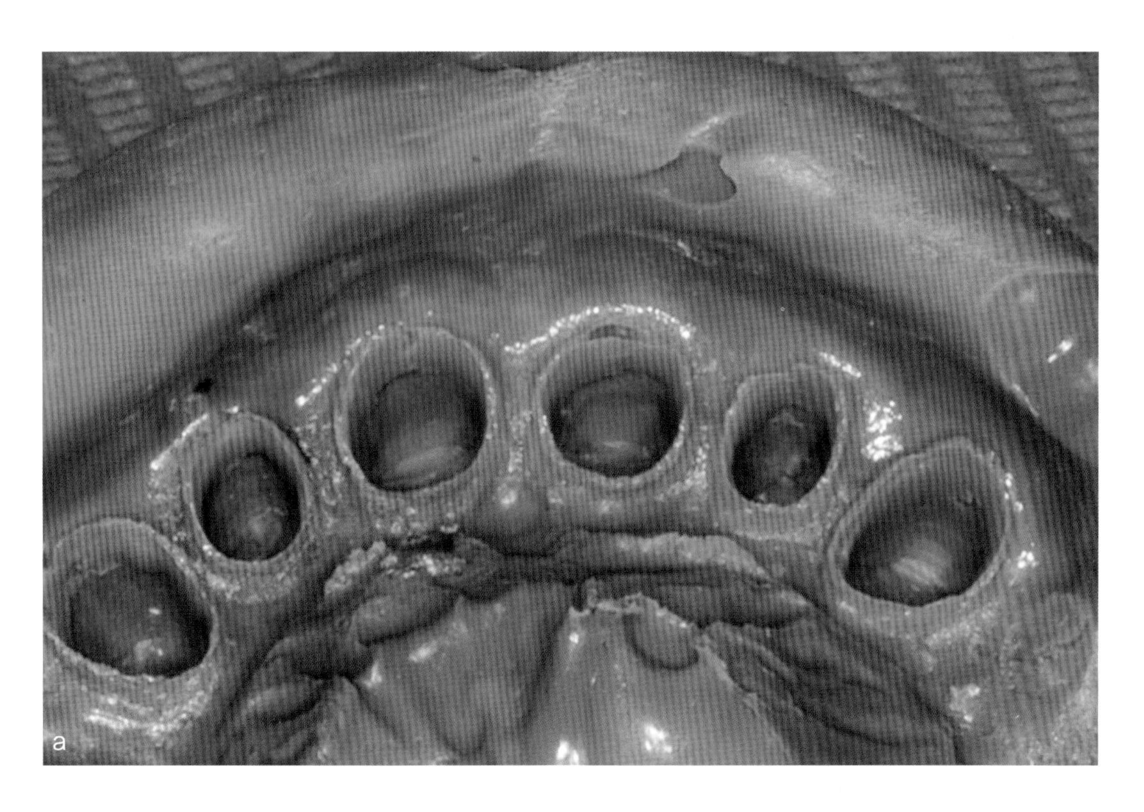


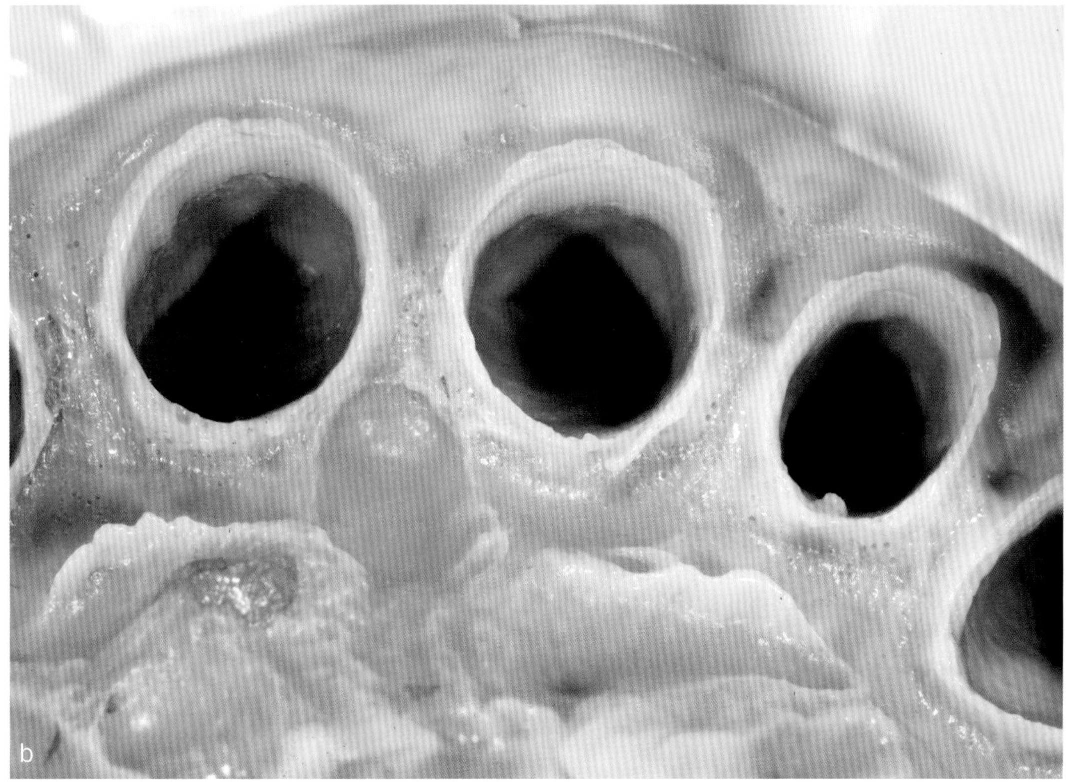


图4.21 一次取模法印模

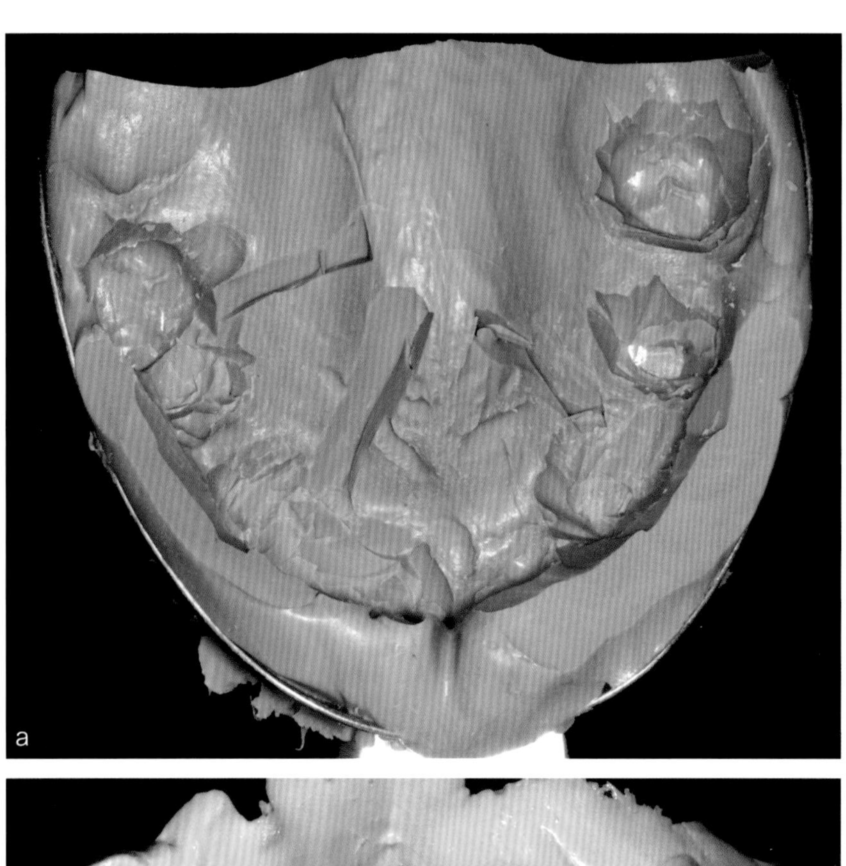

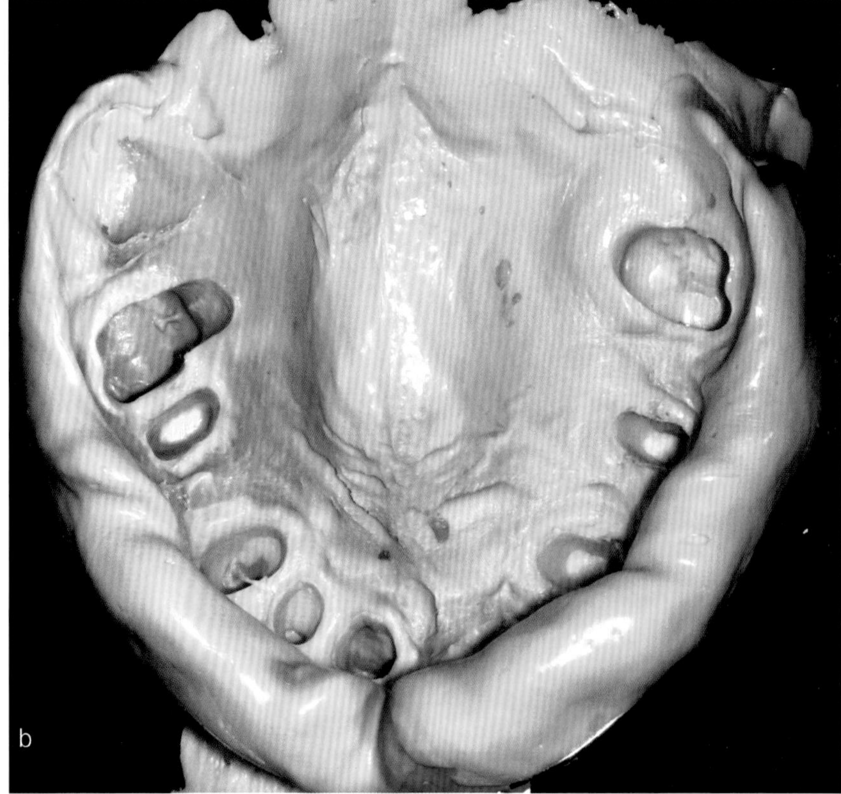

图4.22 腻子型初印模（a）和随后的流体材料（b）

在二次取模法中，腻子型材料被放置于成品托盘中，而不是个性化托盘，取得一个初印模。一些操作者会选择使用醋酸盐的“分离剂”，以避免印模材料与基牙直接接触，并为后续的印模材料提供空间。此外，也降低了表面被唾液污染的可能性。一旦印模材料脱离口腔，就有必要为轻体创造空间，但对于去除的程度和方法，是有不同意见的。在任何情况下，最终的结果都应该是由重体形成一个个性化印模托盘，在这之上再使用轻体材料。此时，操作者将轻体材料置入印模，并将同样的材料放入注射器中，将其注射于基牙和咬合面上，并将托盘重新放置于口腔（图4.22 ～图4.24）。

这种方法有优点也有缺点。优点是，在轻重体的界面间，很少形成孔洞，而这种现象有时会在一次取模法中发生。缺点是，由于基础材料的污染，两种材料之间有可能发生分离或分层；在基牙周围只有轻体材料的存在，导致其具有较低的弹性恢复率和尺寸稳定性。如果在重新放入印模时，已经聚合的重体材料和牙弓表面发生了接触，那么在移除时轻体材料也会产生变形。因此，笔者推荐使用一次取模法。

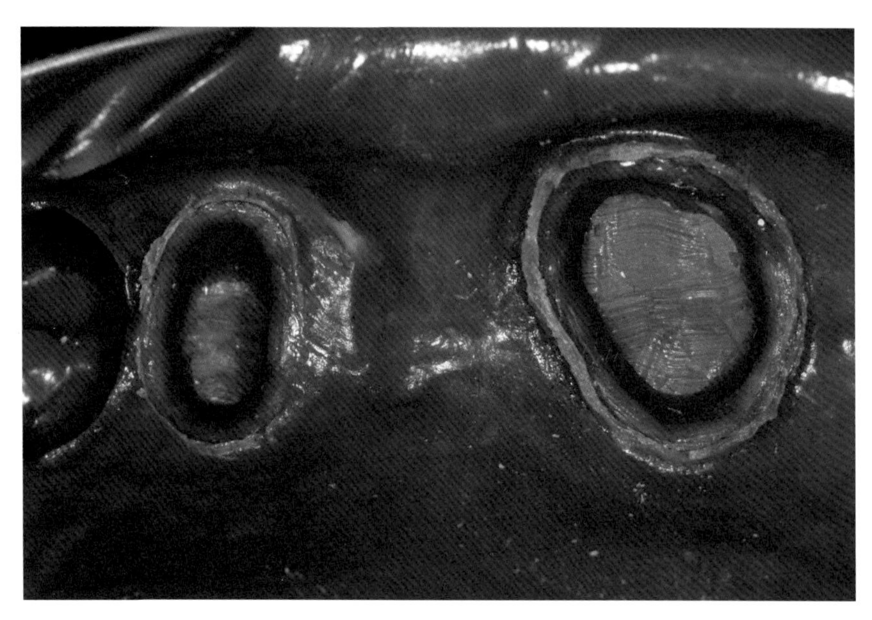

图4.23　印模细节

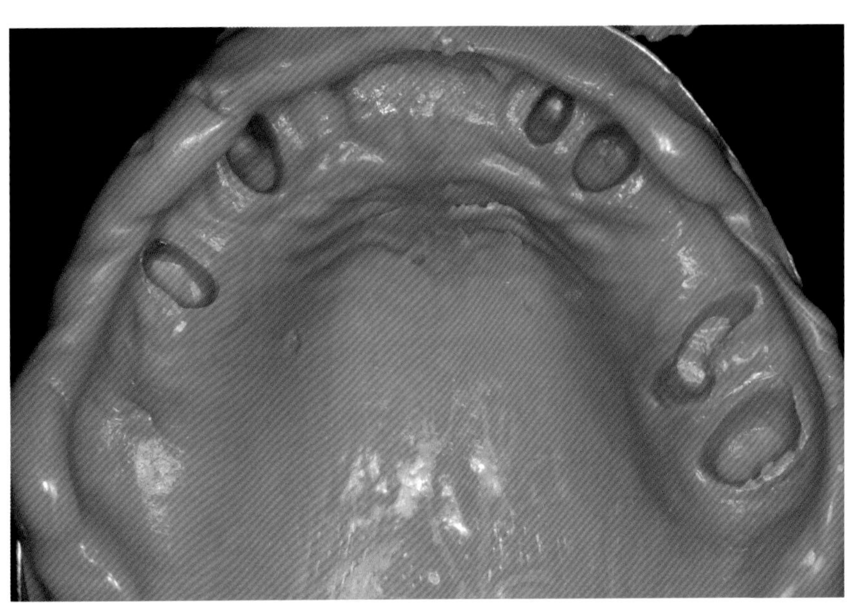

图4.24　二次取模法获得的印模

使用任何一种技术，对两种材料使用合适的黏合剂是十分重要的。为了避免交叉感染，这种黏合剂至少要在使用一次性毛刷前15min使用，因为印模托盘已经在患者口中试戴过了。这种黏合剂避免了印模材料与托盘微小的分离造成的印模变形。此外，采用黏合剂，可将材料聚合导致的收缩引导至托盘上，使印模中的基牙稍微扩大一圈，从而制作出尺寸略大的冠以增加适应性和减少摩擦。

# 排龈

早在20世纪60年代早期，人们就开始讨论与排龈有关的问题。目前使用“排龈”一词，尽管主要的结果是龈沟加深。排龈的作用是为了让印模材料能够捕捉到牙齿在龈沟内的形态，不论预备方法是什么。Hansen指出，98%的牙医使用的是排龈线，而48%的人首选的是双线排龈；在81%的病例中，使用的是湿线排龈，其中55%浸在氯化铝溶液中；然而，24%的操作者发现了排龈对牙龈的副作用。

龈缘出血是获得最佳印模的主要障碍。这就带来了两个后果，首先就是从预备好牙齿到制取印模之前，需要等待至少40天的时间。这也是组织外观最理想的情况。事实上，在一个有内斜切口的牙龈切除术后，需要2周的时间来重建沟内上皮，35～40天来获得结合上皮。在刮治术后，某些情况下会触碰或破坏结缔组织附着，因此，在牙齿预备后，最好能像牙周手术后一样来等待组织成熟。牙医所注意到的副作用通常是由于过度的排龈造成的连接附着损伤（通常是在印模中），因为在水平预备的情况下，需要对超越牙齿边界的部分进行取模。为了减少在取模过程中出现龈缘发炎及出血的风险，需要在取模前4天对患者进行口腔卫生检查，并根据需要进行必要的矫正（图4.25）。

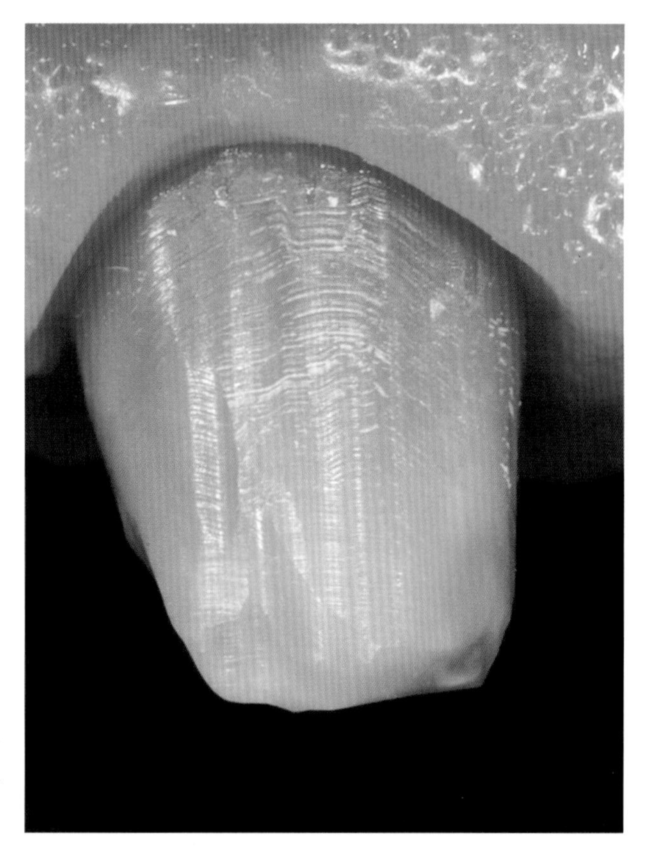

图4.25　基牙预备好准备取模，组织坚韧无炎症

有几种方法可以进行排龈：机械法、手术法和机械-化学法。

- 机械法
  - -橡皮障；
  - -铜环；
  - -未浸染的排龈线；
  - -桥体引导技术（Casartelli技术）；
  - -膨胀橡胶。
- 手术法
  - -牙龈旋转切除；
  - -电刀法。
- 机械-化学法：使用排龈线浸染在下述溶液中。
  - -肾上腺素（现淘汰）；
  - -腐蚀剂（现淘汰）；
  - -止血剂（铁和硫酸亚铁）；
  - -收缩剂（氯化铝、硫酸铝）。

笔者最喜欢的方法是用25%的比例缓冲的氯化铝浸染的双线排龈法。我们应该经常考虑浸染排龈线的液体与印模材料之间可能发生的相互作用。一般来说，聚醚可以与氯化铝和硫酸亚铁相互作用。加成型硅橡胶可与含硫化合物反应，且可以与硫酸亚铁相互作用。这两种情况下都可能发生不完全的聚合。然而，De Camargo没有表现出由于相互作用而造成的抑制效果。另一种可以在浸染的线上观察到的现象是唾液蛋白以黏液的形式沉淀。在印模阶段，它可以保留在龈沟中，从而产生一个次优的结果。因此，在放入龈沟后，需要仔细地清洗排龈线（图4.26）。

排龈线（一种非常细的纯棉黑线）可以分为两个型号，大小为0或00。在某些情况下，只使用0号线，并且在取模过程中保留在龈沟内。置入排龈线的工具是：持针器；排龈器；锋利的剪刀（图4.27～图4.29）。

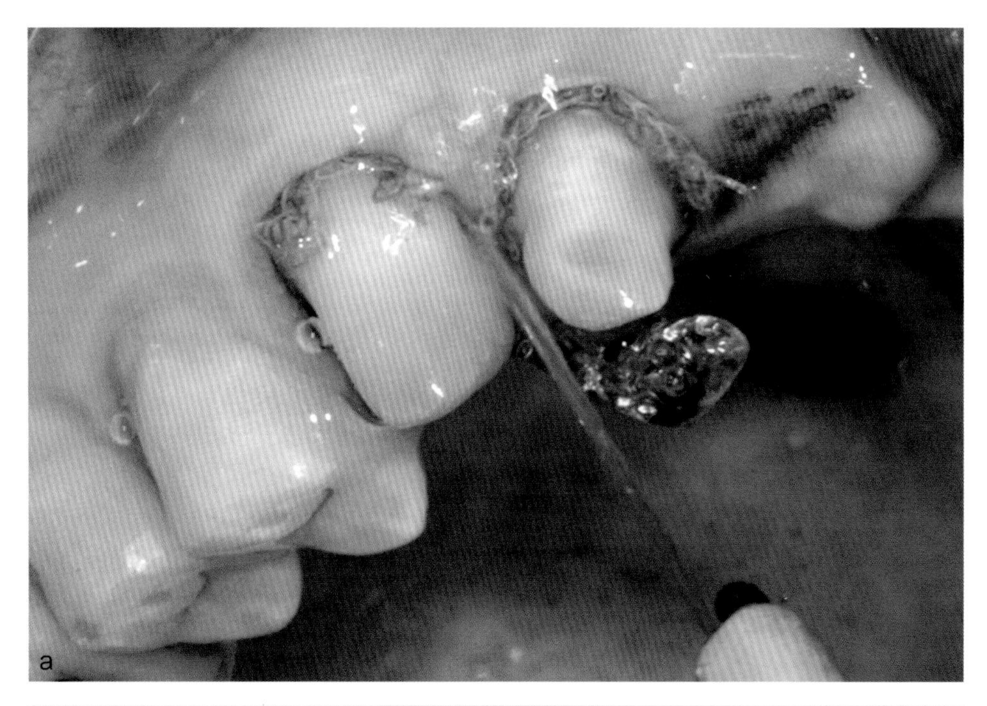

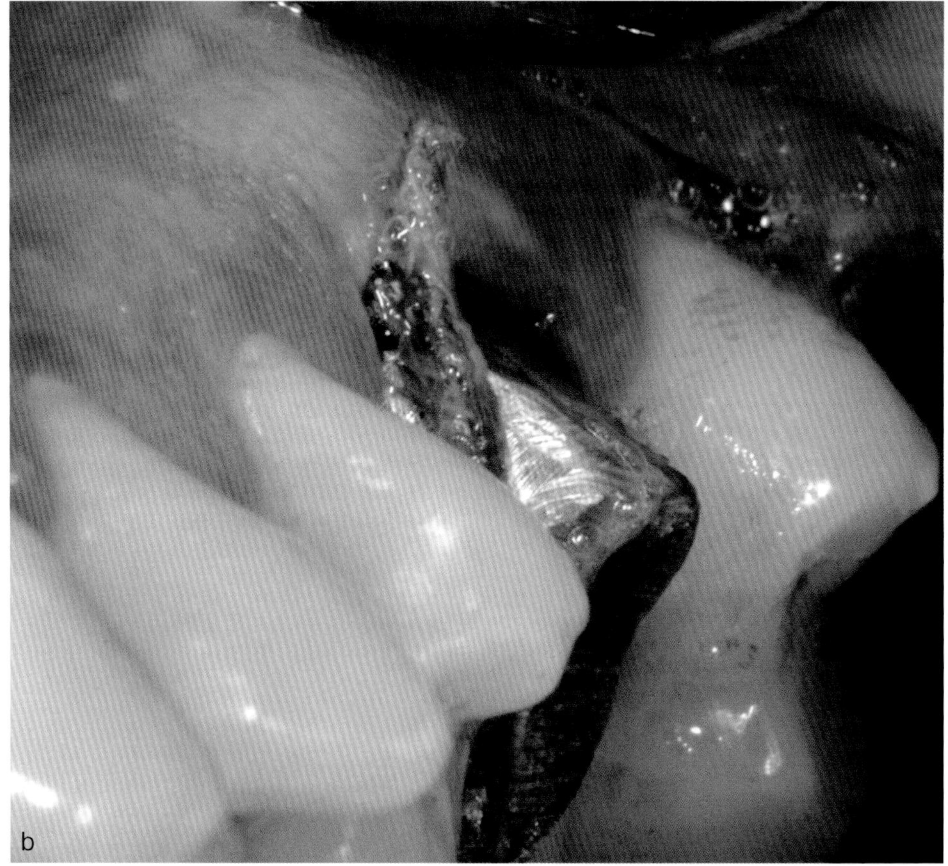

图4.26 （a）取模前仔细地清洁基牙；（b）未正确清洁后基牙上的黏液

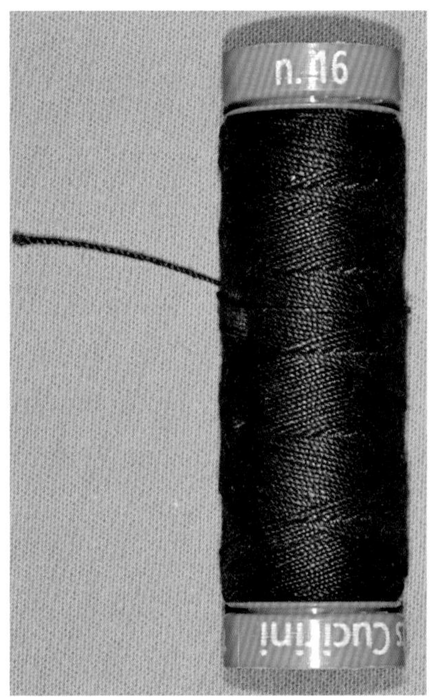


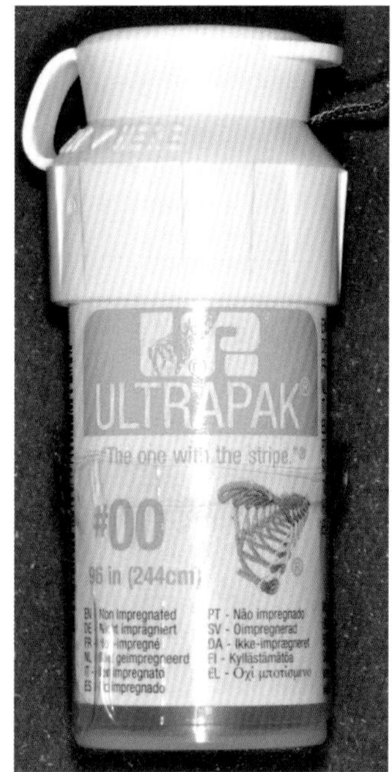


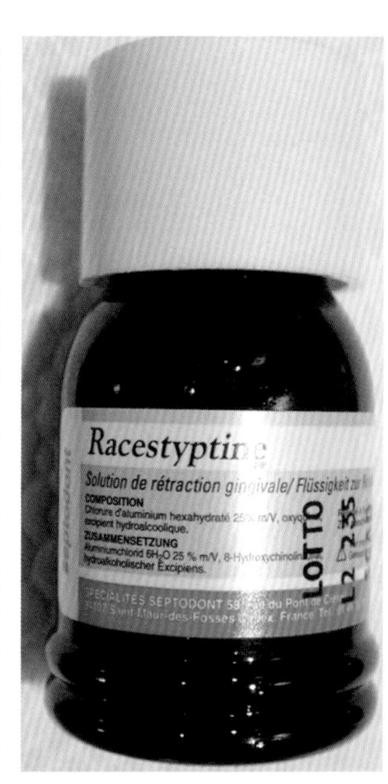


图4.27　0号和00号排龈线以及浸染液

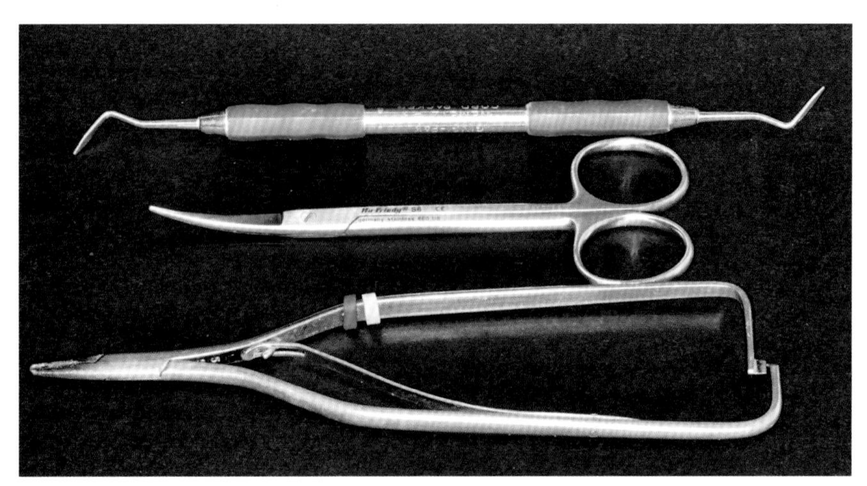

图4.28　排龈器、剪刀和持针器

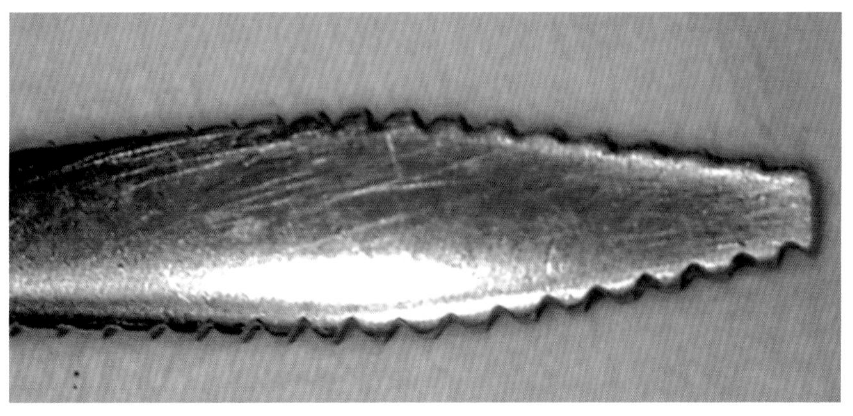

图4.29　排龈器的细节

# 制取印模

助手用镊子将一系列与基牙数目对应的排龈线放在收缩液中，然后把它们放在纱布上，以蘸干多余的液体。同时，临床医生对患者进行麻醉。助手将第一根主排龈线固定在持针器上，确保线的长度足够，使之成为弯曲的环形（图4.30和图4.31）。

医生用一只手握住持针器，将排龈线套在基牙上。助手将龈沟干燥，临床医生用排龈器将排龈线从舌腭侧、近中、远中部位置入，为了使主排龈线能够较好地深入龈沟，需要施加一种轻微但持续的压力（图4.32）。

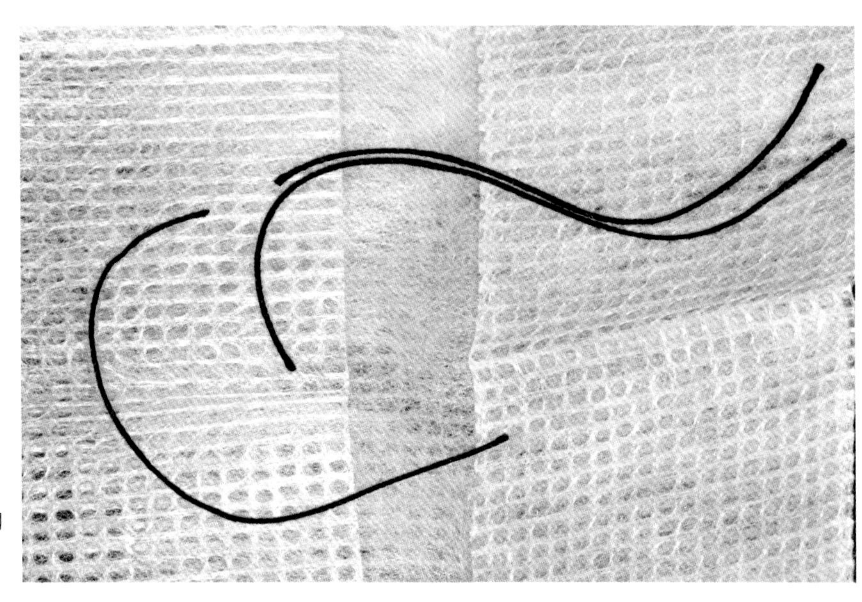

图4.30　准备好的主排龈线

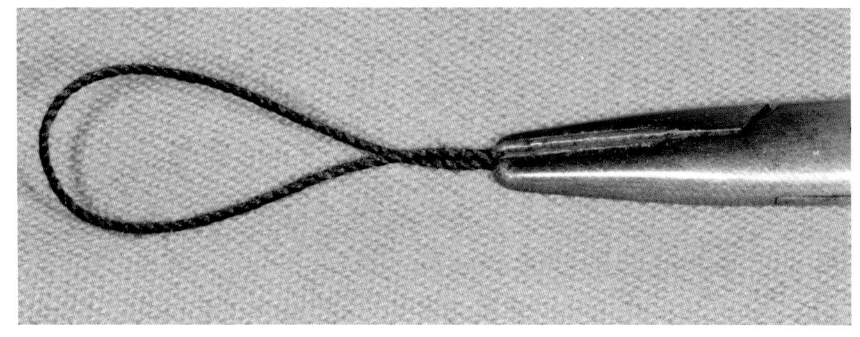

图4.31　持针器固定排龈线

助手将剪刀递给临床医生，医生将排龈线剪到正确的长度（一个单环），将手中的持针器换成口镜。在医生完成排龈线置入的同时，助手将一根新排龈线固定在持针器上。重复这一步骤，直至最后一颗基牙（图4.33～图4.35）。

医生可以用高速手机和有红环标志的车针对基牙进行最后的修整，注意不要触碰到牙龈边缘。这可以进一步扩大龈沟，但这一步骤并不是必需的（图4.36）。

用相同的方法放入第二根排龈线，但是，这一次绳子会被剪成从龈沟中多出一个“尾巴”，这样就可以使它方便移除（图4.37）。

一旦所有的线都被放入，就必须用水冲洗几次，而不要使用喷雾。这一操作对于防止黏液滞留在绳子上是极其重要的。

此时，印模材料已经准备好，被放入托盘和注射器中，当医生牵拉开患者的脸颊和嘴唇时，再次冲洗排龈线，移除第二根排

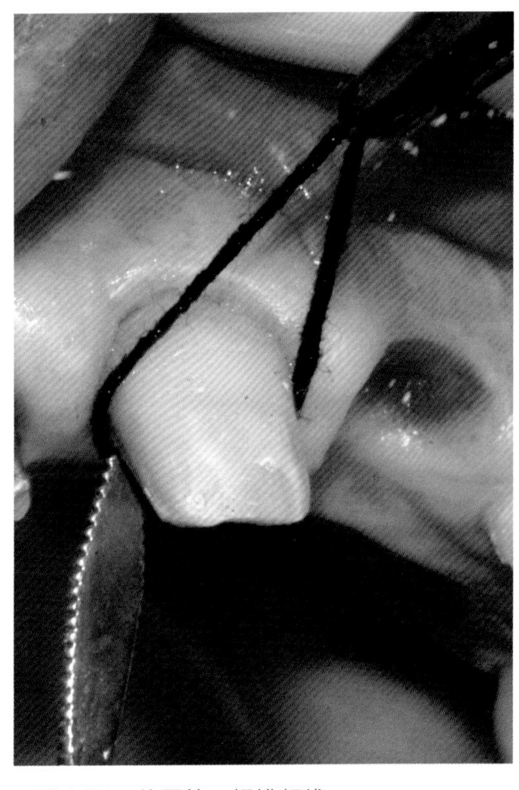

图4.32 放置第一根排龈线

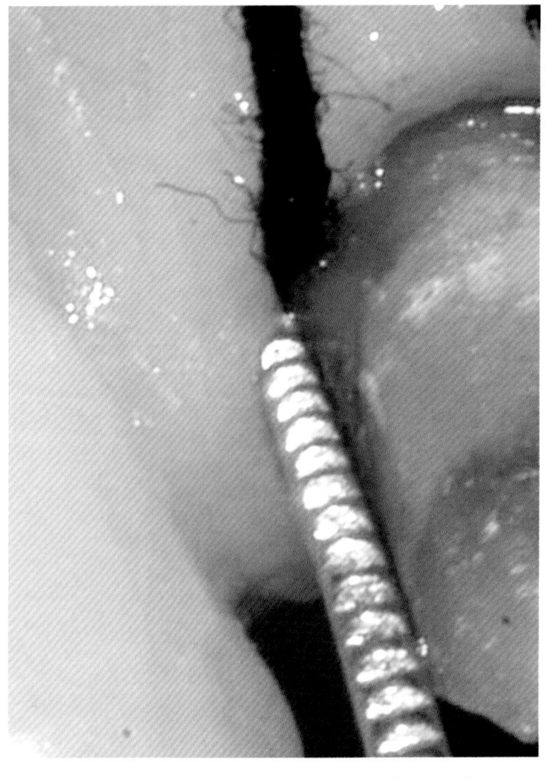

图4.33 排龈器将排龈线置入龈沟的细节

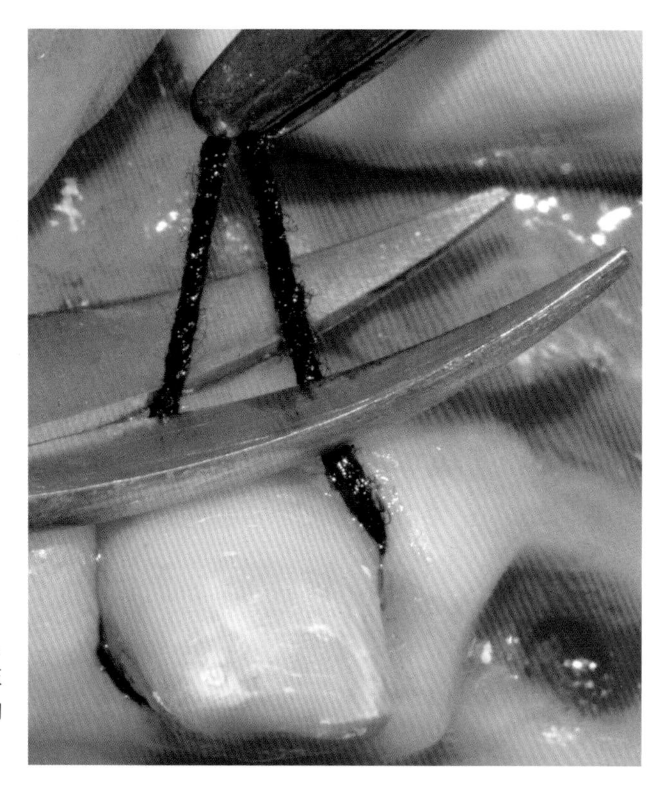

图4.34 用剪刀将排龈线贴龈缘剪断，这样既可以占据全部龈沟，又不会使末端重叠，从而不会占据容纳印模材料的有效空间

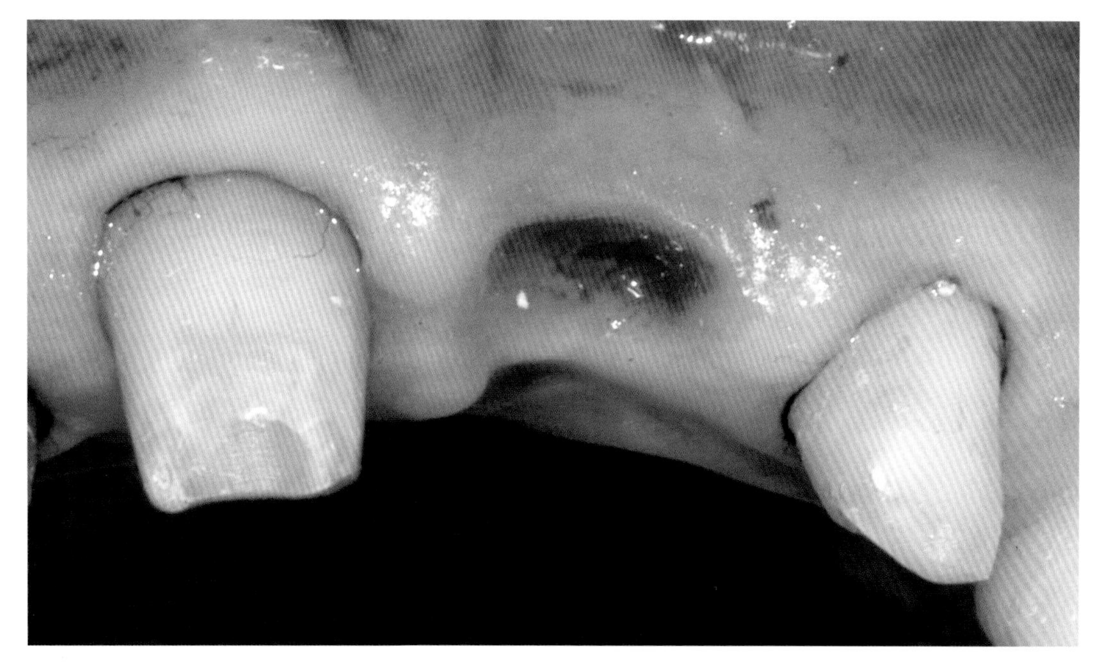

图4.35 放置第一根排龈线后

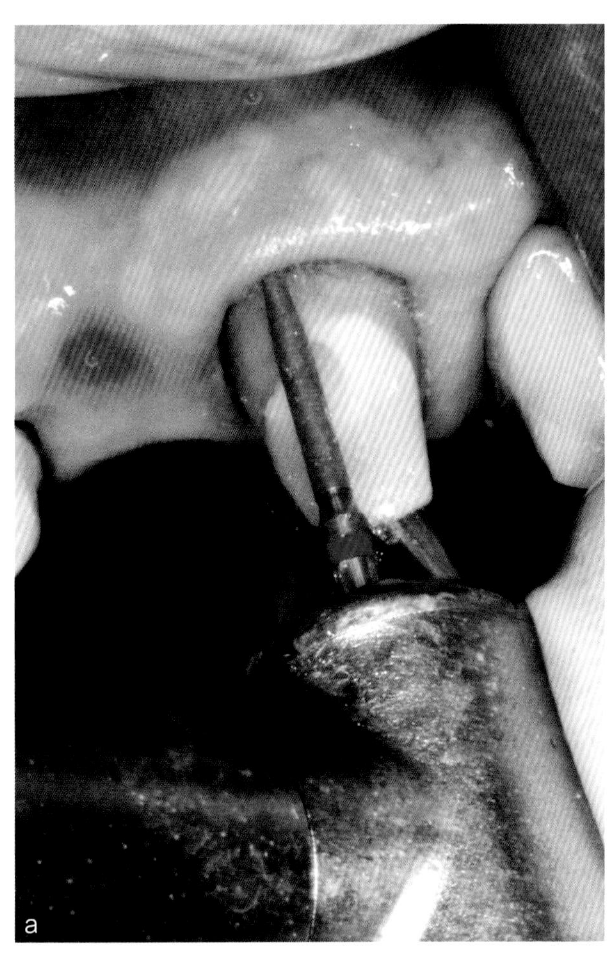

图4.36 （a）修整基牙；（b）支点及手的位置，以更好地控制操作

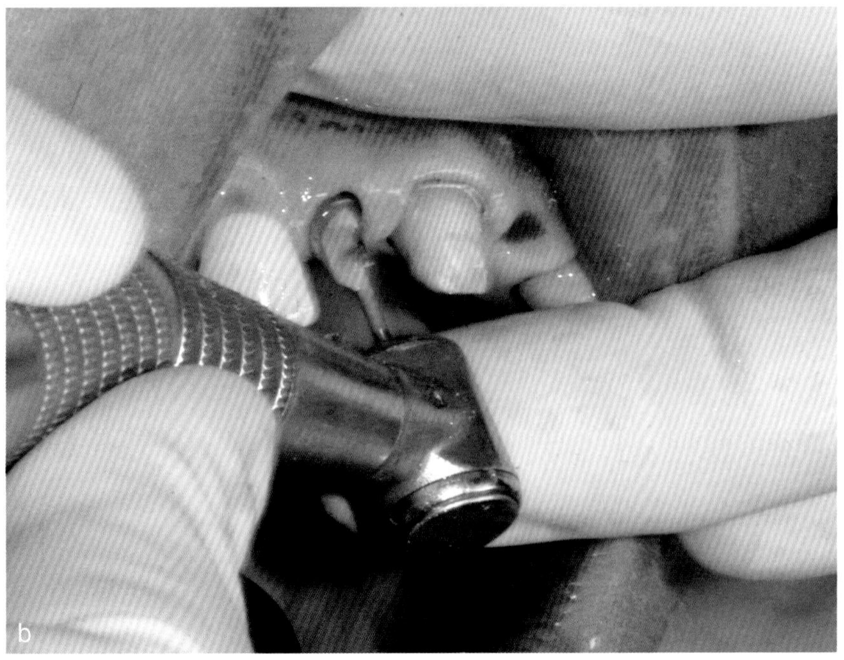

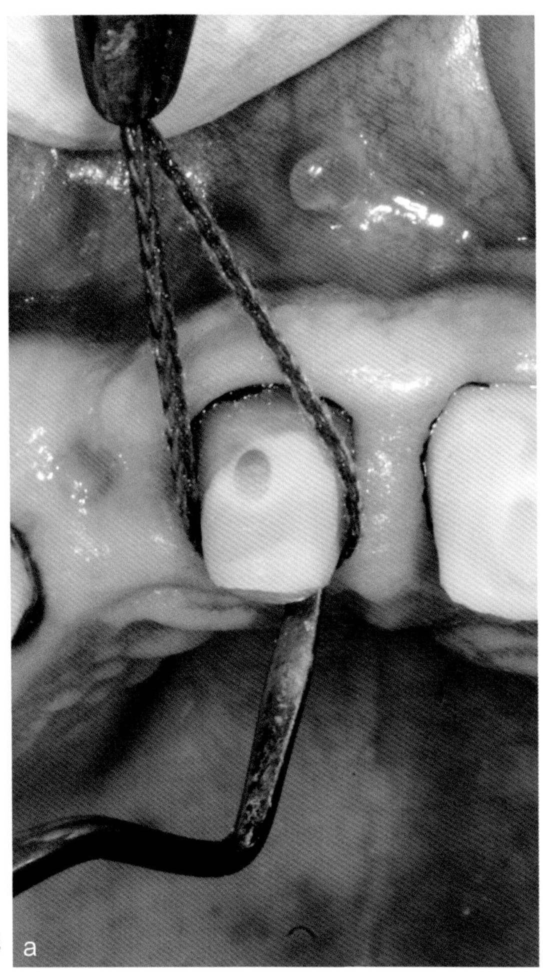


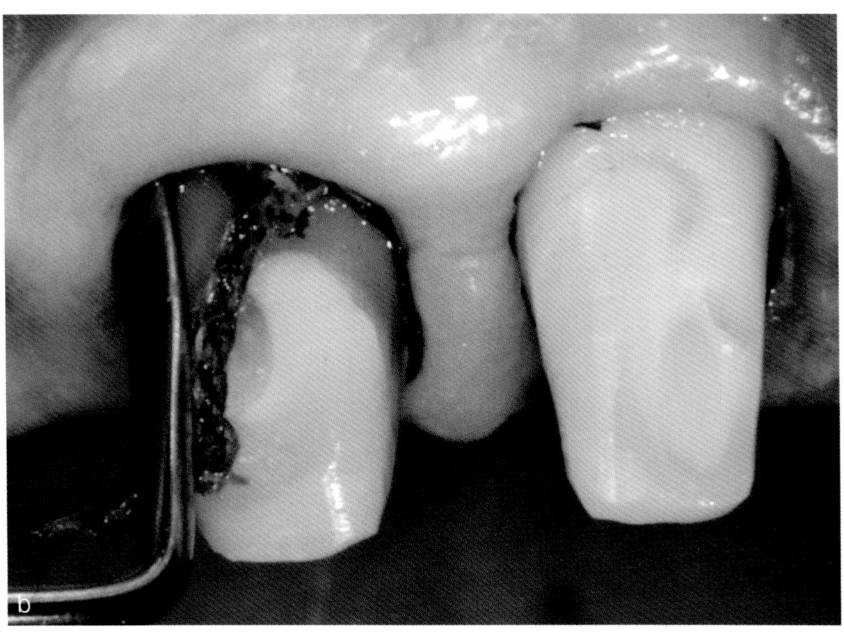


图4.37　置入第二根排龈线

龈线，干燥基牙并开始进行注射印模材料。轻体材料必须注射在基牙上和未预备牙齿的咬合面上，并保持注射时注射器与基牙相接触。材料的流动方向必须朝向龈沟，并且要让基牙完全覆盖在轻体材料中。此时，医生会放入印模托盘，只有当托盘几乎处于最后的位置时，才会将患者的脸颊和嘴唇松开。如果太早松开，可能会把流动材料从基牙上挤走（图4.38 ～图4.41）。

如果可以不降低印象托盘的稳定性，患者可以稍微闭口。在取上颌印模时，闭口可以减少呕吐反射，而在下颌印模中，嘴巴

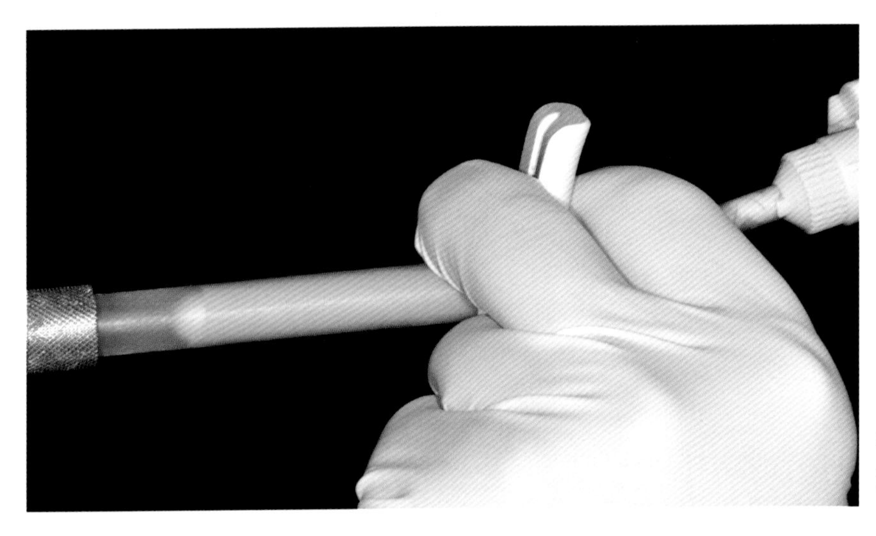

图4.38　将轻体硅橡胶材料置入注射器

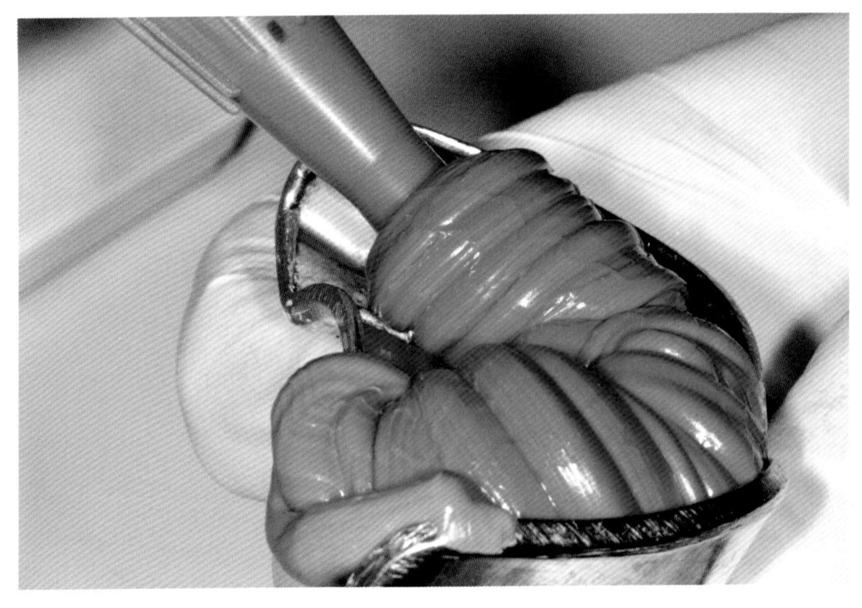

图4.39　托盘上的重体材料

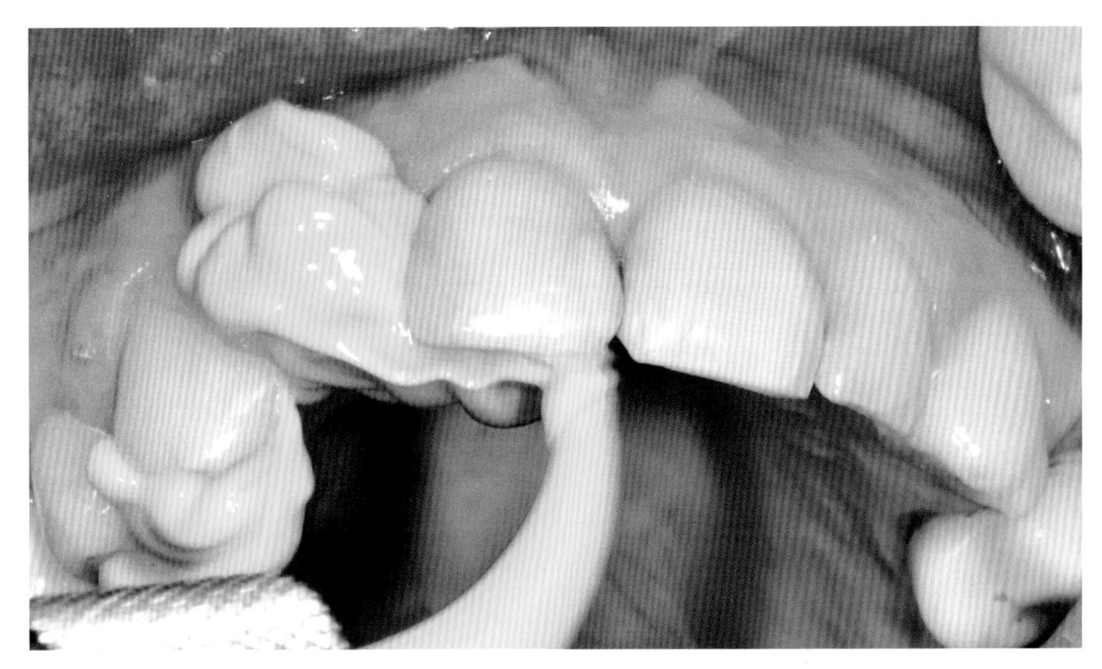

图4.40　流动性材料注射入龈沟和整个基牙上

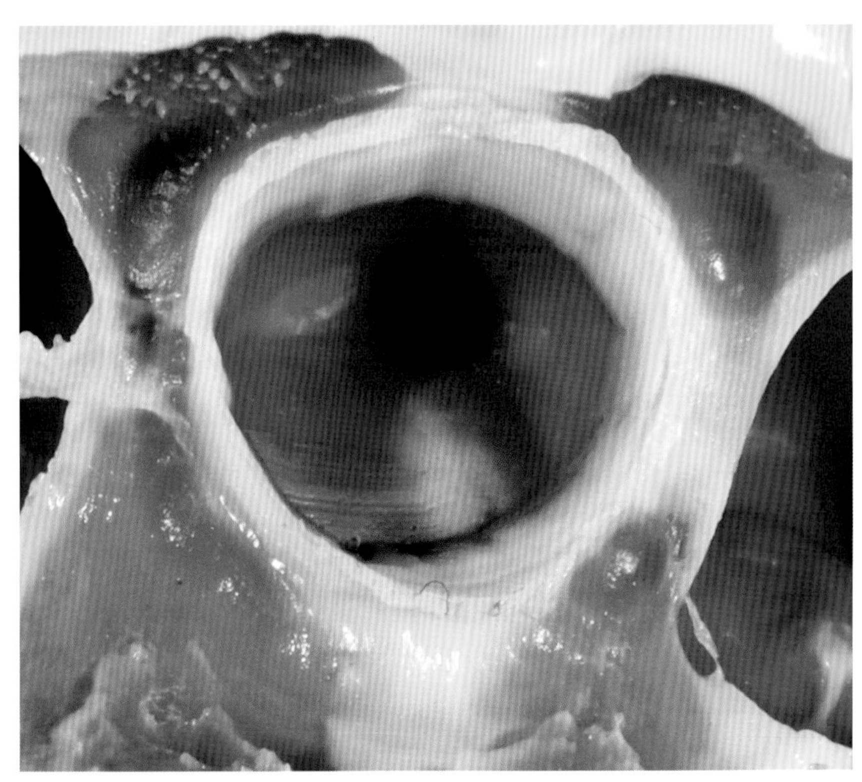

图4.41　基牙的印模

张开会造成下颌骨扭曲，从而与牙弓形态不一致。当材料凝固后，托盘会被迅速移除，并按照上面所述的方法进行。如果有必要，可以立即取第二副印模（笔者建议），不需要重新放入第二根排龈线，但要检查第一根排龈线是否仍在原位，并可以重新放置它们的位置。在对印模进行消毒后，临床医生必须仔细检查，以发现可能存在的缺陷。

# 可能出现的印模缺陷

对同一基牙进行两次取模，以便进行比较，如果发现的缺陷在形态和位置上都是相同的，那么结论就是它是基牙的缺陷。否则，就是印模的缺陷。

如果出现气泡，有以下几个原因：

- 大量的小圆气泡，底部平滑而明亮，这种现象称为“凝视”（图4.42）；
- 较少的大的圆形气泡，底部平滑而明亮，表明是在混合过程中产生的气泡（图4.43）；

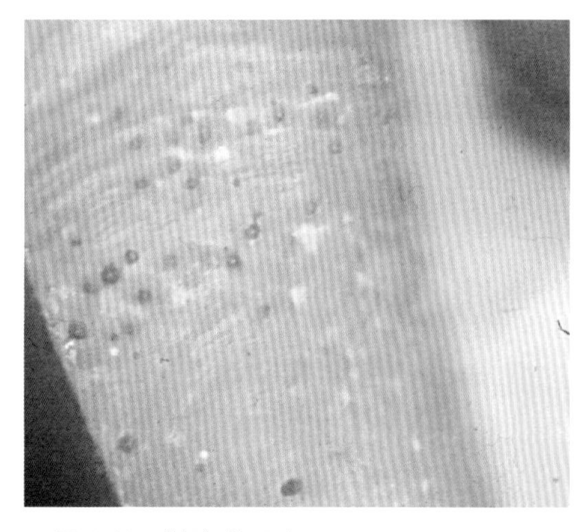

图4.42 “凝视”现象

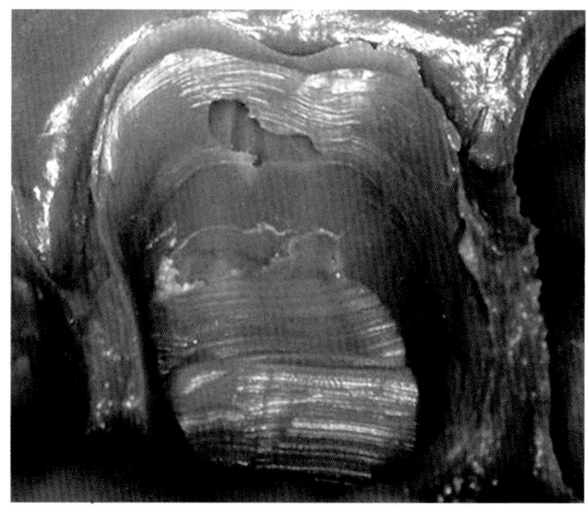

图4.43 气泡

- 一个有着不透明底部的长的孤立的气泡提示龈沟内有黏液存在。

基牙边缘缺少材料，是注射器针头方向不正确的结果，说明注射时没有指向龈沟，而是指向附近的区域（图4.44）。

两种材料在界面上的不完全混合（通常被称为“印模纹”），通常是由于材料黏度的不相容或基牙没有被轻体材料完全覆盖（图4.45）。

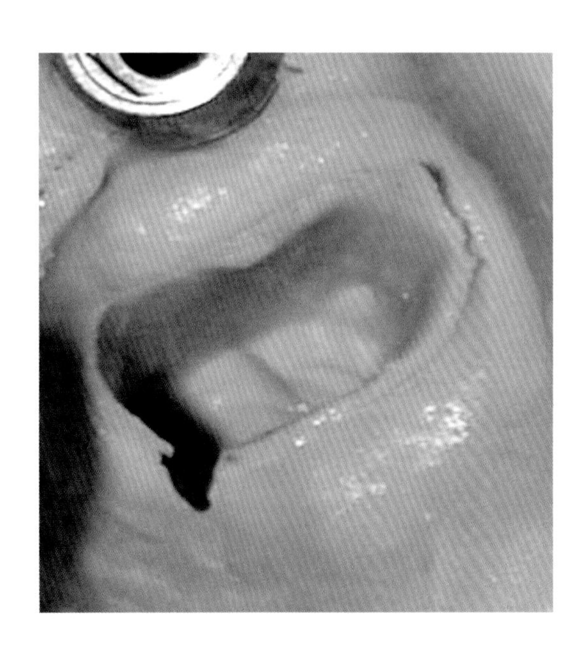

图4.44　基牙边缘缺少材料，是注射器针头方向不正确的结果

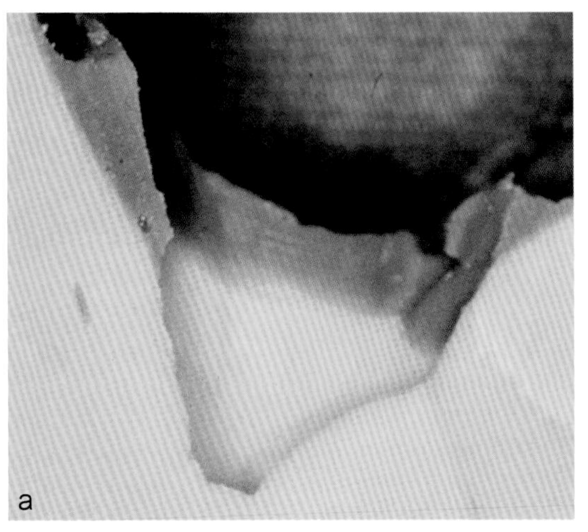

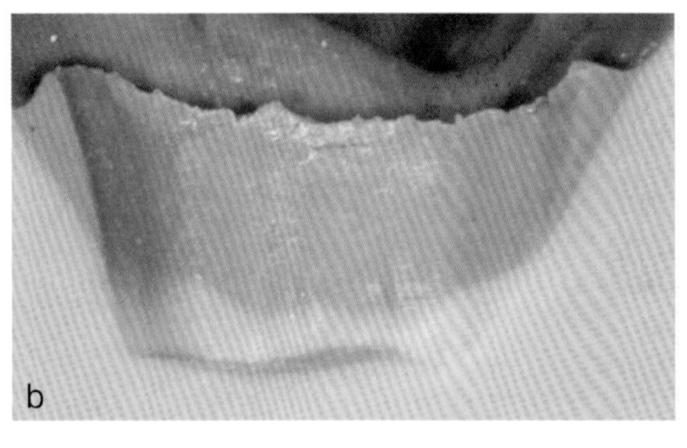

图4.45　（a）两种材料由于不同的黏度未混合均匀；（b）正确混合

在印模中出现血液突出了两种可能的错误：①在预备好牙齿至取模之间没有足够的时间让组织成熟；②边缘组织炎症，在这种情况下，是禁止取模的。

印模材料与收缩液的相互作用会导致在印模最敏感的区域产生聚合抑制的问题，即龈沟部分；当这些区域很大时（例如，由于受到手套中滑石粉的污染），就会出现更大的材料未聚合区域。

在某些情况下，材料的最终硬度可能过高，以至于医生不得不使用过度的力量来移除托盘。此时，必须切除部分印模托盘，再移除印模材料（图4.46）。

如果选择了二次取模法，就必须检查基牙附近是否有重体材料，因为这可能会造成变形。

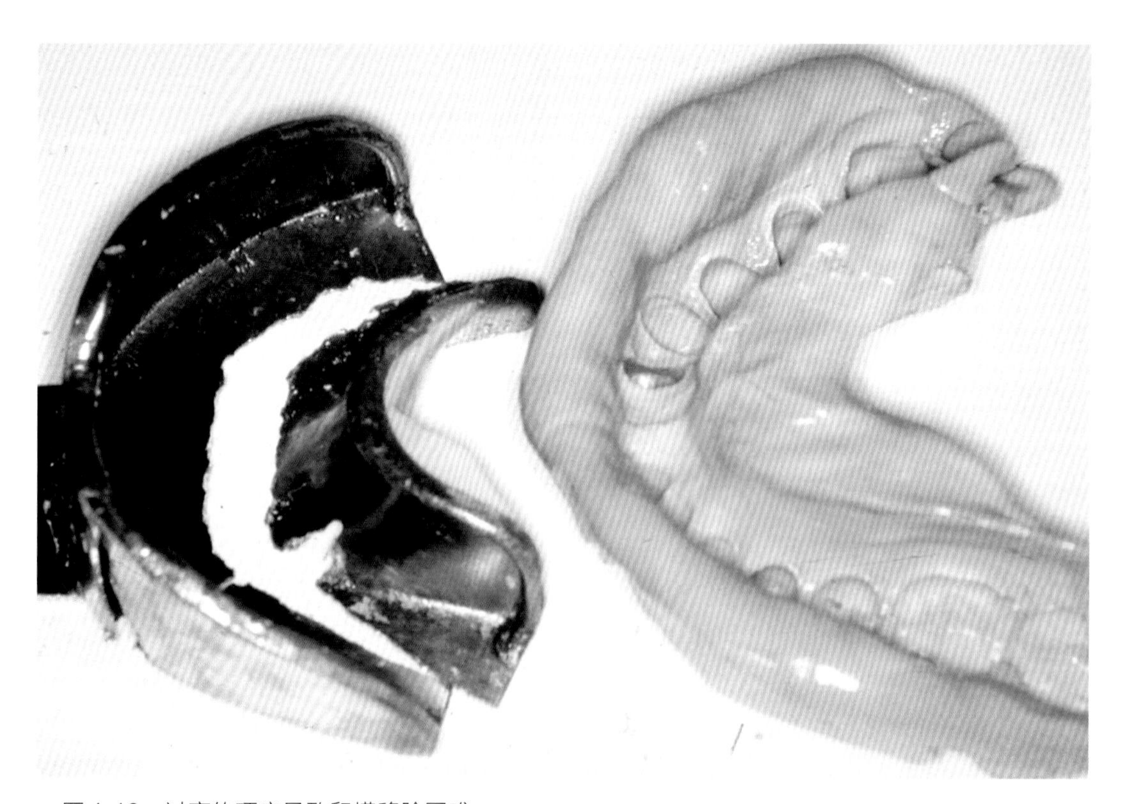

图4.46　过高的硬度导致印模移除困难

# 消毒印模

15余年来，消毒技术的改进和发展使我们能够对印模（以及其他所有的工作件）进行消毒，以避免在诊室和技工室间造成感染传播。目前，我们可以通过在戊二醛中浸泡10min来对硅橡胶印模进行消毒。最初，由于材料本身的亲水性，人们不认为可以通过浸入式的方式对聚醚印模进行消毒。然而，Kotsiomiti的研究表明，聚醚也可以通过浸泡消毒。

但是，笔者认为，最可靠的方法仍然是喷雾。它不会改变印模，但是石膏模型表面的耐磨性可能会受到轻微的影响。避免传播肝炎病毒或其他类似疾病的唯一途径是对印模进行消毒。显然，消毒并不是绝对安全的，必须提醒所有工作人员在诊所或技工室等有感染暴露风险的场所工作期间应佩戴眼镜和手套。

# 参考文献

Anusavice KJ, Phillips RW. Science of Dental Materials. 11th ed. Saunders St Louis, Missouri; 2003.

Azzi R, Tsao TF, Carranza FA, Kenney EB. Comparative study of gingival retraction methods J Prosthet Dent 1983; 50: 561-565.

Berg JC, Johnson GH, Lepe X, Adan-Plaza S. Temperature effects on the rheological properties of current polyether and polysiloxane impression materials during setting. J Prosthet Dent 2003; 90: 150-161.

Burton JF, Hood JA, Plunkett DJ, Johnson SS. The effects of disposable and custom-made impression trays on the accuracy of impressions. J Dent 1989; 17(3): 121-123.

Collard EW, Caputo AA, Standlee JP, Trabert KC. Dynamic stresses encountered in impression removal. J Prosthet Dent 1973; 29(5): 498-506.

Cook Wd. Permanent set and stress relaxation in elastomeric impression materials. J Biomed Mater Res 1981; 15(4): 449-463.

de Camargo LM, Chee WW, Donovan TE. Inhibition of polymerization of polyvinyl siloxanes by medicaments used on gingival retraction cords. J Prosthet Dent 1993; 70(2): 114-117.

Di Felice R, Scotti R, Belser UC. The influence of the mixing technique on the contents of voids of two polyether mpression materials. Schweiz Monatsschr Zahnmed 2002; 112(1): 12-16.

German MJ, Carrick TE, McCabe JF. Surface detail reproduction of elastomeric impression materials related to rheological properties. Dent Mater 2008; 24(7): 951-956.

Goodman L, Gilman A. Le basi farmacologiche della terapia. 7a ed. Zanichelli; 1991.

Hansen PA, Tira DE, Barlow J. Current methods of finish-line exposure by practicing prosthodontists. J Prosthodont 1999; 8(3): 163-170.

Harrison JD. Effect of retraction materials on the gingival sulcus epithelium. J Prosthet Dent 1961; 11(3): 514-521.

Hondrum SO. Tear and energy properties of three impression materials. Int J Prosthodont 1994; 7(6): 517-521.

Johnson GH. The effect of surface moisture on detail reproduction of elastomeric impressions. J Prosthet Dent 2003; 90(4): 354-364.

Johnson GH, Mancl LA, Schwedhelm ER, Verhoef DR, Lepe X. Clinical trial investigating success rates for polyether and vinyl polysiloxane impressions made with full arch and dual arch plastic trays. J Prosthet Dent 2010; 103: 13-22.

Keck SC. Automixing: a new concept in elastomeric impression material delivery systems. J Prosthet Dent 1985; 54(4): 479-483.

Kotsiomiti E, Tzialla A, Hatjivasiliou K. Accuracy and stability of impression materials subjected to chemical disinfection – a literature review. J Oral Rehabil 2008; 35(4): 291-299.

Kugel G, Klettke T, Goldberg JA. Investigation of a new approach to measuring contact angles for hydrophilic impression materials. J Prosthodont 2007; 16(2): 84-92.

Lawson NC, Burgess JO, Litaker MS. Tensile elastic recovery of elastomeric impression materials. J Prosthet Dent 2008; 100(1): 29-33.

Leung RL, Schonfeld SE. Gypsum casts as a potential source of microbial cross-contamination. J Prosthet Dent 1983; 49(2): 210-211.

Loe H, Silness J. Tissue reactions to string packs used in fixed restorations.

J Prosthet Dent 1963; 13(2): 318-325.

McCabe JF, Arikawa H. Rheological properties of elastomeric impression materials before and during setting. J Dent Res 1998; 77(11): 1874-1880.

McCabe JF, Carrick TE. Rheological properties of elastomers during setting. J Dent Res 1989; 68: 1218-1222.

Millar BJ, Dunne SM, Robinson PB. In vitro study of the number of surface defects in monophase and two-phase addition silicone impressions. J Prosthet Dent 1998; 80(1): 32-35.

Nemetz H, Donovan T. Exposing the gingival margin: a systematic approach for the control of the hemorrage. J Prosthet Dent 1984; 51: 647-651.

Nissan J, Gross M, Shifman A, Assif D. Effect of wash bulk on the accuracy of polyvinyl siloxane put wash impression. J Oral Rheabil 2002; 29: 357-361.

O'Mahony A, Spencer P, Williams K, Corcoran J. Effect of 3 medicaments on the dimensional accuracy and surface detail reproduction of polyvinyl siloxane impressions. Quintessence Int 2000; 31(3): 201-206.

Parker MH, Cameron SM, Hughbanks JC, Reid DE. Comparison of occlusal contacts in maximun intercuspidation for two impression technique. J Prosthet Dent 1997; 78: 255-259.

Peery RD, Goldberg JA, Benchimol J, Orfanidis J. Applicable research in practice: understanding the hydrophilic and flow property measurements of impression materials. Comp Contin Educ Dent 2006; 27(10): 582-586.

Pfeiffer P, Sommer MP, Schwickerath H. Bond between wash elastomers and putty silicones. Dtsch Zahnarztl Z 1991; 46(7): 464-467.

Ramfjord S, Costich E. Healing following simple gingivectomy. J Periodontol 1963; 34: 401-415.

Ramfjord S, Engler W, Hiniker J P. A radio autographic study of healing following simple gingivectomy. Ⅱ. The connective tissue. J Periodontol 1966; 37: 179-189.

Rueda LJ, Sy-Munoz JT, Naylor WP, Goodacre CJ, Swartz ML. The effect of using custom or stock trays on the accuracy of gypsum casts. Int J Prosthodont 1996; 9(4): 367-373.

Ruel J, Schuessler PJ, Malament K. Effect of retraction procedures on the periodontium of humans. J Prosthet Dent 1980; 44: 508-515.

Rupp F, Axamnn D, Jacobi A. Hydrophilicity of elastomeric non aqueous impression materials during setting. Dent Mater 2005; 1(2): 94-102.

Salem NS, Combe EC, Watts DC. Mechanical properties of elastomeric impression materials. J Oral Rehabil 1988; 15(2): 125-132.

Tullner JB, Commette JA, Moon PC. Linear dimensional changes in dental impressions after immersion in disinfectant solutions. J Prosthet Dent 1988; 60(6): 725-728.

Van Noort R. Introduction to dental materials. 3th ed. Mosby; 2007.

Walker MP, Petrie CS, Haj-Ali R, Spencer P, Dumas C, Williams K. Moisture effect on polyether and polyvinylsiloxane dimensional accuracy and detail reproduction. J Prosthodont 2005; 14: 158-163.

Weir DJ, Williams BH. Clinical effectiveness of mechanical-chemical tissue displacement methods. J Prosthet Dent 1984; 51(3): 326-329.

Wilson EG, Werrin SR. Double arch impressions for simplified restorative dentistry. J Prosthet Dent 1983; 49: 198-202.

Winstanley RB, Carrotte PV, Johnson A. The quality of impression for crown and bridges received at commercial dental laboratories. Br Dent J 1997; 183(6): 209-213.

# 技工室

## 材料的选择

技工室工作的第一阶段是印模。尽管笔者认为可逆水胶体是最好的印模材料，但由于其使用越来越少，所以我们只考虑加成型硅橡胶印模或聚醚。

印模必须能够通过石膏粉末和随后的冲洗清洁（能够在牙科诊所内消毒）。表面活性剂的使用可用于改善模型材料的流动。

目前，模型材料有各种选择：石膏、环氧树脂和电沉积（几乎不使用，本文中不会涉及）。

石膏具有以下特性：

- 合并使用；
- 无毒性；
- 易于操作；
- 较低的抗表面磨损性；
- 凝固膨胀；
- 无法获得小于25μm的细节。

环氧树脂具有以下特性：

- 较少的合并使用；
- 可能具有毒性；
- 操作困难；
- 耐磨性更高；

- 凝固收缩；
- 捕获细节的精度更高。

笔者更喜欢使用石膏，因为现在拥有高度标准化的操作和更先进的石膏种类。包含树脂颗粒的石膏具有可忽略不计的凝固膨胀和更高的耐磨性能。

使用塑料基座灌注模型以定位模具，这使得这些涂料的凝固膨胀可忽略不计。如果我们选择使用石膏作为印模灌注材料，则需要等待约48h，以便完全干燥，这使得其表面耐磨性得到优化。

## 模具间隙涂料的应用

技工室工作的下一阶段是模具间隙涂料的应用。目的是为最终的黏固剂创造空间（图5.1和图5.2）。Eames的研究指出涂料也会影响边缘的精密度。

牙冠就位过程中，垂直于就位道表面的每个干扰都会导致牙冠就位不密合。不密合度与干扰程度相关。因此，与就位道垂直的基牙的咬合面涂料要涂最厚，根据轴壁的锥度不同，涂料的层数在4～7层之间不等。

在基牙较短且轴壁平行的情况下，涂层要大于4层，在靠近颈部处逐渐变薄，这些涂层从上往下涂，从咬合面涂到基牙颈部上1mm。

## 雕蜡

在涂布隙料后，将蜡倒入“牙龈”沟中，然后慢慢加蜡，直到雕出最终牙齿的形状和正确的咬合接触（图5.3和图5.4）。

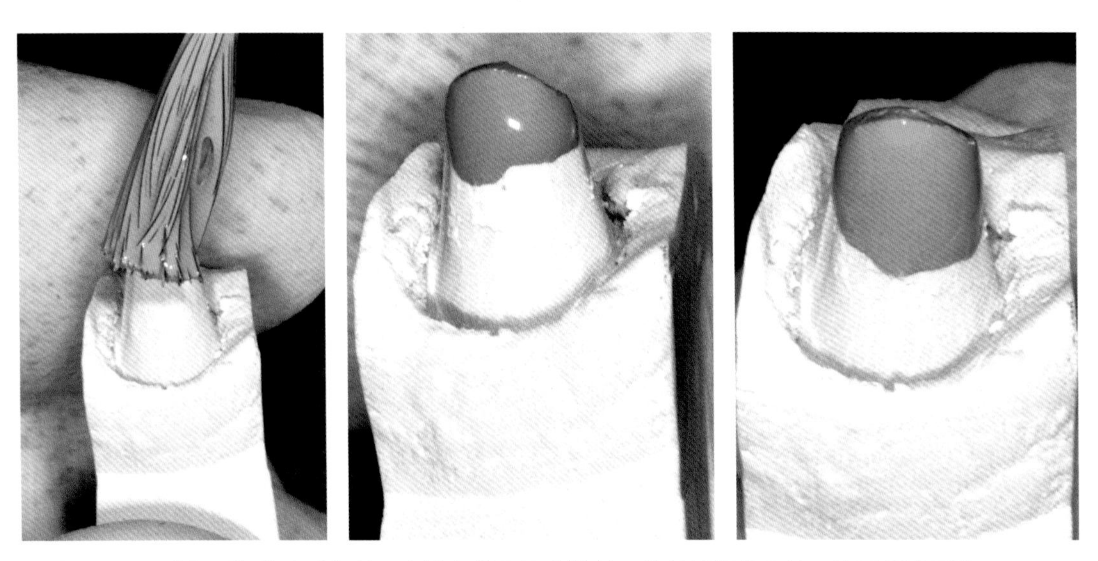

图5.1　用“向下”的方式在基牙上涂布模具间隙涂料，从切端部分开始，涂到龈端区域

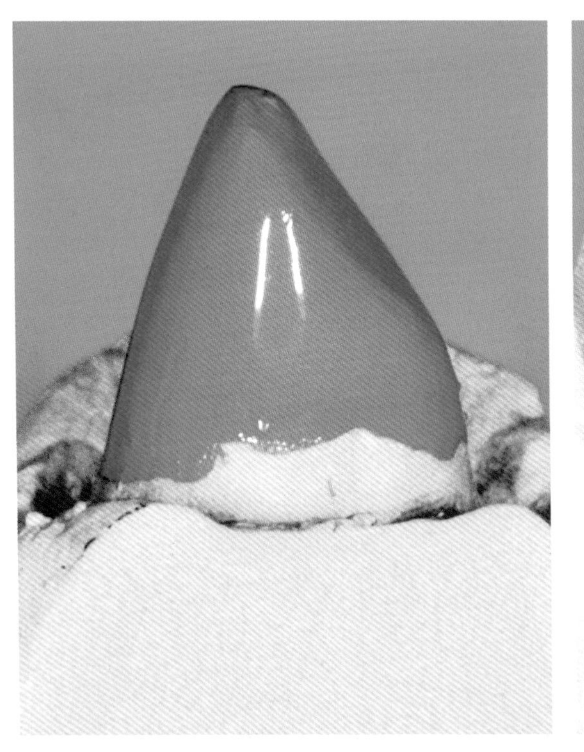

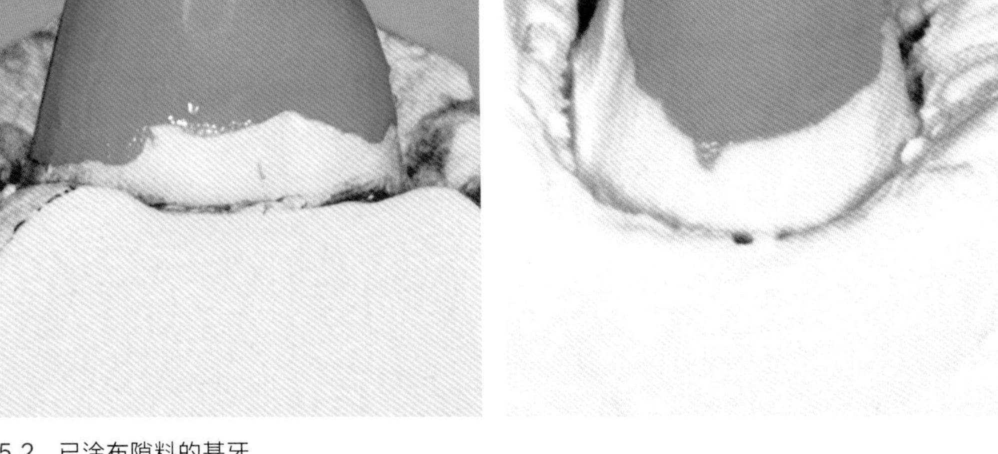

图5.2　已涂布隙料的基牙

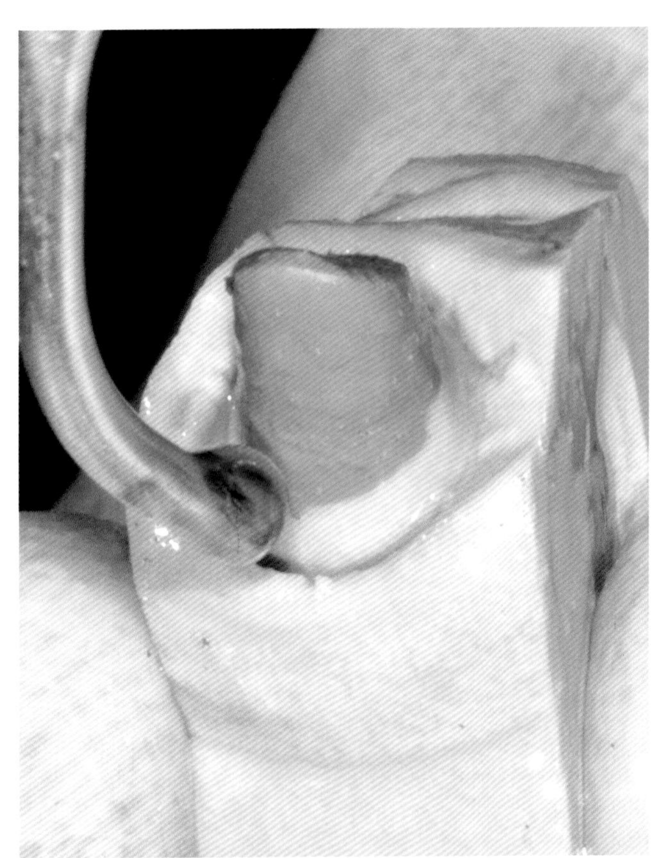

图5.3　将蜡堆于龈沟

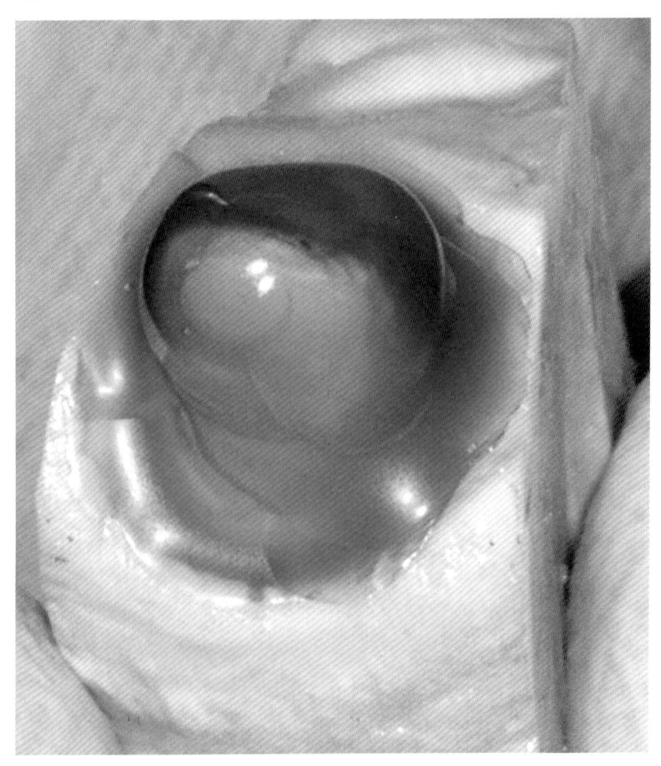

图5.4　基牙龈沟已填充蜡

在这个阶段，可以获得有镜像牙龈轮廓的牙冠。雕蜡过程，我们遵循Abrams鸥形翼的原理（图5.5和图5.6）。雕蜡完成后，制作硅橡胶导板，除记录牙冠外形，还能在备牙过程中用来指示牙齿的预备量。

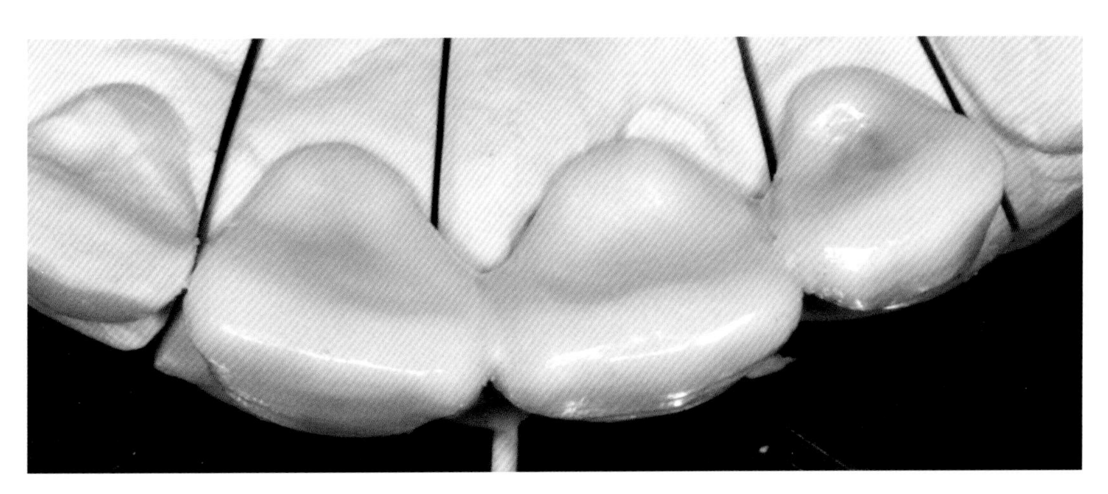

图5.5　牙齿堆蜡完成（咬合面观）

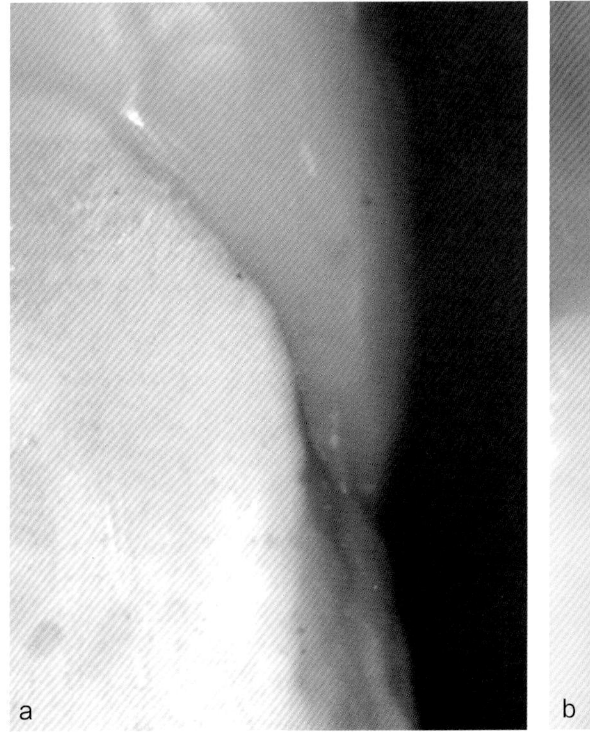

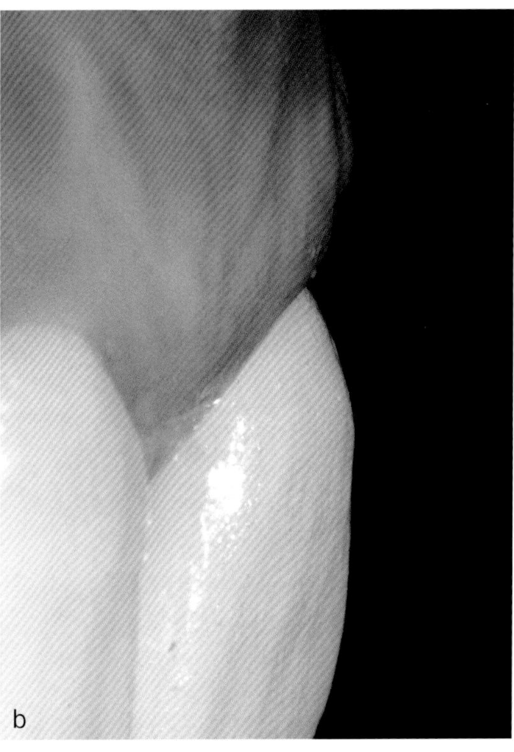

图5.6　（a）我们手边仍然有边缘组织的石膏模型，因此可以复制出连续的牙冠的穿龈轮廓（鸥翼技术）；（b）以这种方式复制天然的穿龈轮廓

将支架放在一边，采用回切技术，从整体形状中选择性地去除代表陶瓷体积的蜡，剩下的部分蜡进行融化（图5.7和图5.8）。

将蜡冠从模型中脱离后，将基牙从基座上取下，并用合适的牙科钻头以顶点-冠状的方式工作，去除代表牙龈的石膏：该阶段称为修整（图5.9和图5.10）。

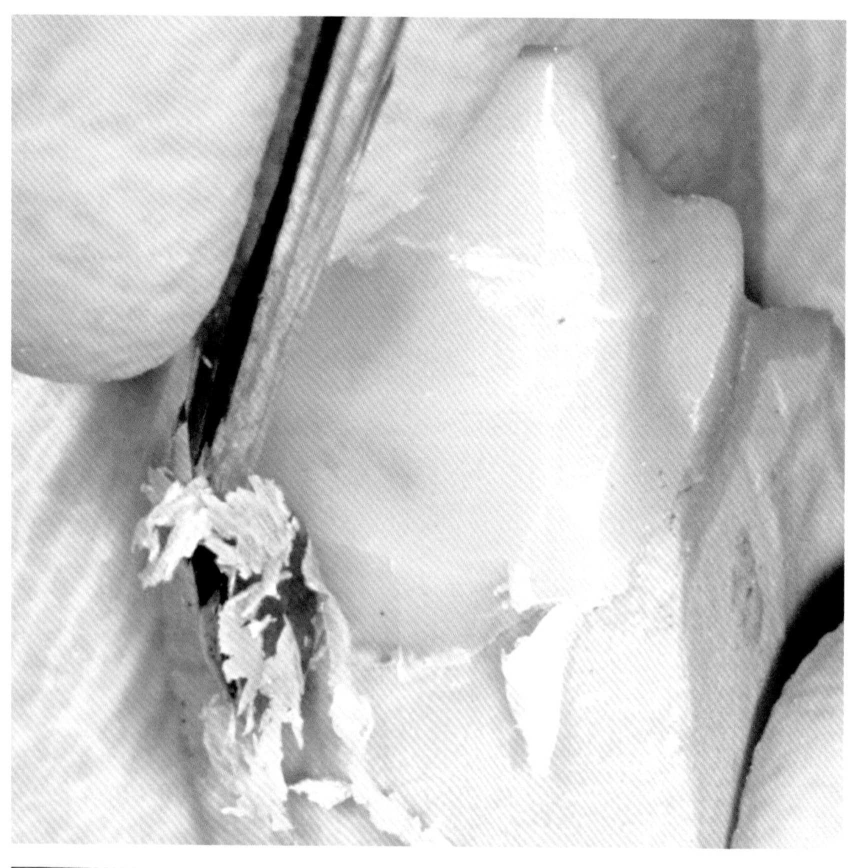

图5.7 回切全冠蜡型，以获得铸造用蜡型

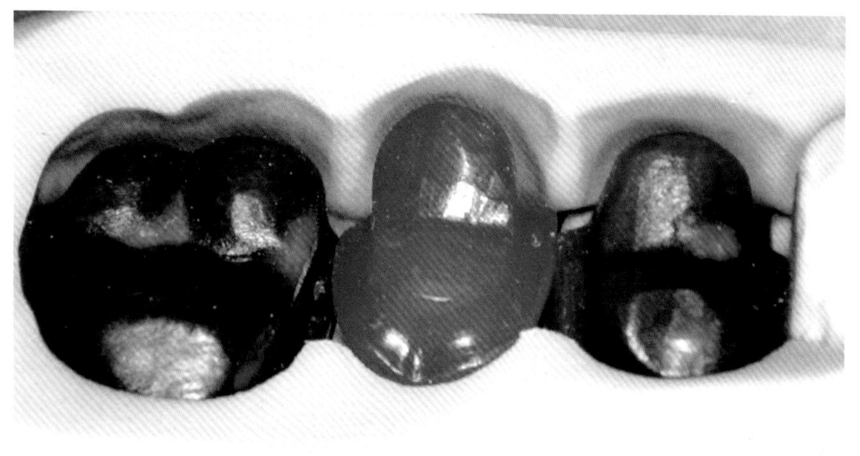

图5.8 硅橡胶支架突出了回切后获得的全瓷的空间

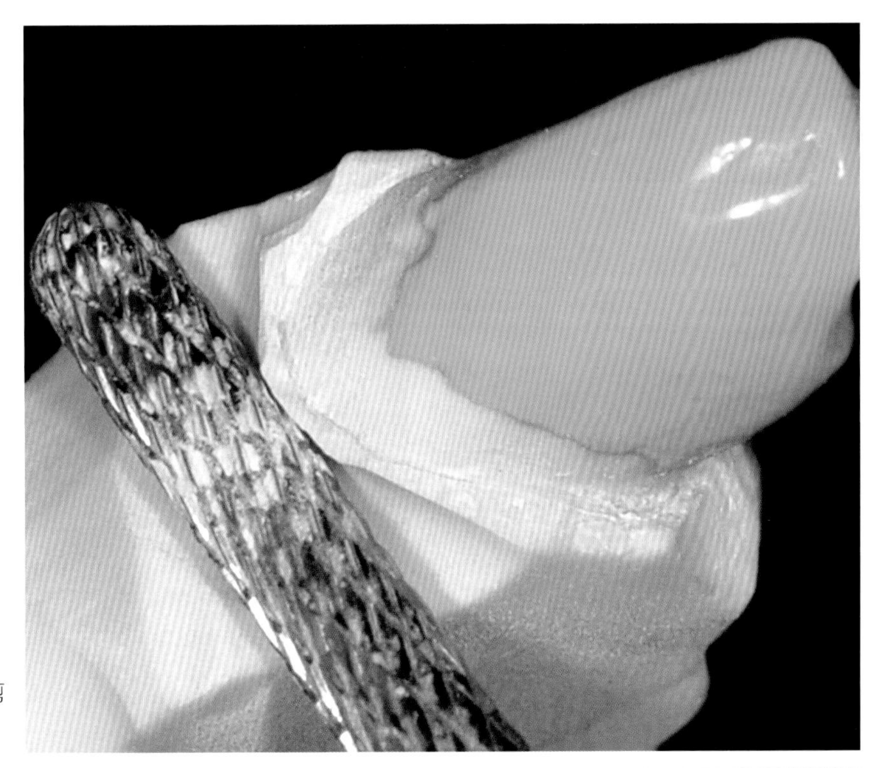

图5.9　进行修剪以去除边缘组织

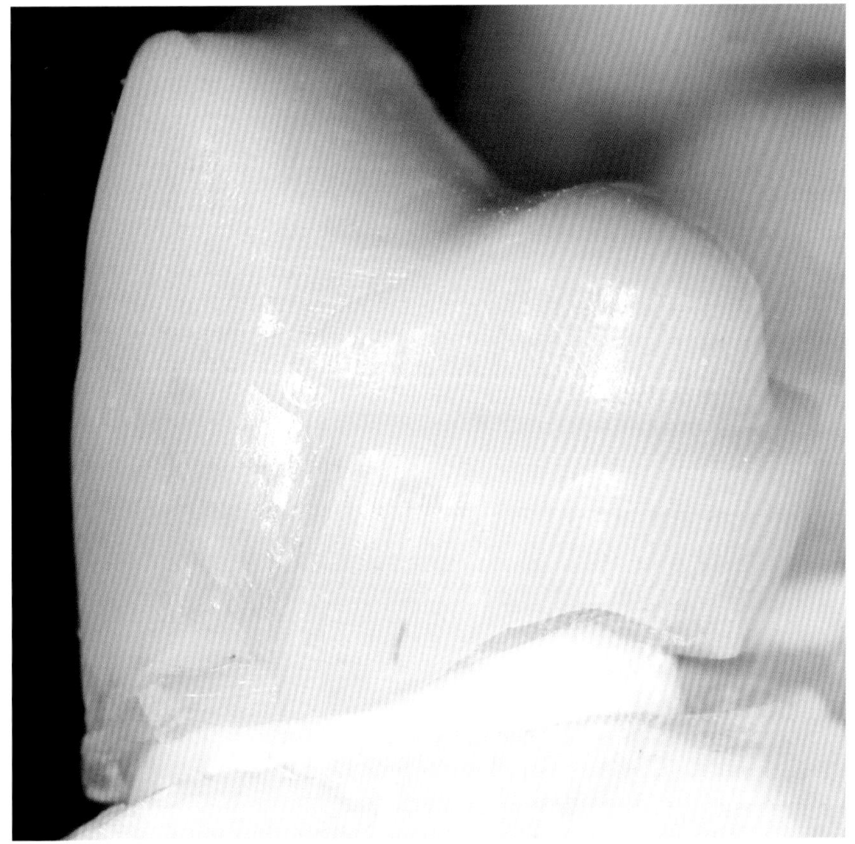

图5.10　一旦修剪完成，就可以根据留在蜡型上的印迹评估边缘牙龈的起始位置到龈沟底的距离

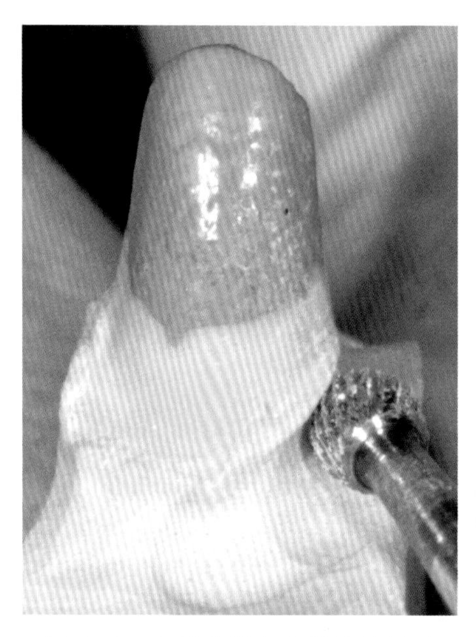
图5.11　在确定龈沟内部的扩展深度后，可进行模型修整

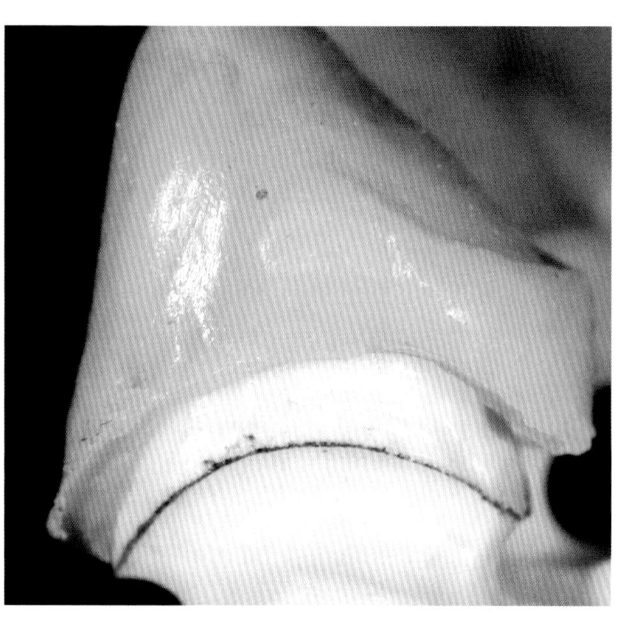
图5.12　在模型修整完成后，可以看到龈下扩展程度，以及全冠边缘均匀连贯

此时，蜡型重新在基牙上就位，以评估边缘牙龈水平到基牙最顶端部分之间的距离。该空间表示龈下区域。

龈下1mm的区域可以利用，如果这个高度不够，则所有不属于基牙垂直剖面的石膏将被除去。这个可见的肩台代表了龈沟末端的包扎线。为了标记封闭区域，在放大镜下用圆形车针磨出一个沟槽（图5.11和图5.12）。

围绕基牙的沟槽必须平行于蜡型上的牙龈线，这个牙龈线是因接触牙龈边缘而产生的。以这种方式，可以使所有边缘封闭有相同的龈沟深度。然后应用蜡型的分离材料，在边缘添加蜡，直到龈沟内部（图5.13和图5.14），完成边缘堆蜡。这个过程中使用电动打蜡机和放大镜。

要在去除龈沟内的蜡之后再进行边缘蜡修整，因为蜡型从基牙上移除时，会承受较高的应力。另外，建议在需要加材料的区域先加热到熔点，以避免蜡本身过度收缩。

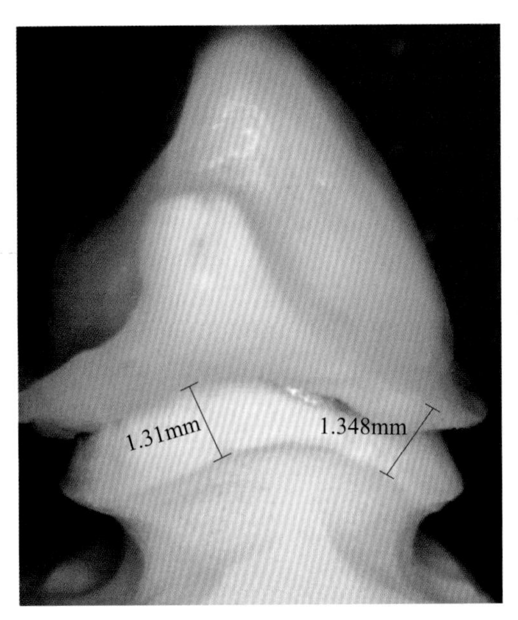


图5.13 在60倍放大镜下测量龈沟的穿透长度

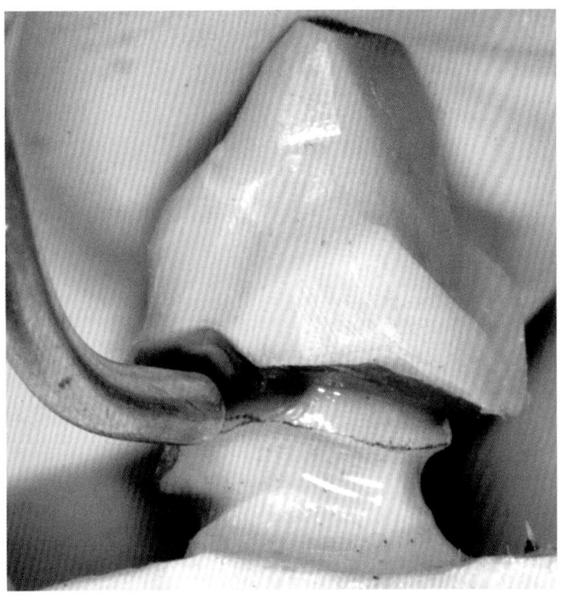

图5.14 现在可以完成边缘上蜡，使蜡进入到龈沟内部

因为蜡的组成和一些成分的挥发性，所有这些阶段都突显出使用蜡的难度。使用切割工具去除多余的蜡，并沿着沟槽水平倾斜地移动，获得边缘闭合线。通过该操作，不仅获得水平面，还形成了一定的角度（图5.15）。水平面是悬突，它增强了熔融和随后陶瓷化阶段的边缘强度，使失真最小化。在冠部精加工期间，通过牙科钻头去除多余的部分，以便正确地获得成形边缘（图5.15和图5.16）。这样之后，边缘和基牙垂直壁之间的角度相当宽。由此获得的形状使边缘呈一个0.4～0.7mm的最小厚度，足以支撑陶瓷（图5.17和图5.18）。

在熔融阶段之前，需要通过特殊材料（蜡型清洁剂）使边缘处变平滑，以减少在加瓷之前的抛光操作，因为这种操作会增加边缘变形。Nicholls表明，在陶瓷加工的几个阶段中，机械加工中氧化产生的热使铸造合金的晶体之间产生拉应力，变形增加。

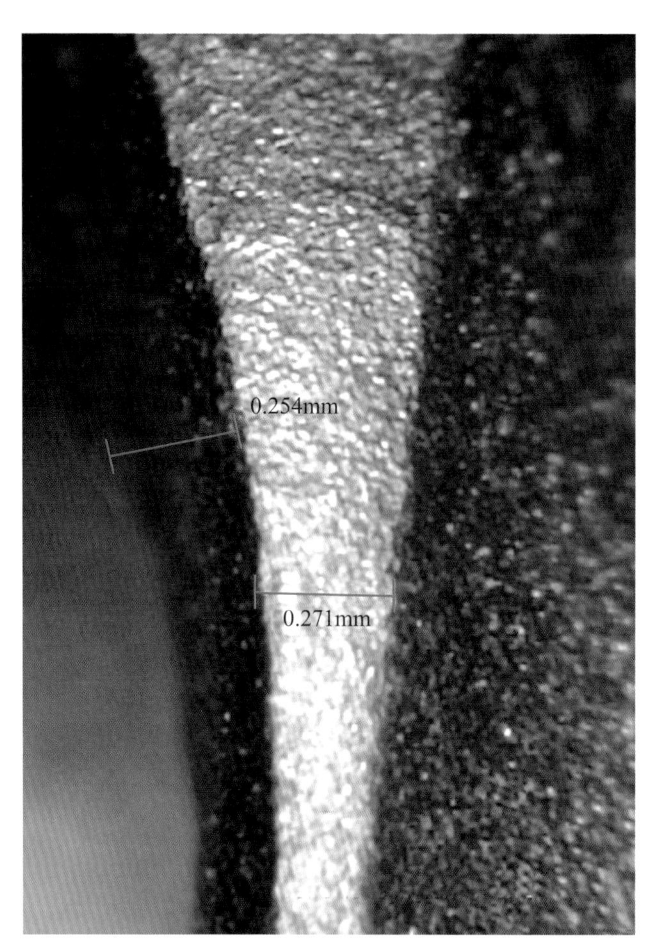


图5.15　放大的边缘呈两个表面。一个面厚0.254mm，将在精修的过程中被消除。另一个面是倾斜的，已被正确预备，厚度为0.271mm（放大220倍）

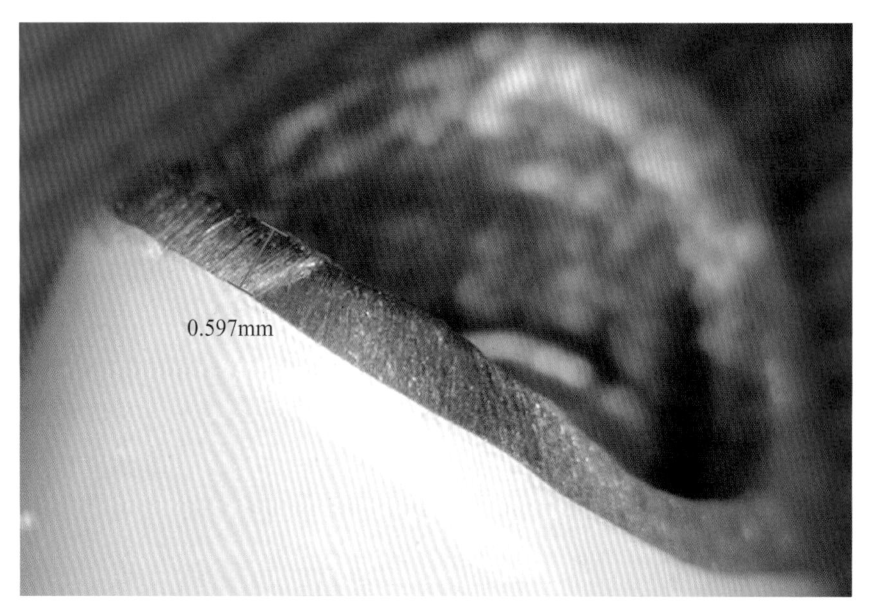


图5.16　精修完成后，只有一个边缘，其形状正确，宽度0.4 ~ 0.6mm（放大220倍）

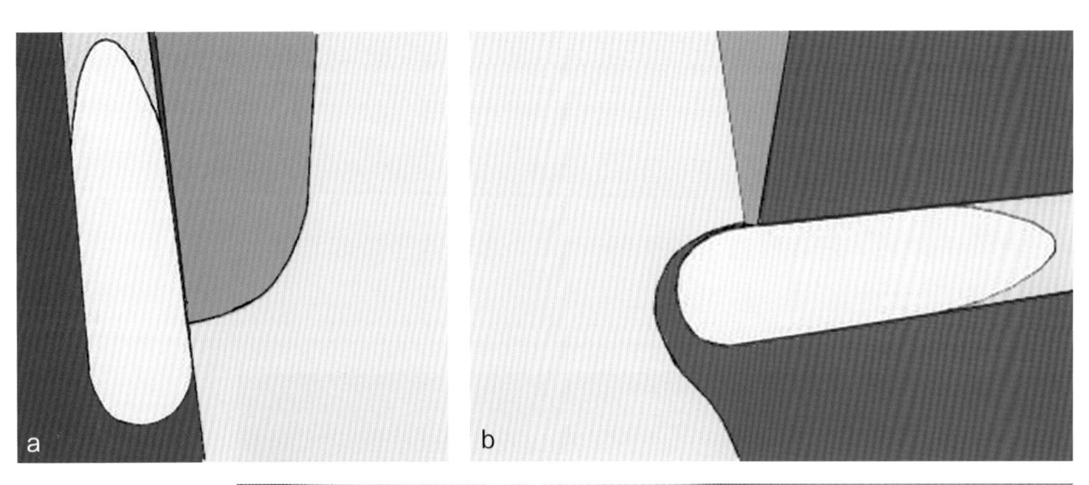


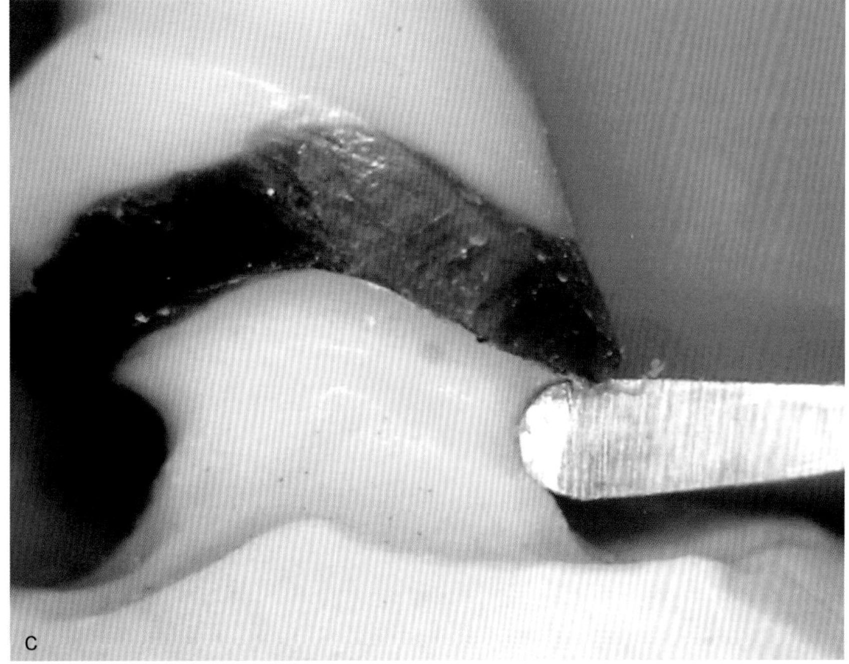


图5.17 （a）、（b）在龈沟内倾斜刮铲，完成边缘封闭，到目前为止，边缘封闭已经接近水平（将在陶瓷化后进一步修正）；（c）完成水平预备可能会导致边缘的蜡和基牙被去除，在实践中模仿波浪形堆蜡

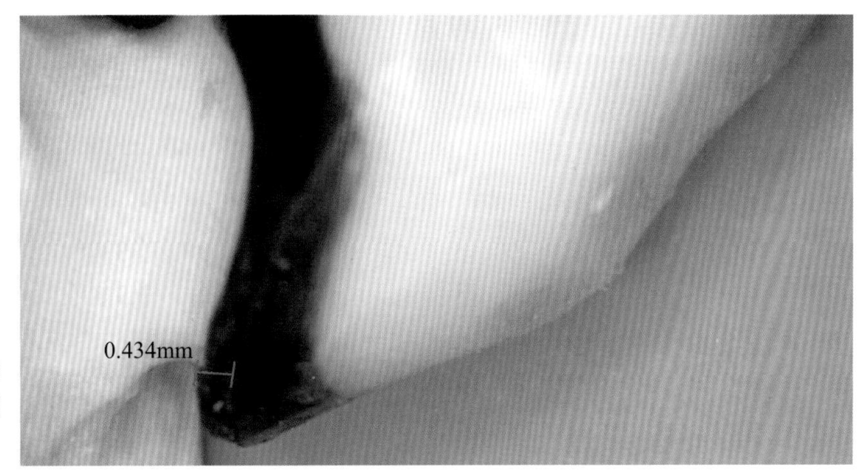


图5.18 蜡型精修后边缘的整体厚度（放大60倍）

# 铸造

蜡型完成后，进入铸造阶段（图 5.19）。由于这个阶段与其他技术相同，所以不会进一步讨论。

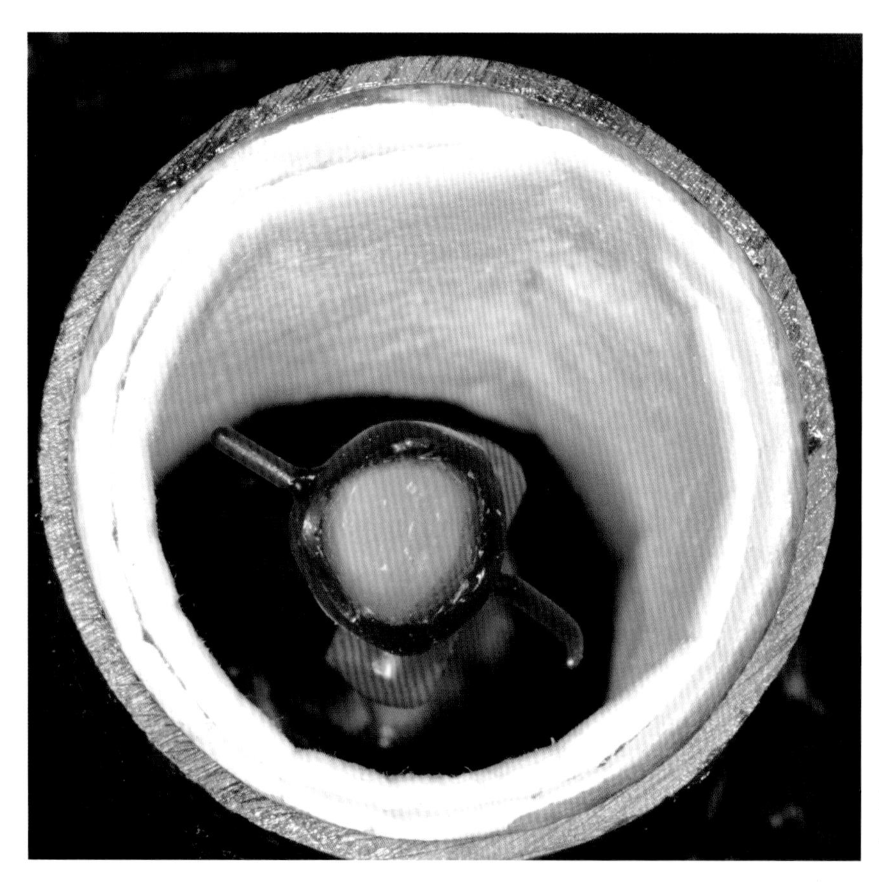

图5.19 蜡型插入圆筒

# 焊接

我们通常更喜欢对最多四个邻接单元采用单通道技术。如果超过这个数目，建议分别制造各单元，再上瓷后焊接或激光焊接。虽然有些学者指出，从机械的角度来看，二次焊接较弱，但由于它们具有一些有用的特性，因此被优先选择。

二次焊接可在较低的温度下进行，如在烘箱中进行（因此更容易控制），这允许较小单位的陶瓷化能够更好地控制牙齿形态和氧化、抛光等中产生的桥体变形。

这种类型的焊接必须事先进行规划，因为它必须在两个邻接的基牙之间进行，并且必须展现出增加焊接对立面的翼片。

在技工室和患者进行验视之前，技术人员必须进行热处理和合金均匀化的过程。在这个阶段，除了使焊接表面均匀化之外，还要释放金属冷却过程中存储在金属内的张力。

焊接完成后，我们可以在技工室中检查摩擦的程度，其会影响冠在模型上的正确就位。为了达到这个目的，使用对照油漆（通常是黑色毡笔）对基牙进行着色就足够了。因此，每次插入和脱离时，可以在冠内部看到指示摩擦的黑色标记，用特殊的牙科钻头磨除这些印迹。摩擦结合的减少允许更精确地控制框架铸件中潜在的水平轴。

之后，这些铸件被送至临床医生，他们将进行精密度测试（图5.20）。

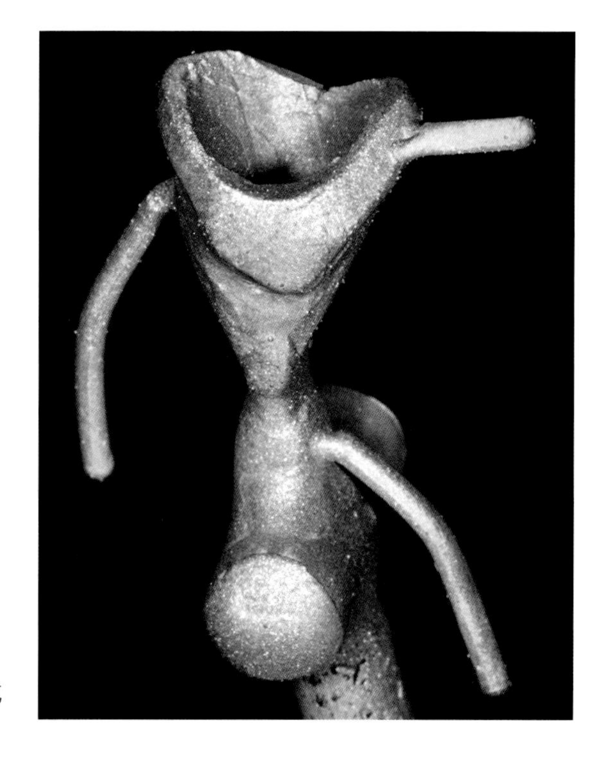

图5.20 铸造完成

# 如何选择合金

当选择合金时，我们必须考虑一些参数。 在技工室中保存包含金相数据的表格是很好的做法，因为我们需要知道以下这些值才能做出正确的选择。

## 化学成分

首先要评估的是化学成分。我们需要从成分的质量和数量的角度来检查。事实上，千分之一的金含量并不能完全解释合金的特性，例如氧化时颜色的改变。为了评估合金的贵金属，有必要考虑铂和铂族金属（钯、钌、铱、锇和铑）的含量，这影响合金密度以及其他一些特性。熔融间隔由两个值表示：第一个是合金从固体开始变成液态的温度；第二个表示整个合金处于液态时的温度。这不仅影响熔融阶段使用的温度，而且还影响包括均质化、回火、焊接等所有后续阶段的温度。

热膨胀系数是金属和陶瓷综合选择的另一个基本值。两种材料的值必须相容，并且通常来说，合金的热膨胀系数必须比陶瓷的热膨胀系数高一点。该规则受到金属和陶瓷厚度的影响，以及烧制次数和冷却方式的影响。为了测量黏附力（通常以兆帕表示），可使样品承受压力，并且测量金属与陶瓷分离时刻的力，显然，这个值与合金的厚度有关系。这个值越高，金属和陶瓷之间的黏附就越好。

不同表中报告的以下值一般是在不同条件下评估的合金的机械特性：弹性极限、弹性、硬度、腐蚀性、断裂电位和细胞毒性。弹性极限是在力停止时，样品停止弹性恢复并经历永久塑性变形的力值。如果变形继续，可以达到应力极限；根据ISO规则，最低限制为250MPa。

另一个机械参数是弹性模量，它可用于衡量合金的刚度。弹性模量越高，施加力后合金的弯曲越低。这种特性为刚度。这个因素在种植修复中是非常重要的。

硬度是测量合金抵抗穿透的能力，在回火之前和之后通过一个特殊形状的点测试。这个值并不表示导电的能力，但可以部分预测耐磨性。因此，硬度不是选择合金的基本值。

下面这两个非常重要的参数通常不包括在这个选择中，但是它们是至关重要的。

- 腐蚀，这是合金与周围环境（食品、唾液、其他金属制品等）之间化学和物理的相互作用，导致合金本身的机械性能的改变；
- 断裂电位，即电流迅速增加的点，这与合金本身显著的降解有关。该值越高，合金越好。在一些目录中，我们还可以找到Ⅰ-300值列，这评估了与口腔中非常相似的条件下的腐蚀程度。该值越低，合金电阻越高。

最后，合金选择中的一个重要考虑因素是细胞毒性，通过将合金与选定的细胞培养并以0～3进行量化。值3表示高细胞毒性。

在选择金属烤瓷修复合金时，牙医应考虑所有数据。虽然经济问题使我们越来越多地使用非贵金属合金，但笔者更喜欢贵金属合金，因为它们在整个工作阶段更容易使用。此外，它们的耐腐蚀性和生物相容性是迄今为止最好的。

# 桥体

## 形式的评价

桥体的形式受到审美需求和缺牙区牙槽嵴宽度的限制。咬合面和邻间形状已经被广泛讨论。

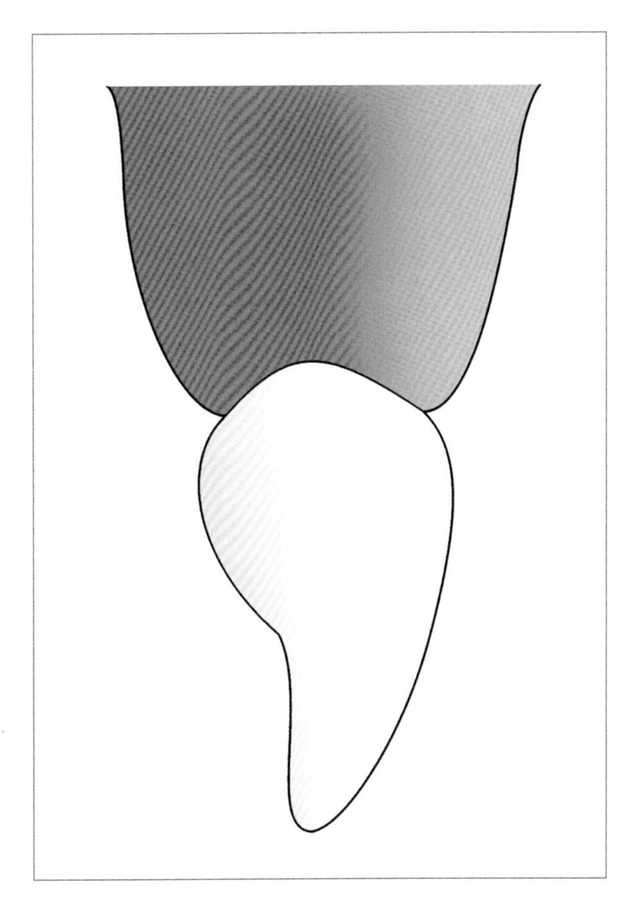

图5.21 卵圆形的桥体

- 卵圆形的桥体（图5.21）。它是最美观的桥体设计，因为它不仅使牙齿看起来像是从牙龈中长出来一样，而且还可以恢复牙龈乳头。它可以做在宽的牙槽嵴上，通常用于拔牙当天预备或是重衬临时假牙的情况。临时假牙可由丙烯酸树脂添加到合适的临时桥体的表面上，并且随后通过刷子进行过度校正。在没有拔牙的情况下，如Calesini和Scipioni所述，可以通过使用球形或圆形牙钻或通过切开软组织进行牙龈手术来构建这种临时桥体。如果在该区域中软组织的厚度大于4mm，则可以在最终局部固定义齿时再修正。如果小于4mm，则必须在戴临时假牙（图5.22和图5.23）期间执行此过程。

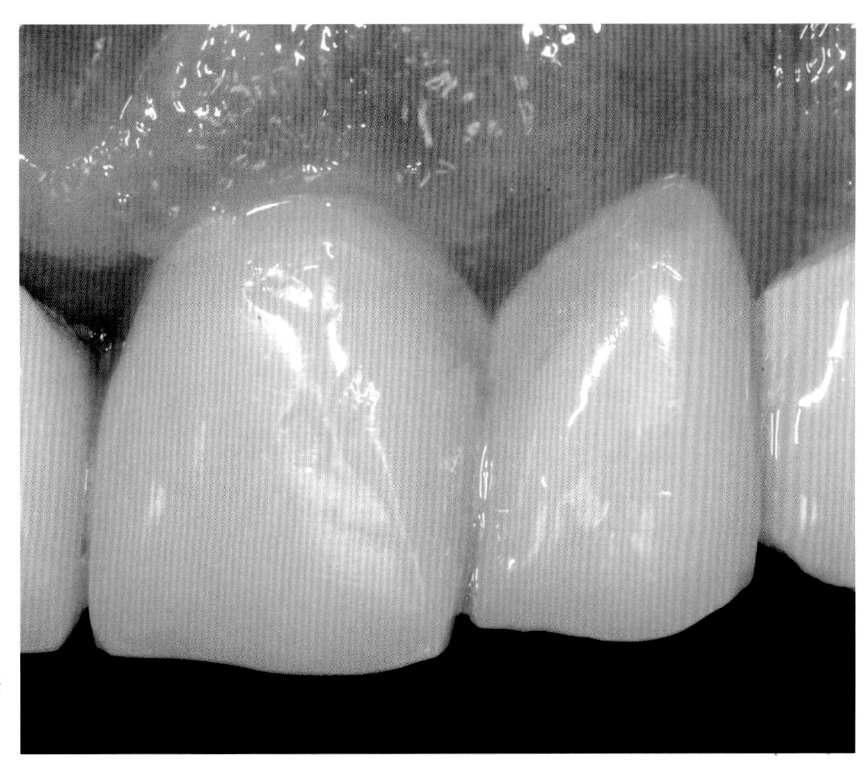

图5.22　戴入临时假牙

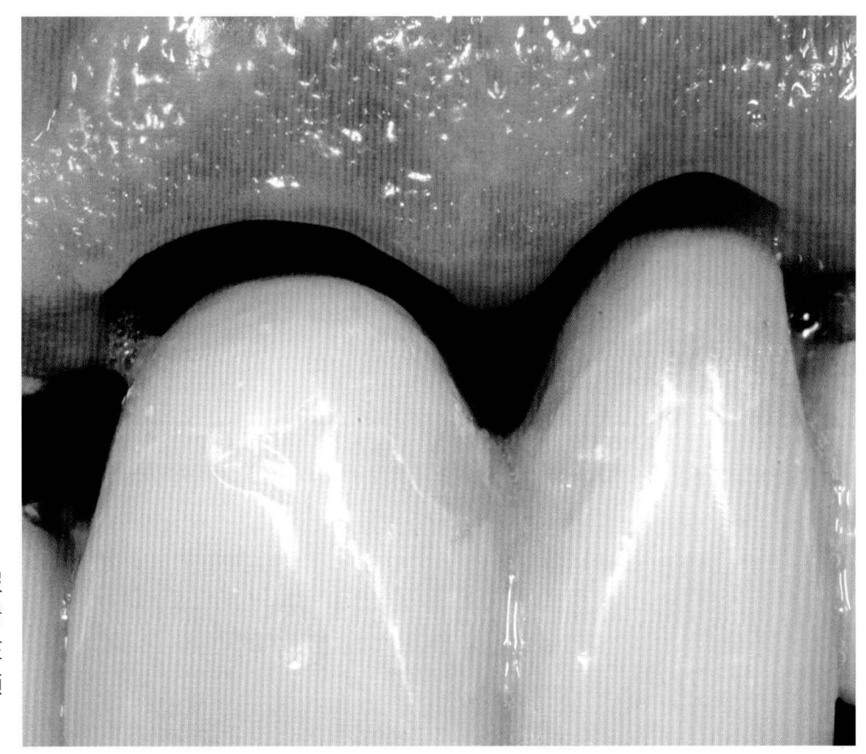

图5.23　在临时假牙分离后，可以看到由卵圆形桥体在拔牙后的牙槽嵴顶形成的小窝

- 盖嵴式桥体（图5.24）。当牙槽嵴小于3mm时，这种桥体在美学区域效果良好。若在美学区更宽的牙槽嵴上，盖嵴式桥体将形成过大的锐角，这可能导致因口腔不易清洁而引起的炎症反应。
- 改良盖嵴式桥体（图5.25）。在具有宽牙槽嵴的美学区域中，改良盖嵴式桥体优于盖嵴式桥体。改良盖嵴式桥体具有难以清洁的凹面，在合适的区域必须尽可能地减少难清洁的面积，虽然清洁性不佳可能会导致问题，但比盖嵴式桥体程度更小。
- 船底式桥体（图5.26）。这类桥体在宽的和窄的非美学牙槽嵴区域效果良好。
- 卫生桥体（图5.27）：卫生桥体适应证很少。为了适应良好而不会引起牙龈肥大，它必须距离牙槽嵴至少5mm的距离。适用于非美学区，基牙牙龈边缘和牙槽嵴退缩的最低点之间距离非常高的情况。有时这种情况发生在拔除下颌第一磨牙后产生了凹陷的无牙嵴。在这些情况下，桥体和无牙嵴的接触不利于口腔卫生，此外，这个区域通常缺

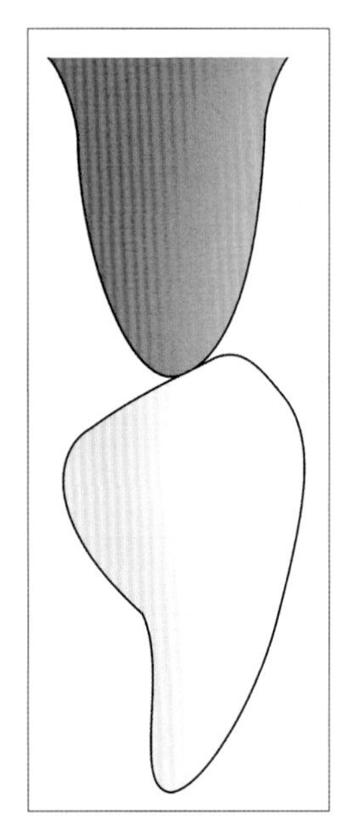
图5.24 盖嵴式桥体

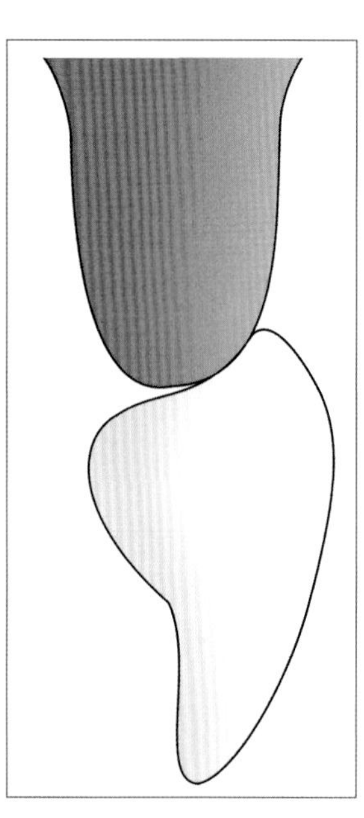
图5.25 改良盖嵴式桥体

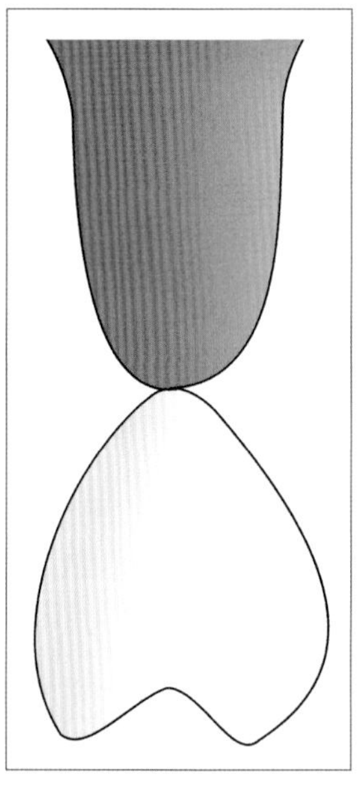
图5.26 船底式桥体

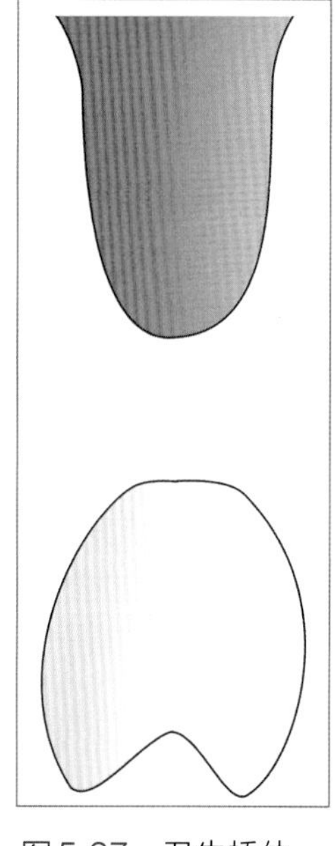
图5.27 卫生桥体

少角化龈。制作桥体的治疗顺序受到牙槽嵴是否存在改良可能性的影响，比如通过膜龈手术或拔牙后软组织调整（关于本主题的讨论请参见具体文本）。

## 铸造框架

在铸造框架时，有必要考虑两个基本特征：第一是没有水平旋转，第二是硬度，从而随之增加陶瓷抗断裂性。

在试戴过程中，应仔细评估是否存在水平旋转。如果发生水平旋转，则可能需要将牙齿重新焊接。

桥梁电阻受金属类型的影响。连接器的尺寸必须是最大的，因为连接器面积增加2倍，刚度就增加8倍。据Trebbi表示，桥梁在其末端必须具有最大厚度，因为这是最可能的断裂点。

# 参考文献

Amsterdam M. Periodontal prosthesis. In: Goldman HM, Cohen DW. Periodontal therapy. 6th ed. St Louis: Mosby; 1980.

Bailey JH J, Donovan T, Preston J. The dimensional accuracy of improved dental stone, silver plated, and epoxy resin die materials. J Prosthet Dent 1988; 59: 307-314.

Bridger DV, Nicholls JI. Distortion of ceramometal fixed partial dentures during the firing cycle. J Prosthet Dent 1981; 45(5): 507-514.

Cassinelli C. I segreti della tabella metallografica. Nobil Mag Nobil Bio Ricerche. Calesini G, Micarelli C, Coppè S, Scipioni A. Ottimizzazione del sito edentulo (approccio ESE): un approccio rigenerativo per le aree edentule. Prima parte: siti di alloggiamento degli elementi intermedi. Int J Periodontics Restorative Dent 2008; 28: 517-523.

Di Febo G. La protesi nella malattia parodontale. In: Calandriello M, Carnevale G, Ricci G. Parodontologia. Bologna: Martina Ed.; 1996. p. 649.

Eames WB, O'Neal SJ, Monteiro J, Miller C. Technique to improve the seating of casting. J Am Dent Assoc 1978; 96: 432.

Monday JL, Asgar K. Tensile strength comparison of presoldered and postsoldered joints. J Prosthet Dent 1986; 55: 23-27.

Phillips R. Skinner's science of dental materials. 9th ed. W. B. Saunders; 1991.

Prisco R, Cozzolino G, Vigolo P. Dimensional accuracy of an epoxy die material using different polymerization methods. J Prosthodont 2009; 18: 156-161.

Rasmussen EJ, Goodking RJ, Gerberich WW. An investigation of tensile strength of dental solder joint. J Prosthet Dent 1979; 41: 418-424.

Roberts W, Berzins W, Moore B, Charlton G. Metal-ceramic alloys in dentistry: a review. J Prosthodont 2009; 18(2): 188-194.

Rosenstiel S, Land M, Fujumoto J. Contemporary fixed prosthodontics. Mosby; 1988. pp. 315-340.

Wataha C. Biocompatibility of dental casting alloys: a review J Prosthet Dent 2000; 83: 223-234.

# 第6章

# 咬合在临床中的应用

## 引言

历史上，牙科有许多教条来定义，其中一些与咬合有关。例如正中关系的许多不同定义就很好地说明了这一点。

所谓的颞下颌关节紊乱（TMD）也是如此，为此提出了几个发病机制的概念，以及提出了不同的治疗方法。在过去，认为TMD的病因是咬合，治疗方式通常是修复假牙，或者至少消除咬合缺陷。在咬合平衡后患者有时感觉更好的事实印证了这种方法。然而，当分析随机对照试验（RCT）时，显而易见的是，其他治疗方法，甚至不改变咬合的方案，也可以改善患者的症状。

在过去20年中，关注点转向心理问题及其对疼痛生理的影响。已经证明，最有效的治疗方法是对患者现象和症状的简单解释。在Dao最近的一项研究中，一半功能障碍患者组通过传统的咬合夹板进行治疗，另一半通过“安慰剂”夹板治疗（即夹套，但不包括咬合面，因此对咬合没有影响）。两组治疗的结果相同。

今天我们知道咬合和功能障碍综合征之间的联系非常微弱。这使我们得出结论，对这些患者进行修复治疗的适应证很少。因此，根据最近的数据，我们可以说明，很多关于咬合的假设缺乏科学根据。所以义齿修复不应该被用作“咬合”治疗。通常当牙列缺损引起咀嚼或美观问题时，或牙周病导致解剖结构的改变时，需要修复重建口腔功能。

因此，本章将重点介绍几个咬合概念。所有作者一致认为，了解这些概念有助于制造一种恢复理想口腔功能的修复体，且能够与咬合稳定性一致。

# 咬合稳定性：正中关系

稳定的咬合是存在的，尤其是最精确的牙尖交错位，使得患者能够在牙齿相互接触时达到最终的交错位。因此，这是可重复的咬合位置。当要重建的区域涉及很少的单位时，可根据现有的牙尖交错位完成。在这种情况下，使用不可调节的殆架，不需要使用面弓。当需要修复的牙齿数较多，最大交错位置不稳定时，有必要重新建立一个新的咬合方案，使其在整个治疗过程中上下颌关系保持稳定。

满足这一需求的唯一位置就是正中关系位。在这种情况下，咬合方案是通过殆架调节的。历史上，当准备全口牙弓时，牙医经常试图通过临时修复体重建牙尖交错位，一次完成一个或几个冠，以试图保留现有的牙尖交错位。这些程序从来没能提供有效的解决方案，甚至有时会导致一些问题，例如由于长期戴临时牙而导致的基牙龋坏。

总而言之，正中关系位运用的目的并不在于改善患者现有的咬合方案，而是一个方便义齿修复的位置，因为其是唯一可重复的位置，也是唯一能产生稳定咬合的位置。正中关系的定义很多，笔者倾向于Frank Celenza给出的定义，他认为正中关系是：

- 可重复；
- 生理上可接受；
- 允许纯旋转运动（记录中心关系和单个铰链轴）；
- 使旋转和平移运动兼容，即创建一个起点，可以通过专用仪器记录髁突运动。

以上是对修复医生有用的特征，最重要的是第一个；最后两个显示正中关系如何使患者与使用的殆架相兼容。

笔者使用的记录技术是对下巴施加推动力（下巴点技术）来操纵（图6.1）。这样推动的目的不是进一步远离髁突，而是避免

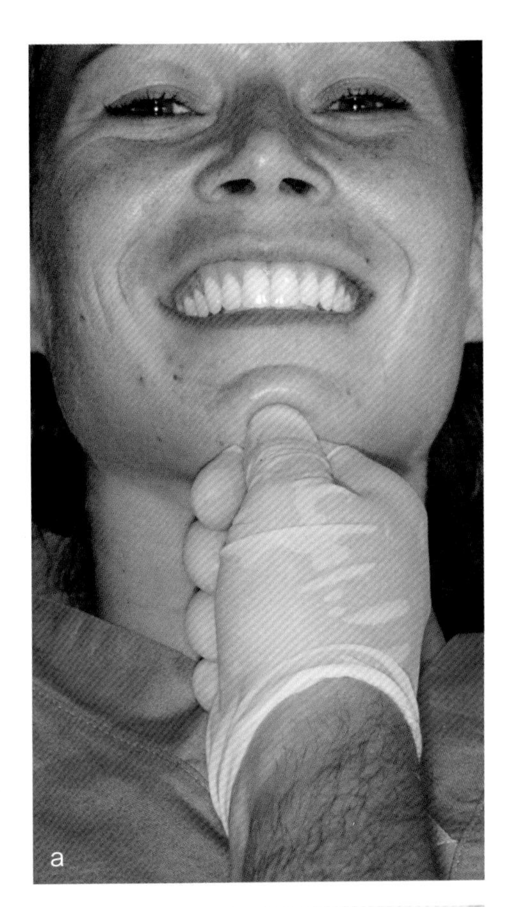

图6.1 以正中关系操作的正确位置。手臂以下颌骨为中心。理想的施加力的延长线应通过髁突。请注意食指和拇指支撑下巴的位置

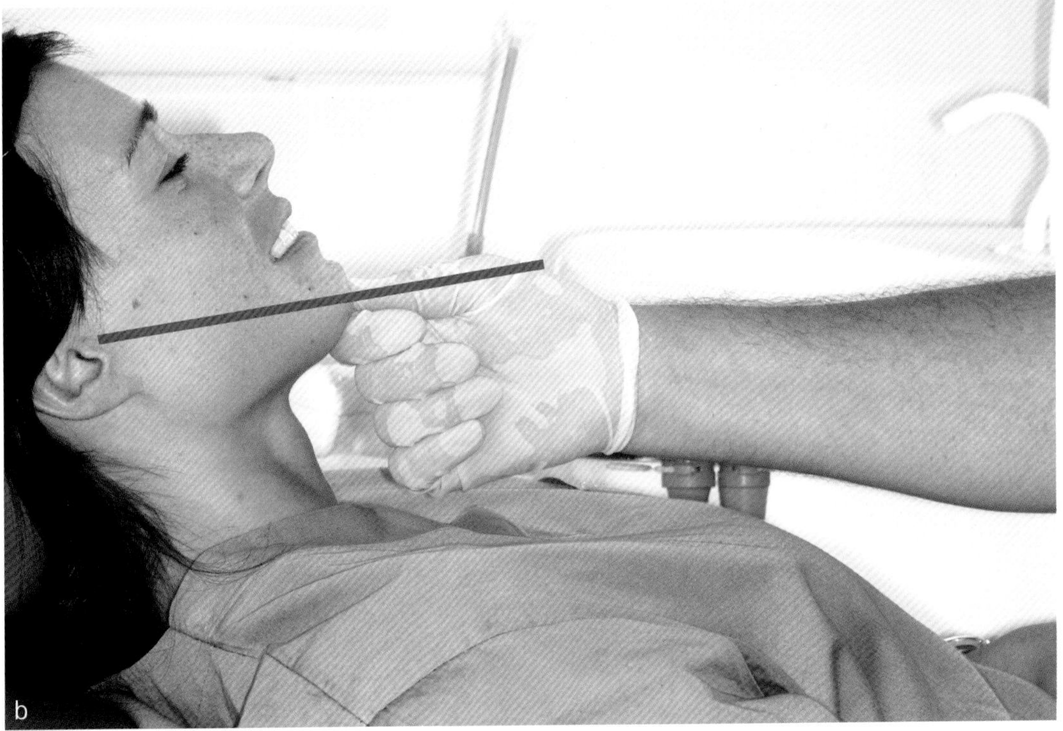

在开口循环中的前伸动作。对推动导致的过度远离的担忧以及对正中关系定义为髁突在颅骨小窝中的位置的讨论，产生了一些其他的操作技术，例如道森的双手复位（Dawson’s Bimanual）。这两种技术（如果存在）之间的区别大约是0.5mm。然而，重要的是要理解达到可重复位置的任何技术都被认为是可接受的。正中关系记录是通过粉红色超硬蜡（图6.2）获得的。蜡在热水中软

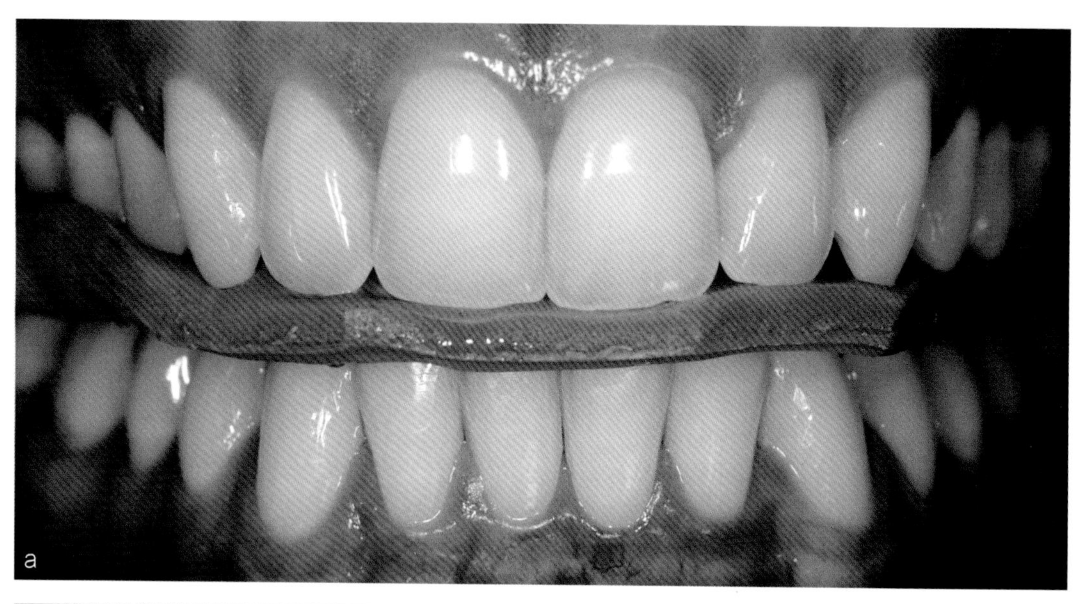

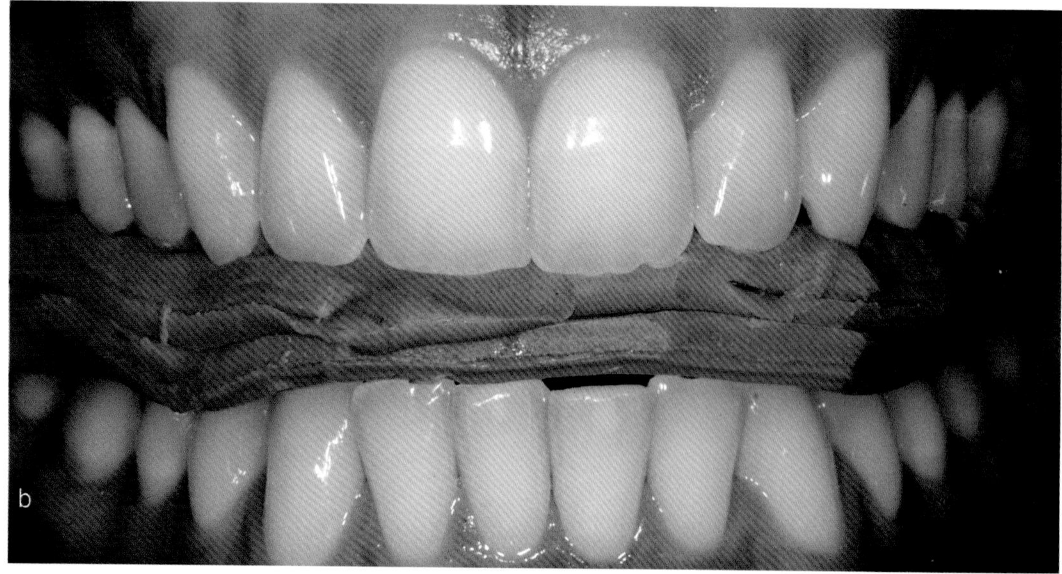

图6.2 两个正中关系记录的厚度不一样，因此垂直向空间也不一样

化。如果需要折叠，则需要用纸巾擦干，以免层间脱落。一旦定位在上颌牙弓上，则应沿着颊尖切割。用左手将蜡固定在适当的位置，嘱患者开始咬合，并用右手进行操纵。如果要在预定的垂直向修复，则使用圆规测量一个固定点（通常为牙龈边缘）到另一个固定点。等待几秒钟后，将蜡从口中取出，同时左手指牵拉嘴唇，以避免变形。

重复该操作两次，从而获得3个正中关系记录。当正中关系记录在工作模型上复位时，蜡会轻微地增加垂直距离。这意味着需要使用𬌗架。

用ZOE糊剂（氧化锌丁香油酚）放在预定的牙尖上，记录牙尖交错位。用调拌刀将糊剂刮在上牙牙尖，嘱患者咬合的同时取出调拌刀。固化后，取下ZOE（氧化锌丁香油酚）黏固剂，浸入冷水进一步硬化、切割。在牙尖交错位下，模型能清晰对位，则不需要进行记录。

# 𬌗架

正如我们解释的那样，使用正中关系需要使用𬌗架（图6.3）。𬌗架是利用面弓建立上颌模型与颞下颌关节的关系。这使得改变仪器的垂直向位置而不改变正中关系成为可能。

将同一患者的模型安装在不可调节的和半可调节的𬌗架上，更能说明这一情况。

安装是通过模型上表面上的一些凹槽实现的，这些凹槽使我们能够验证中心是否相等（分割模型）。当具有不同厚度的两个正中关系记录被放置在𬌗架上时［图6.3（b）］，分割模型重合，表明垂直高度的变化没有改变正中关系位置（图6.4和图6.5）。相反，在另一个𬌗架上，更高的厚度会在分裂铸造基座远端形成空隙：这样就可以很明显地看出，垂直高度的变化导致了正中关系记录的不准确（图6.6和图6.7）。

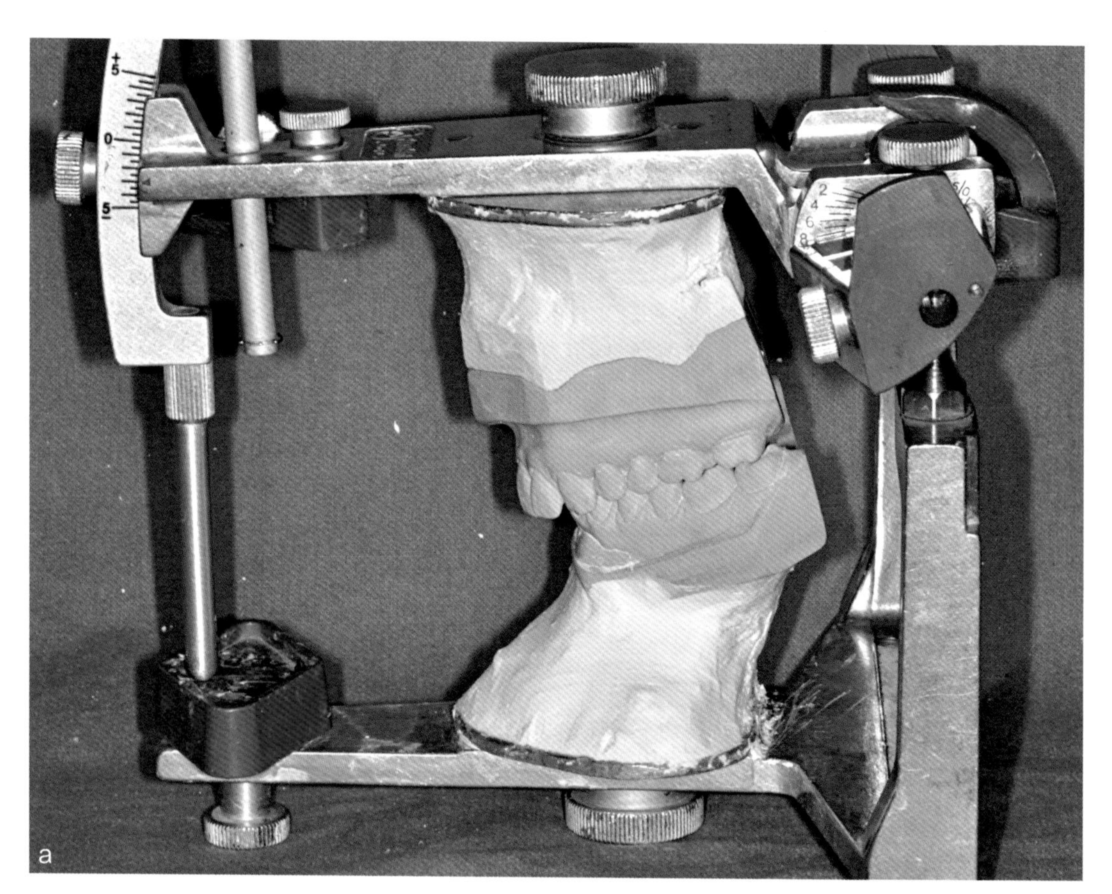

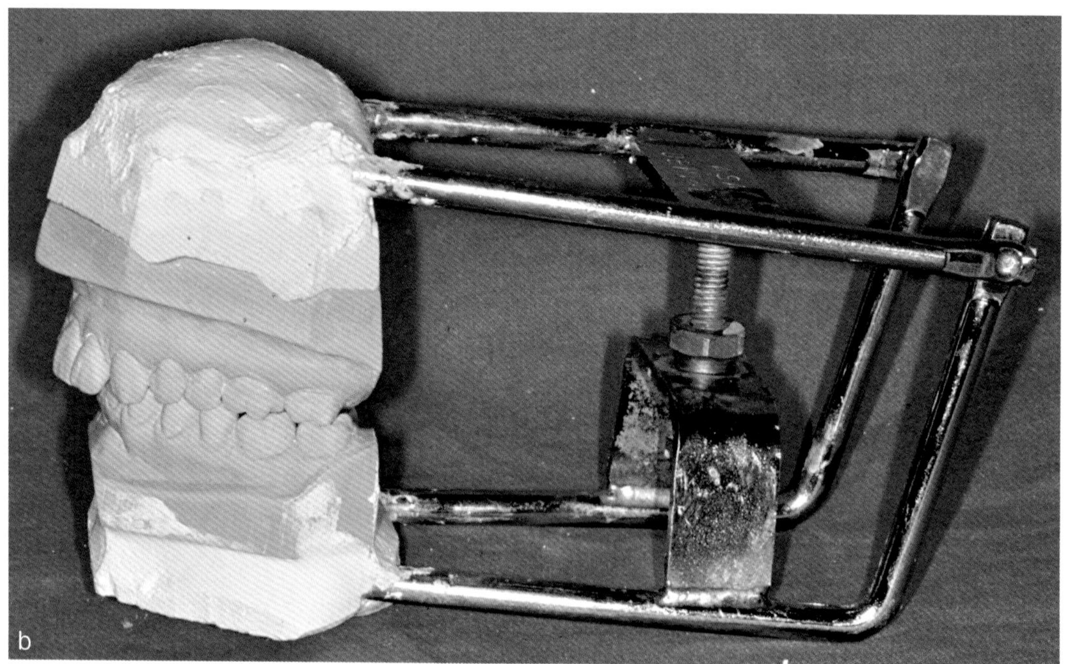

图6.3 殆架上的两个模型，另一个是通过更精细的正中关系确定在解剖殆架上

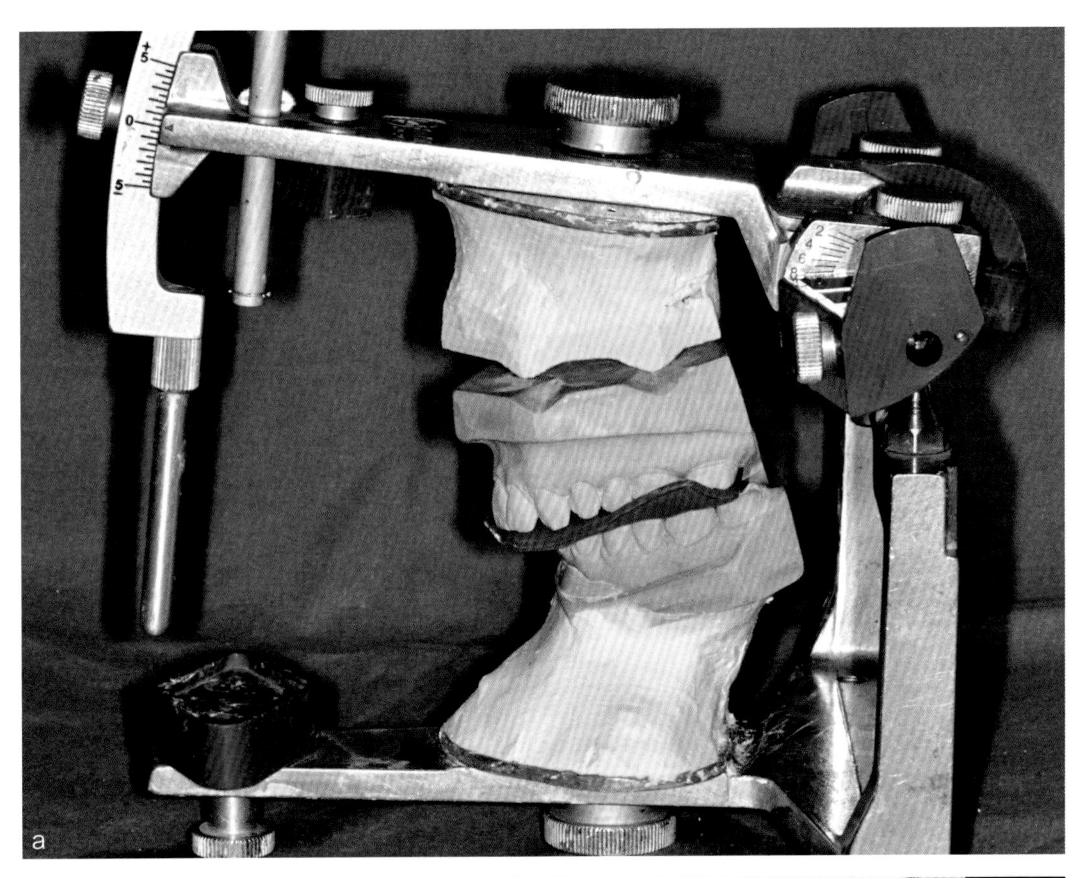


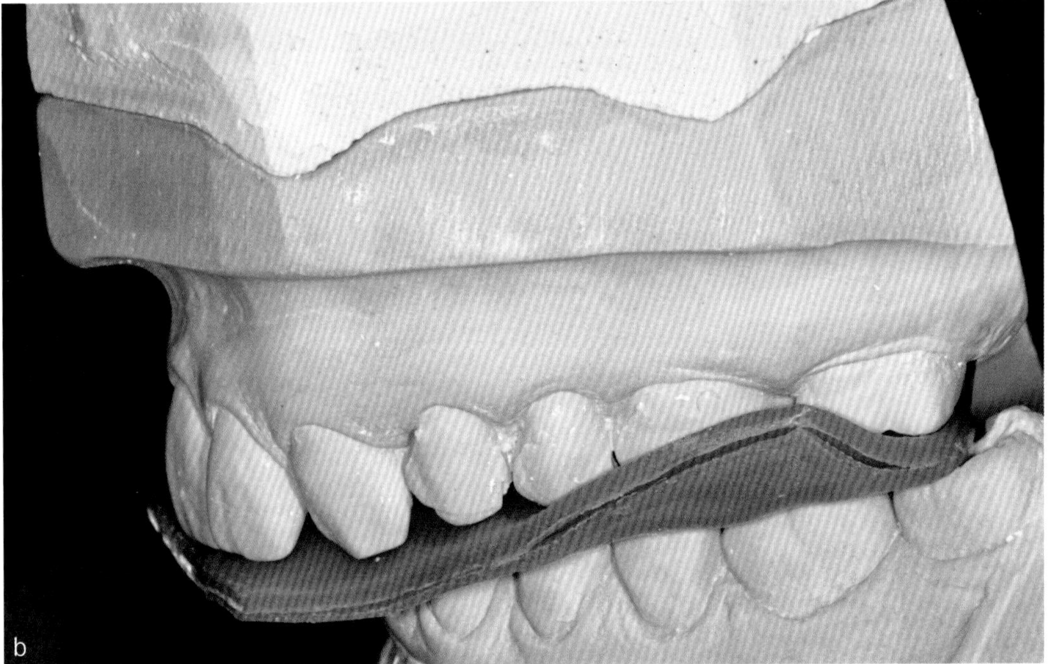


图6.4 通过精细定位确定模型回归到位

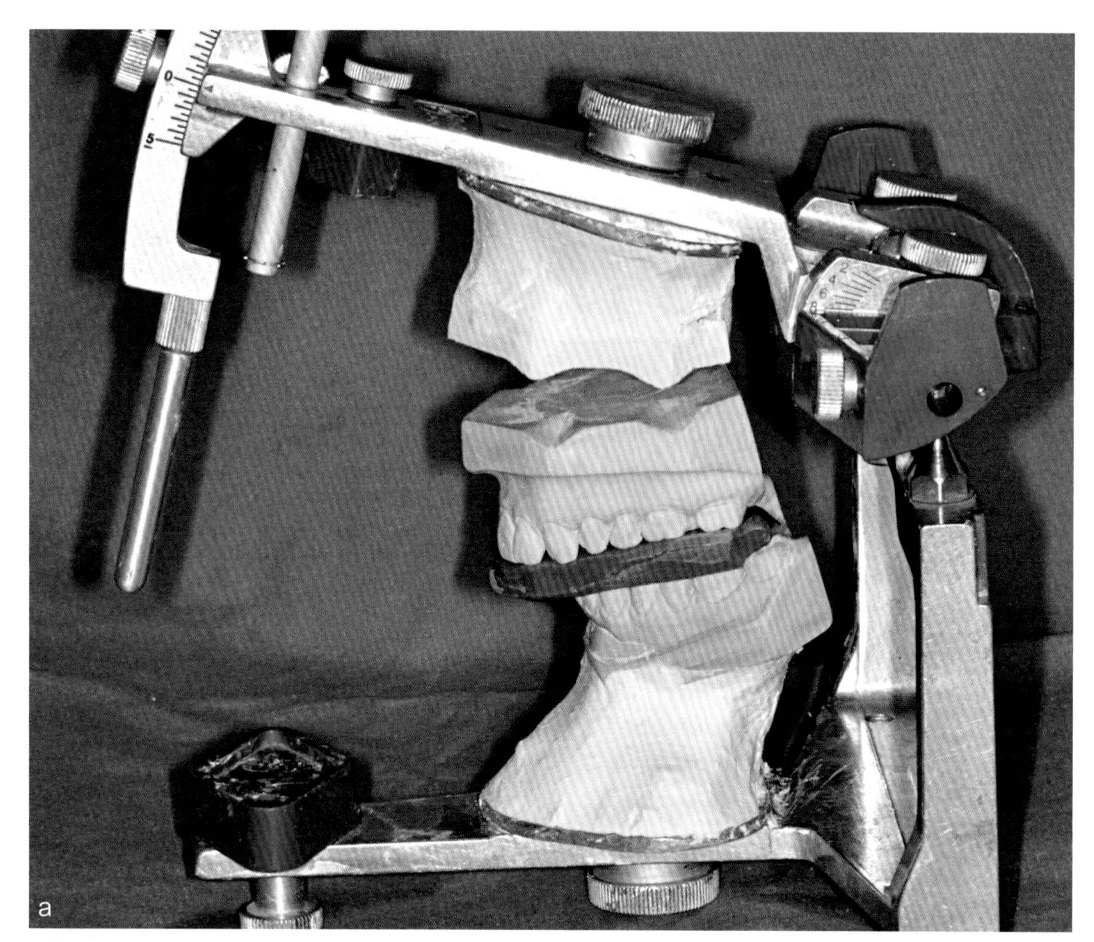

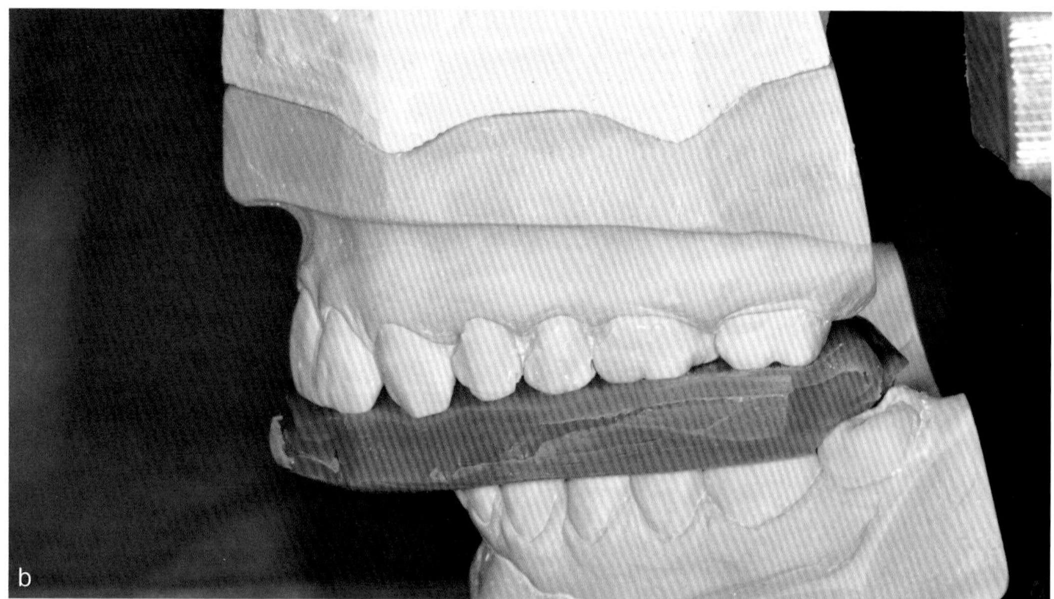

图6.5 在殆架上，即使记录厚度更高（较高的垂直尺寸），分割模型依然能回复到位

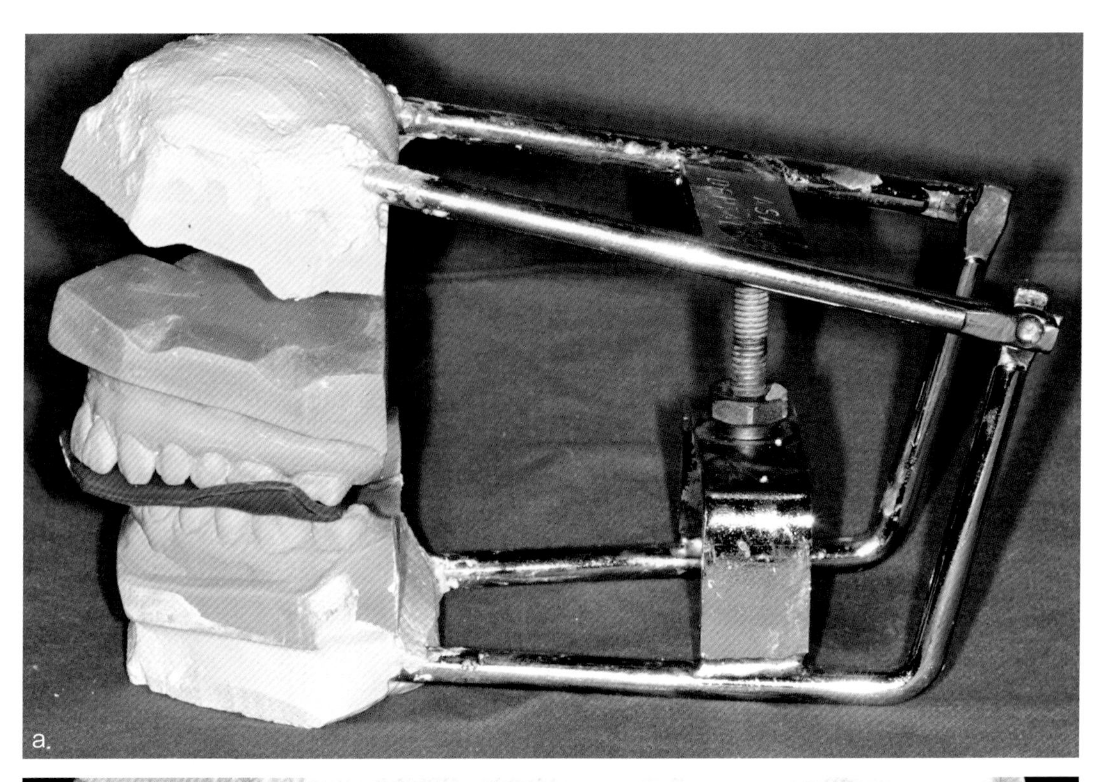

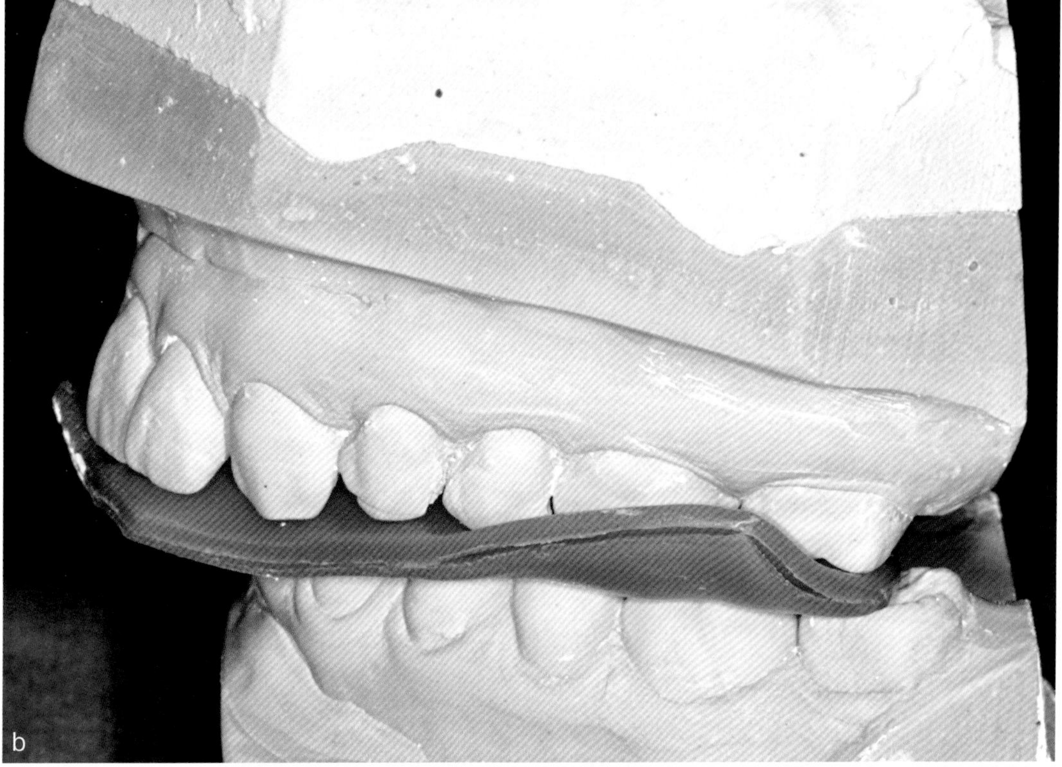

图6.6 通过精细中央定位，即使咬合分开的模型依然可以回复到位

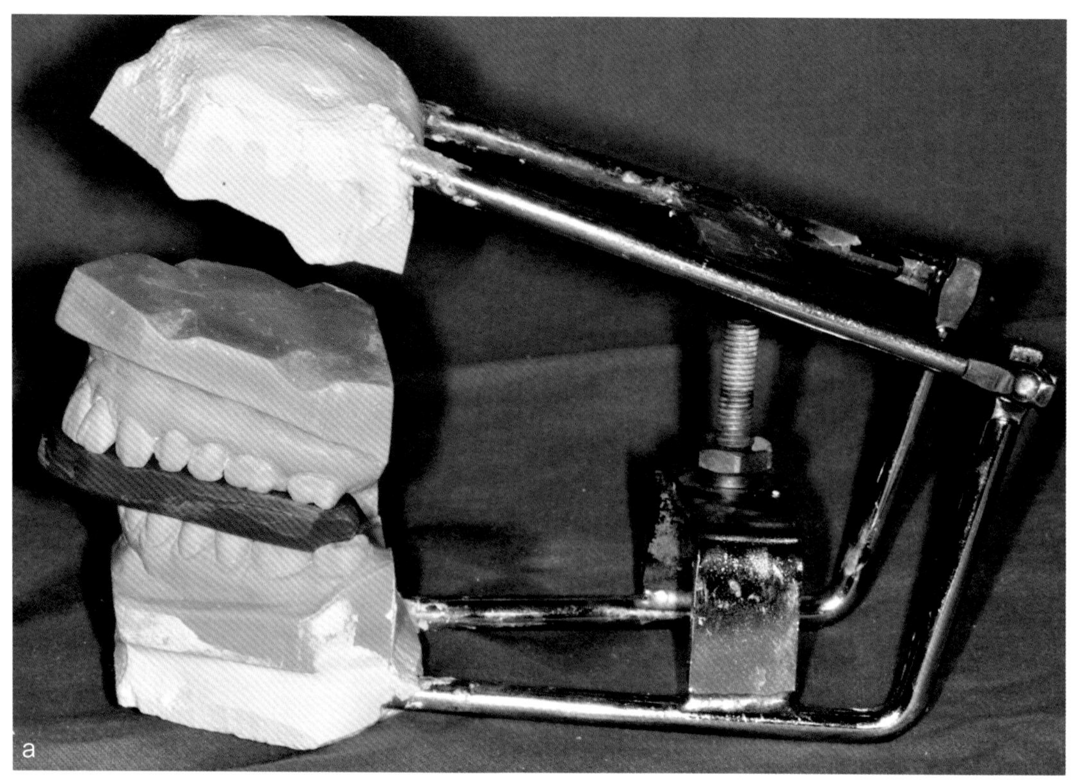

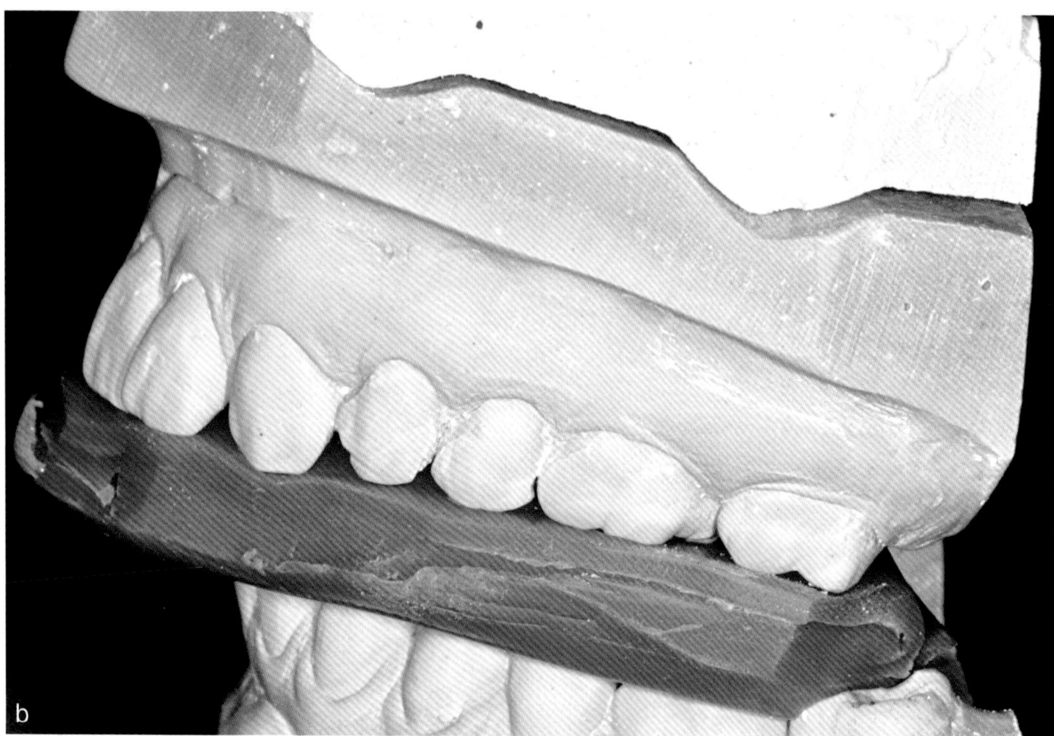

图6.7 使用厚的正中关系记录，模型不能回复到原位。模型表面的后部产生了间隙。这表明垂直高度的变化导致了正中关系位置的变化

一般来说，当我们谈论垂直高度的变化时，其通常是增加的。然而，这种增加发生在临时假牙上，因为它们是初始治疗计划的一部分，并且还将根据美学参数进行检查。技工室中垂直高度的真正变化发生于重新组装阶段，其中牙冠戴入基牙，而不磨穿，将必然增加其垂直高度。安装模型后，如果中心蜡被去除，可以看到两个模型之间的空间。技师通过松开切导针将间隙关闭到第一个接触点，即通过减小仪器的垂直距离来校正此差异；如果用闭合𬌗架执行这个动作，将导致正中关系记录不准确。

# 调整

许多研究都未能证明使用带有运动追踪的𬌗架调整会改善最终的临床结果。然而，一些几何证明和许多作者的观点认为，通过使用下颌运动的记录来“设定”𬌗架能获得优异的结果。

一般来说，可以采用两种记录方式：“缩影式（pantography）”或轴测式（axiography）。第一个术语使用引号，是因为它经常被使用，但它是不正确的。Stuart称，咬合器被称为缩影仪是因为它将髁突运动的图像转移到𬌗架台上。记录仪器改称为“记录器”。

轴测式（axiography）诞生于Lee的研究，他们着重指出，在髁突运动的数据中，前伸路径和瞬间贝内特位移是非常重要的。

通过缩影的方式，我们获得必要的数据来调整𬌗架，在其每个特征中，使其与患者下颌骨执行相同的运动，不仅与前伸路径和瞬间贝内特位移（前文已经提到）相关。要使记录器记录的患者运动和𬌗架运动一致：通过这种方式改变𬌗架设置，只要它遵循记录器上的轨迹就能复制全部运动以达到高度的相似性。

轴测记录仅使用一个定位在单个铰链轴上的跟踪点。它消除了髁突路径的倾斜和瞬间贝内特位移。剩余运动和髁间距离设置为平均值。重要的是，数据传输是通过数值，数值必要的时候可以进行向下（如在髁路径倾斜的情况下）或向上（在瞬间贝内特位移的情况下）的调节。因此，可以说个性化的“缩影式”记录更准确。

# 参考文献

Carlsson GE, Magnusson T. Management of temporomandibular disorders in the general dental practice. Chicago: Quintessence; 1999.

Carlsson GE. Critical review of some dogmas in prosthodontics. J Prosthodont Res 2009 Jan; 53(1): 3-10. Epub 2008 Oct 7.

Celenza FV. The theory and clinical menagement of centric position: Ⅱ centric relation and centric occlusion. Int J Periodont Rest Dent 1984; 4(6): 63.

Celenza FV. The theory and clinical management of centric positions: Ⅱ. Centric relation and centric relation occlusion. Int J Periodontics Restorative Dent 1984; 4(6): 62-86.

Celenza FV. The condylar position: in sickness and in health (Oh when do we part?). Int J Periodontics Restorative Dent 1985; 5(2): 38-51.

Dawson P. Valutazione, diagnosi e trattamento dei problemi occlusali. Ed. Stardust; 1992.

De Boever JA, Carlsson GE, Klineberg IJ. Need for occlusal therapy and prosthodontic treatment in the management of temporomandibular disorders. Part I. Occlusal interferences and occlusal adjustment. J Oral Rehabil 2000; 27: 367-379.

De Boever JA, Carlsson GE, Klineberg IJ. Need for occlusal therapy and prosthodontic treatment in the management of temporomandibular disorders. Part Ⅱ Tooth loss and prosthodontic treatment. J Oral Rehabil 2000; 27: 647-659.

Dao TT, Lavigne GJ. Oral splints: the crutches for temporomandibular disorders and bruxism? Crit Rev Oral Biol Med 1998; 9: 345-361.

Dahlstrom L, Carlsson GE. Temporomandibular disorders and oral health-related quality of life. A systematic review. Acta Odontol Scand 2010 Mar; 68(2): 80-85.

Forssell H, Kalso E. Application of principles of evidence-based medicine to occlusal treatment for temporomandibular disorders: are there lessons to be learned? J Orofac Pain 2004; 18: 9-22.

Funato M, Kataoka R, Furuya R, Narita N, Kino K, Abe Y et al. Comparison of the clinical features of TMD patients and their treatment outcomes between prosthodontic and TMD clinics. Prosthodont Res Pract 2007; 6: 188-193.

Laskin DM, Greene CS, Hylander WL (eds). Temporomandibular disorders. An evidence-based approach to diagnosis and treatment. Chicago: Quintessence; 2006.

Lee RL. Jaw movements engraved in solid plastic for articulator controls. Ⅰ. Recording apparatus. J Prosthet Dent 1969; 22: 209-224.

Lieb R, Meinlschmidt G, Araya R. Epidemiology of the association between somatoform disorders and anxiety and depressive disorders: an update. Psychosom Med 2007 Dec; 69(9): 860-863.

Lundeen HC, Gibbs CH. Advances in occlusion. Postgraduate Dental Handbook Series; Volume 14; 1982.

Martignoni M, Bozzao L. The cat scanning in TMJ examination. Part 1: centric position. J Gnathol 1982; 1: 1-6.

McCreary CP, Clark GT, Merril RL, Flack V, Oakley ME. Psychological distress and diagnostic subgroups of temporomandibular disorder patients. Pain 1991 Jan; 44(1): 29-34.

Osterberg T, Carlsson GE. Relationship between symptoms of temporomandibular disorders and dental status, general health and psychosomatic factors in two cohorts of 70-year-old subjects. Gerodontology 2007 Sep; 24(3): 129-135.

Pullinger AG, Seligman DA. Quantification and validation of predictive values of occlusal variables in temporomandibular disorders using a multifactorial analysis. J Prosthet Dent 2000 Jan; 83(1): 66-75.

Rugh JD, Montgomery GT. Physiological reactions of patients with TM disorders vs symptomfree controls on a physical stress task. J Craniomandib Disord 1987 Winter; 1(4): 243-250.

Stohler CS. Management of dental occlusion. In: Laskin DM, Greene CS, Hylander WL (eds). Temporomandibular disorders. An evidence-based approach to diagnosis and treatment. Chicago: Quintessence; 2006. pp. 403-411.

Stuart CE. A research report. South Pasadena, Calif: Scientific Press; 1955.

Stuart CE, Stallard H. Principles involved in restoring occlusion to natural teeth. J Prosthet Dent 1960; 10: 304-314.

Svensson P, Jadidi F, Arima T, Baad-Hansen L, Sessle BJ. Relationships between craniofacial pain and bruxism. J Oral Rehabil 2008 Jul; 35(7): 524-547.

Turp JC, Jokstad A, Motschall E, Schindle HJ, Windecker-Getaz I, Ettlin DA. Is there a superiority of multimodal as opposed to simple therapy in patients with temporomandibular disorders? A qualitative systematic review of the literature. Clin Oral Impl Res 2007; 18(Suppl. 3): 138-150.

# 第7章

# 铸造底冠试戴与铸造合金

铸造底冠的试戴和调改大多比较耗时，这项工作类似于其他行业的质量控制检验程序。

## 水平轴转测试

尽管在技工室模型上已经进行过底冠的倾斜度评估，但是临床医生在患者口内再检查一次是十分明智的（图7.1）。医生从基台上拆除临时冠和去除暂时黏固剂后，在修复体上进行倾斜度测

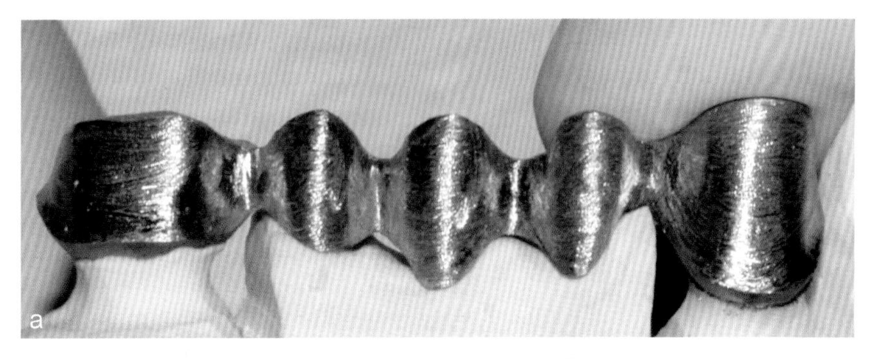

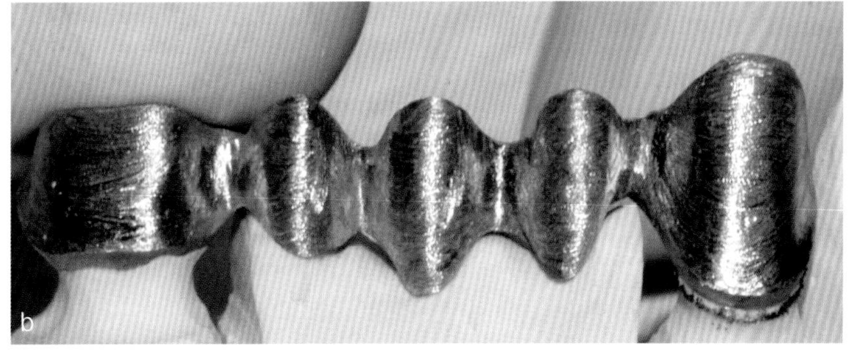

图7.1　底冠浇铸后，第一个要做的测试是模型上的水平轴转测试。用手指在牙冠上交替按压，可以看到牙尖的运动

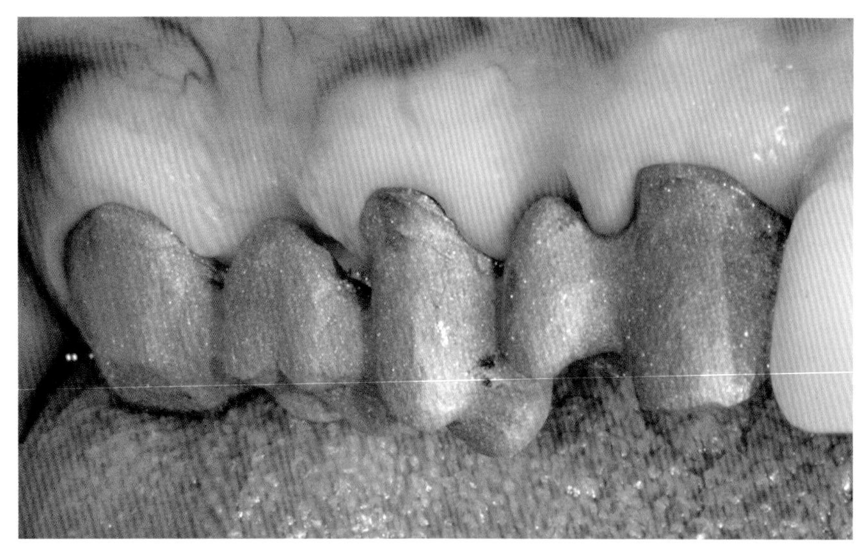

图7.2 拆除临时冠后，可以在基台上试戴修复桥体

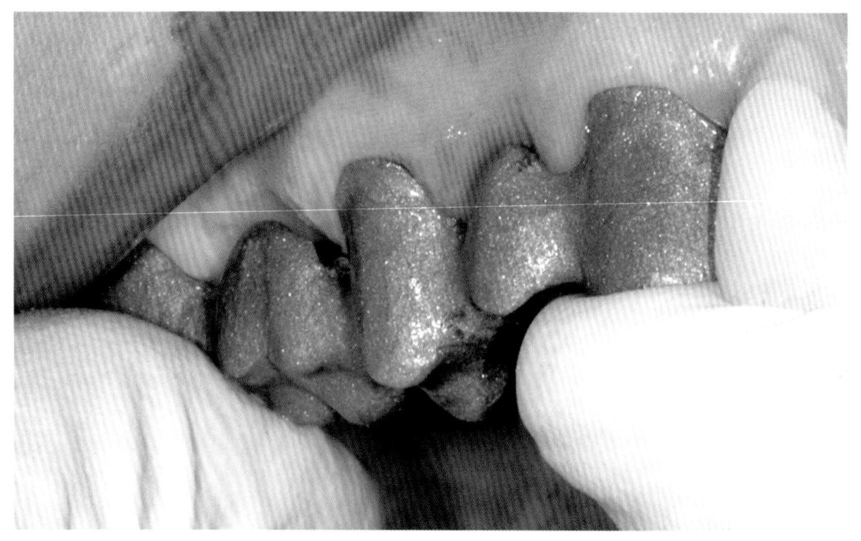

图7.3 直接在口内进行倾斜度测试

试，同时在基台上用手指交替按压修复桥体两端（图7.2和图7.3）

如果倾斜度存在（图7.4）则需做一个桥体的横截面。如果仅有两个基台，则需将桥体的远中与近中基台分开。当存在两个以上基台，则应使用模型来评估截面理想位置，以便使用两个不同的基台交替进行水平倾斜测试（图7.5～图7.8）。

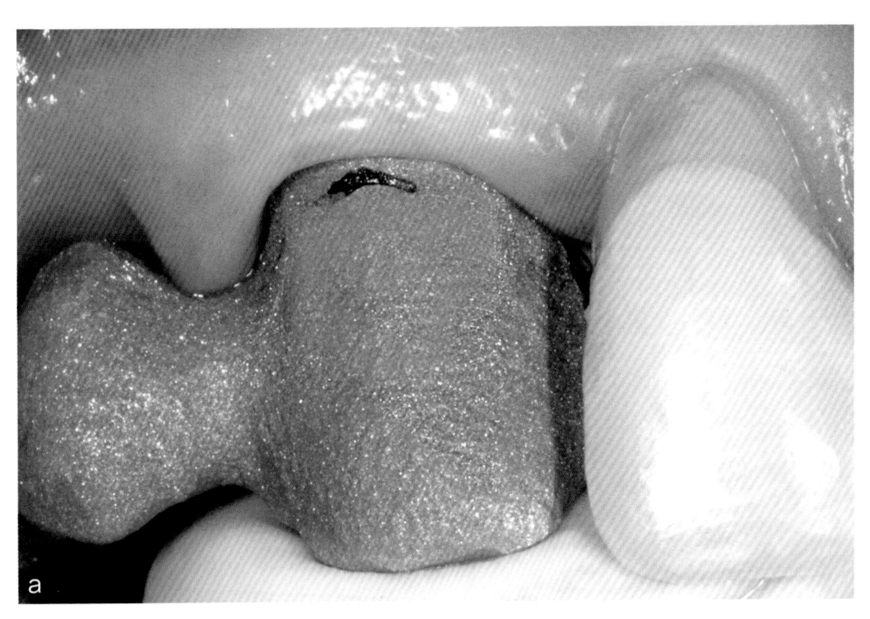


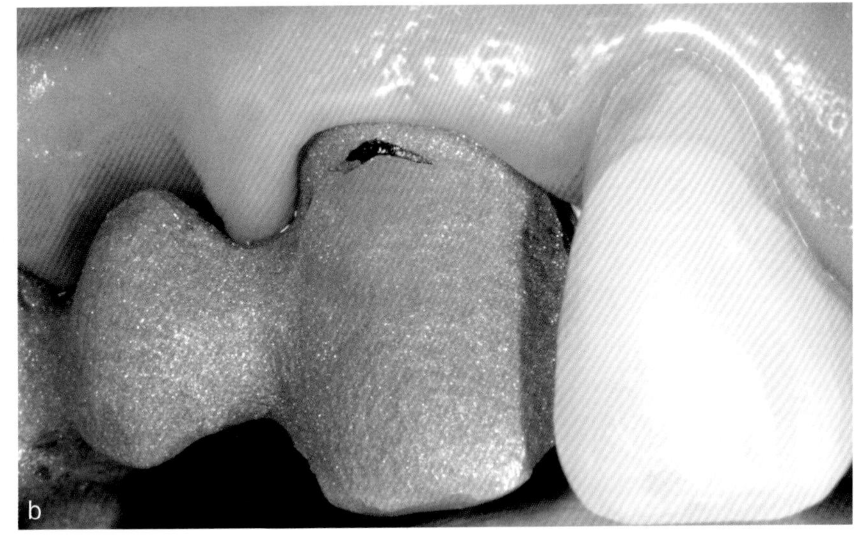


图7.4 在红色标记的水平，若在尖牙上施加压力导致其向牙龈移动，则表明存在水平轴转

当桥体被截断时，则需要后续的焊接。在桥体截断之后，只推荐首次焊接，因为第二次焊接需要特殊程序。

一旦桥体被截断（图7.9），两部分在基台就位后，用牙线（图7.10和图7.11）检查两个切割表面之间的空隙：理想间隙约为0.6mm。同时应消除表面之间的接触点，因为接触点会导致焊缝的不牢固及变形。

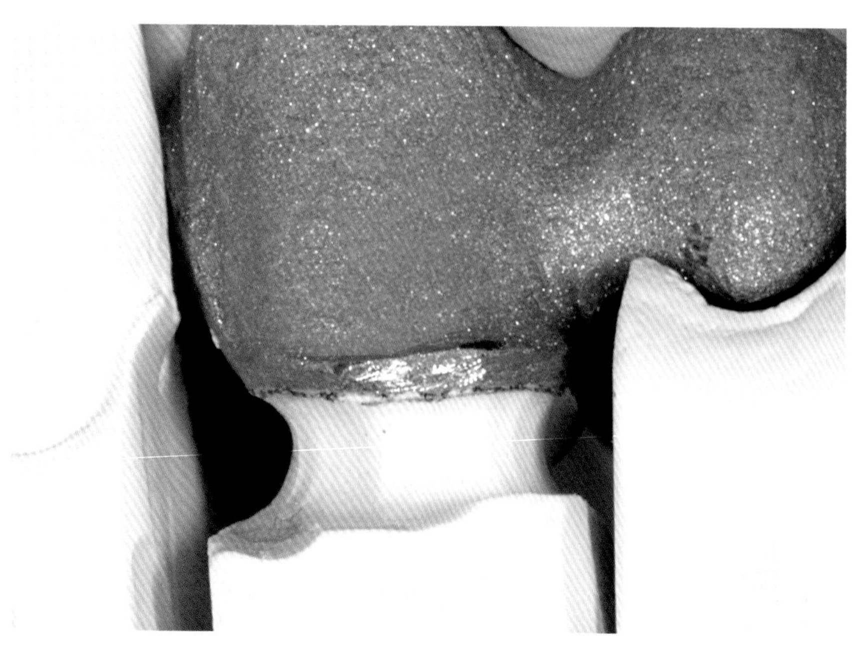

图7.5 在模型上水平轴转的过程中，在尖牙上可见标记边缘密合的红线

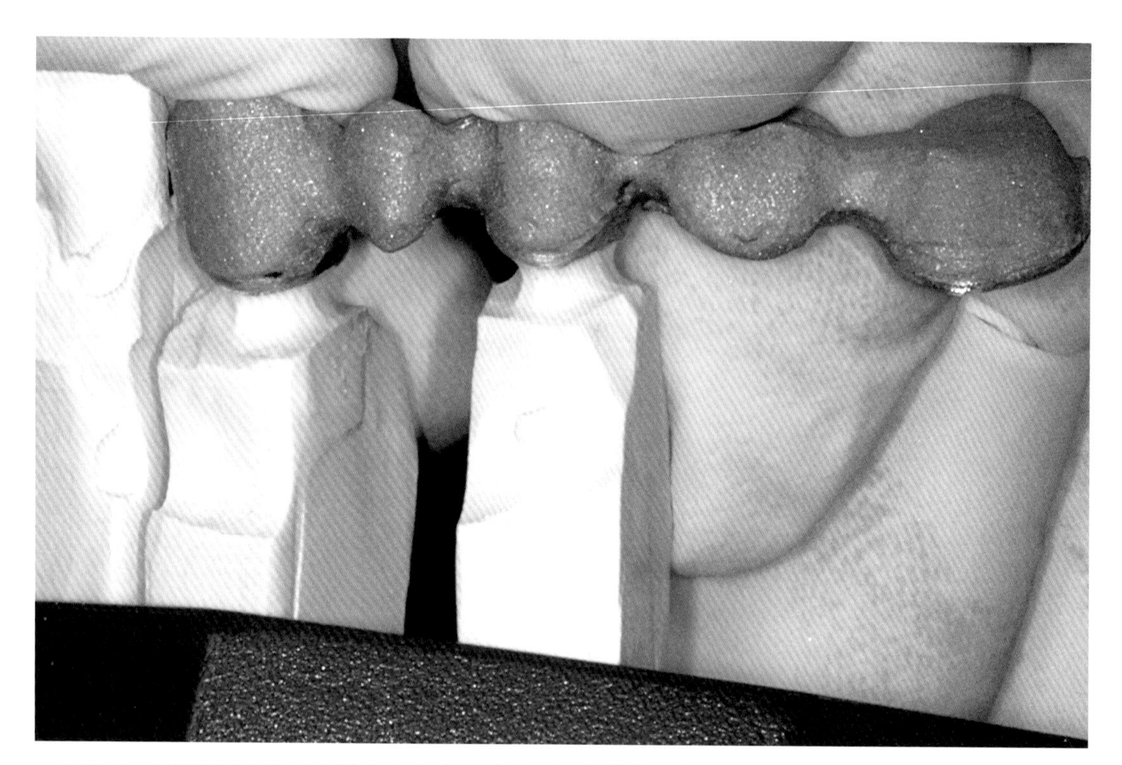

图7.6 仅有两个基台的桥体如存在水平轴转，切割的位置在近中定位器的远中。当有两个以上基台的桥体进行水平轴转测试时，则在模型的基台上交替定位以确定切割位置

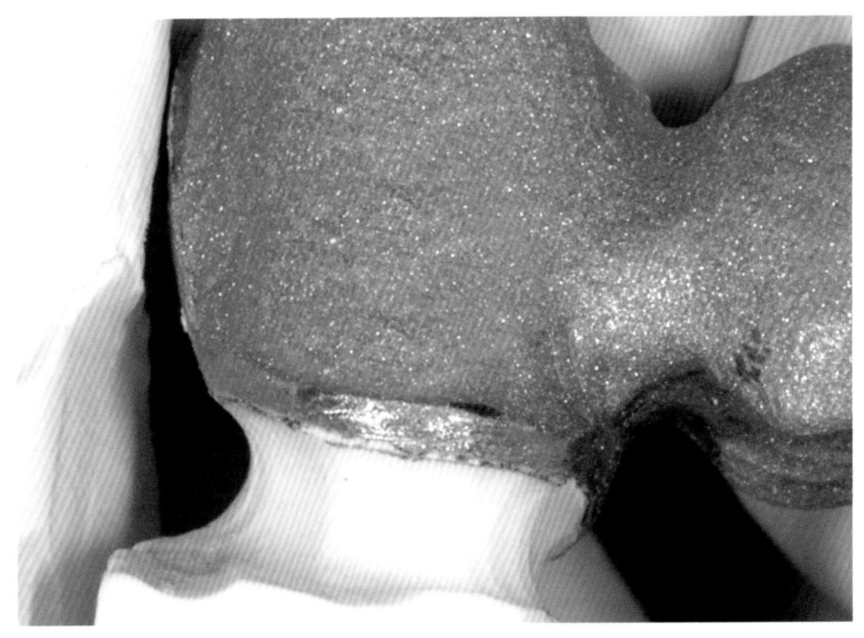

图7.7 在没有磨牙基台的情况下，红色标记（边缘闭合线）仍然可见。这种情况下，桥体应该在尖牙及前磨牙之间被切断

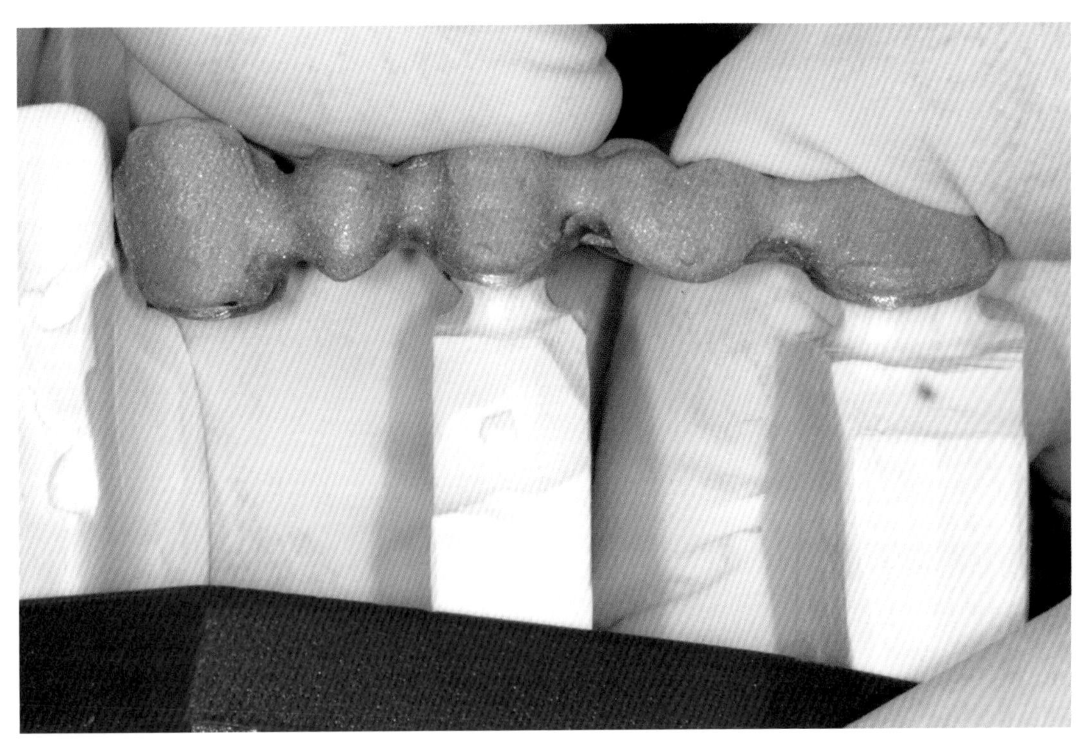

图7.8 移除尖牙基台并重新插入磨牙基台后，没有了明显的水平轴转（红线被相应的冠覆盖），由此证实切割处应定位在尖牙远中

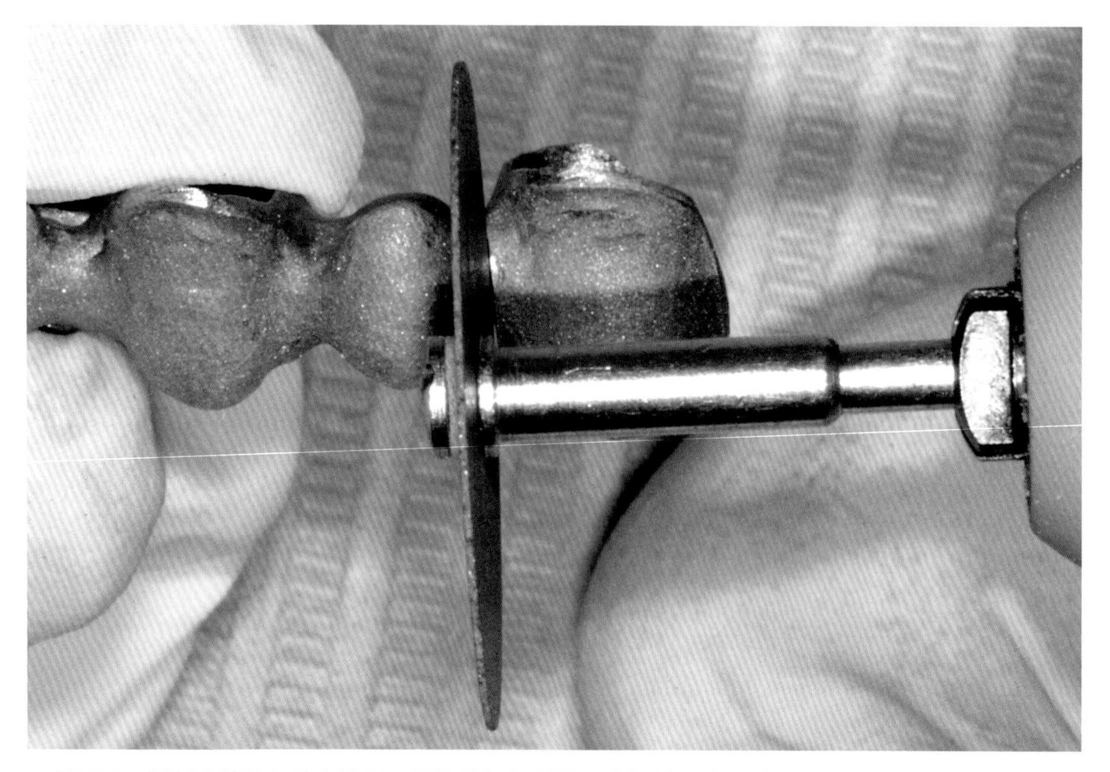

图7.9 切割由薄片车针来进行，因为两处切割表面之间的距离不应超过1mm。当它们分别被放置于口内时，两处切割面之间不应有接触

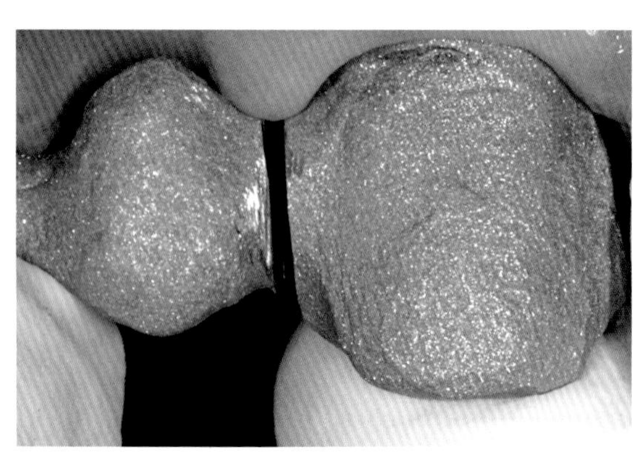

图7.10 一旦桥体被截断后则需重新检查。若截断处相对的表面是平行且没有较大的垂直或水平向差异，则可以使用旧模型来完成工作。若存在肉眼可见的差异，那么底冠上的差异则是必然存在的，此时底冠与旧工作模型是不合适的

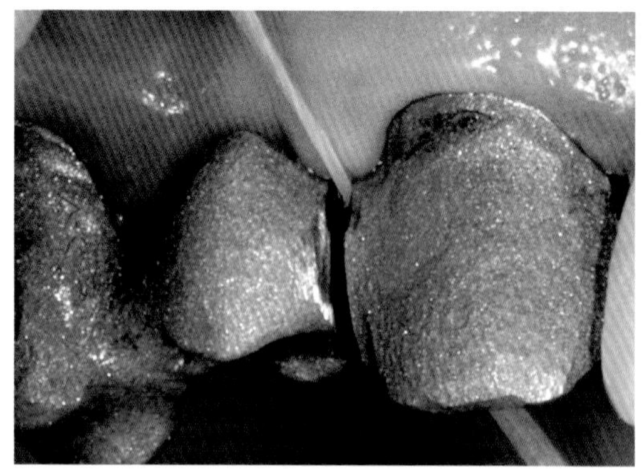

图7.11 用牙线检查焊接表面是否存在接触

# 确认边缘精确度

在水平轴转测试之后，我们接着进行边缘检查。评估边缘密封性的方法有多种，但都是依靠个人经验，与体外测量相比准确度较差。而最广泛应用的技术包括以下几种：

- X线；
- 用精密探针检查边缘；
- 用硅橡胶印模进行边缘复制；
- 显微镜进行分析；
- 放大设备（放大镜或手术显微镜）进行可视化；
- 用硅酮或聚乙烯糊[1]（ZOE，氧化锌丁香油酚）进行摩擦力检测。

然而，这些检测并不能给出全面评估，因为它们所使用的方法具有相对敏感性。使用硅酮和ZOE的检测方法，实际是去除了潜在的摩擦从而使冠更好地适应下面的基台。

这些实验中使用的摩擦检测物质，通常都是硅酮基；然而作者更倾向于使用锌-丁香酚-氧化基产品，而这类产品使用时则需更长的工作时间。锌-丁香酚-氧化基糊类可以根据使用流程分为两类。流动性较差的一类要有较快的使用速度，例如临时黏固材料和暂时性充填材料；而流动性高的一类则被归类于印模材料并有较高的组织熵（它们被按压到组织上时具有流动性和捕获细节的能力）。它们具有很好的流动性，不足以用于摩擦检测。因此通过向混合物中加入橄榄油进行改性，比例为4滴橄榄油/0.5cm挤出长度的基质和催化剂。硅酮基有机物存在两个问题。第一个问题是，它的可见边缘精度是通过固定冠来获得的，这比最终黏固时的距离要更宽。而ZOE摩擦检测层与磷酸锌最终黏固剂的宽度

[1] 过去，这种最好的糊状物被称为“Multiform”，但已经停止生产。

相同，因此使用ZOE观察到的边缘闭合与永久黏固相同。第二个问题是，在调整结合点时，它会在车针周围卷起，因此需要添加固定的修饰或加强硅酮。由摩擦引起的结合点通常位于边缘处。

而且在这种情况下，修饰需要极高的精度，只允许使用锌-丁香酚氧化物。

冠部的内部必须完全干燥，然后填充测试材料（请患者用自己的唾液湿润基台）插入就位，患者使用棉卷通过反复的张开咬紧动作使其牢固就位（图7.12）。然后在取冠之前10min左右时，将它们外部过量的测试材料清除，用车针进行检查和调整。

由于金刚砂和金属之间的化学亲和力，金刚砂车针容易污染合金，因此不推荐用金刚砂车针调整金属底冠。应使用横切碳化

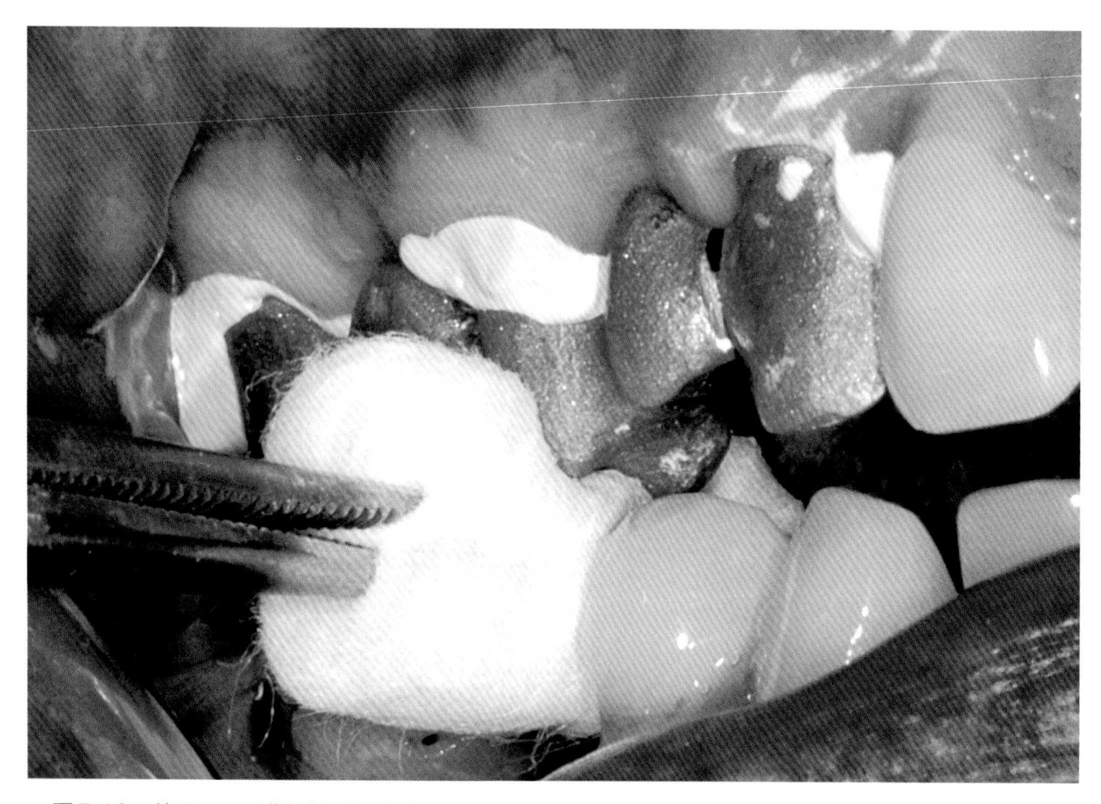

图7.12 使用ZOE进行检测：患者用唾液润湿牙齿戴上底冠后，用棉卷压紧

车针（Komet H73E-104 014）以避免其倾斜度“伸出”边缘（图7.13）。

冠内部的每个摩擦接触点与另一面相对。当内部摩擦点与边缘相对时，只能调整内部摩擦点；当相对的摩擦点都在边缘上时，则两者都需要调整。

当需要焊接和改善边缘时，分段桥体的就位需要通过ZOE糊剂固定在基台上。在结合处制造双重焊接点：一是通过自固化树脂（图7.14和图7.15），另一个通过石膏，使用时需用到舌片（舌形压板）。石膏是一种三级速成石，其膨胀率最小（BF Plaster Dental Torino）（图7.16和图7.17）。

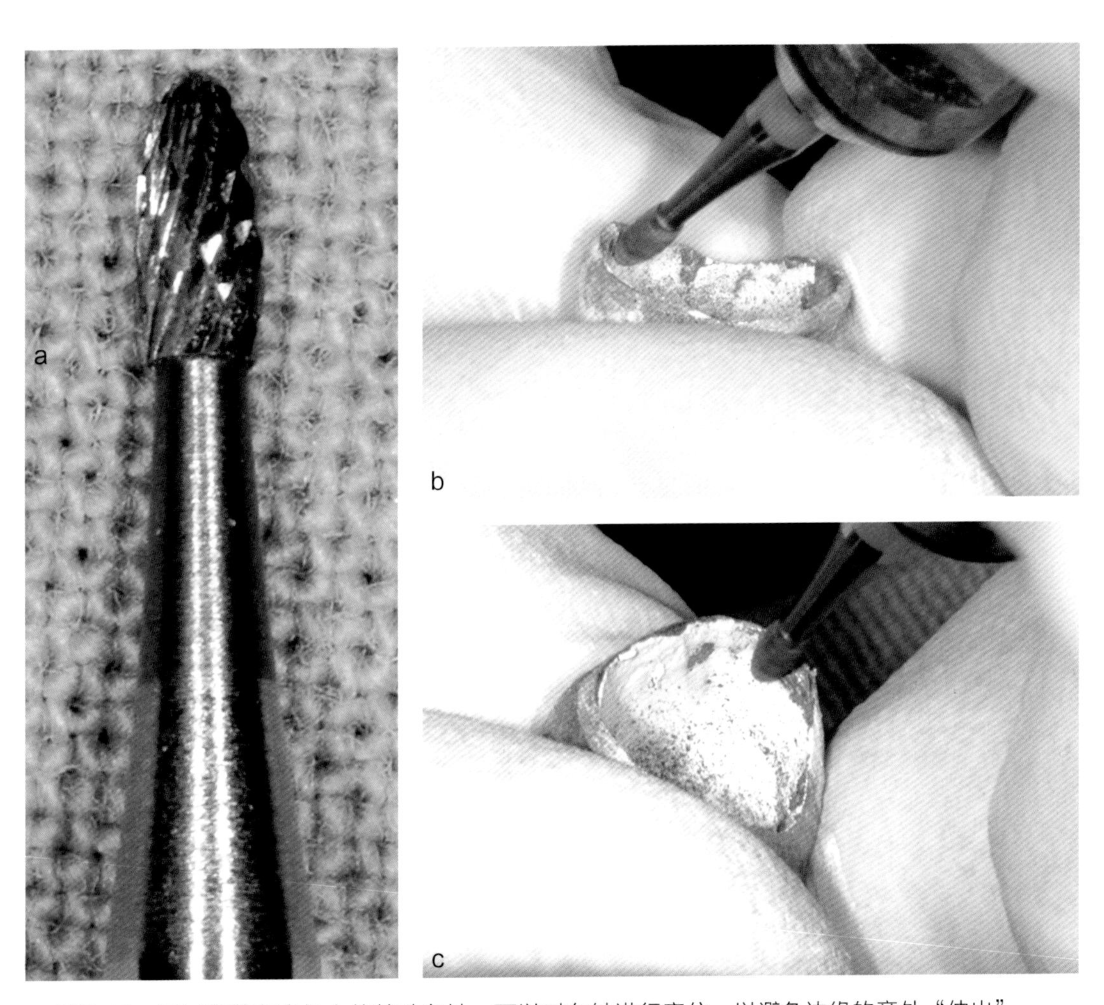


图7.13 通过安装在直机上的特殊车针，可以对车针进行定位，以避免边缘的意外“伸出”

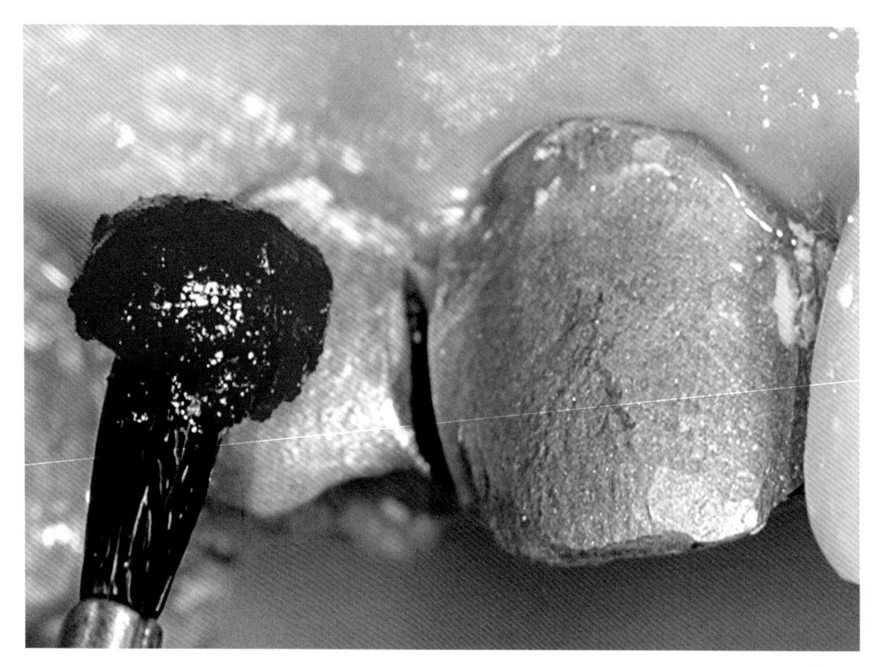

图7.14 通过浸入树脂液体中的小刷子清除ZOE残留物，也可用相同的刷子将可煅烧树脂连接成片

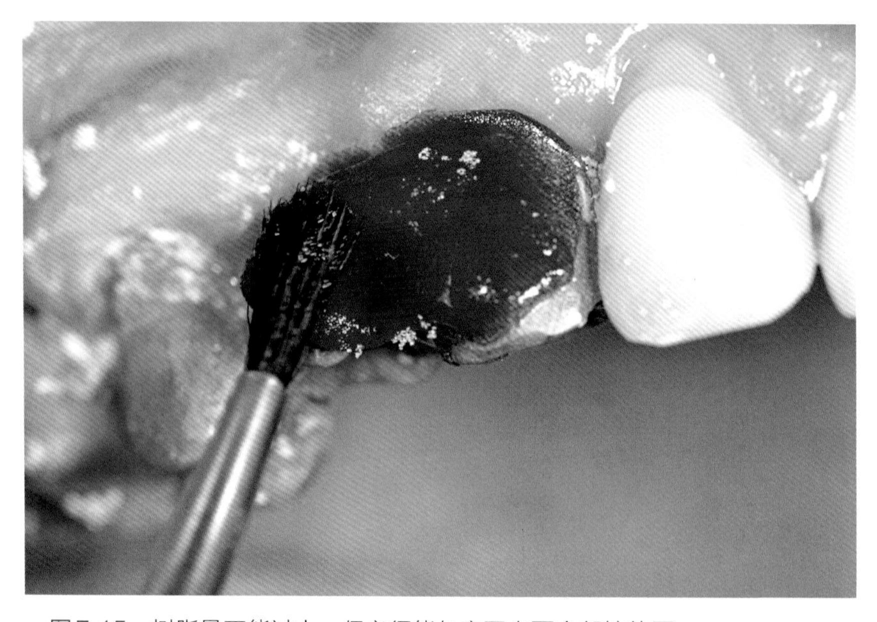

图7.15 树脂量不能过大，但必须能包裹至少两个邻接的冠

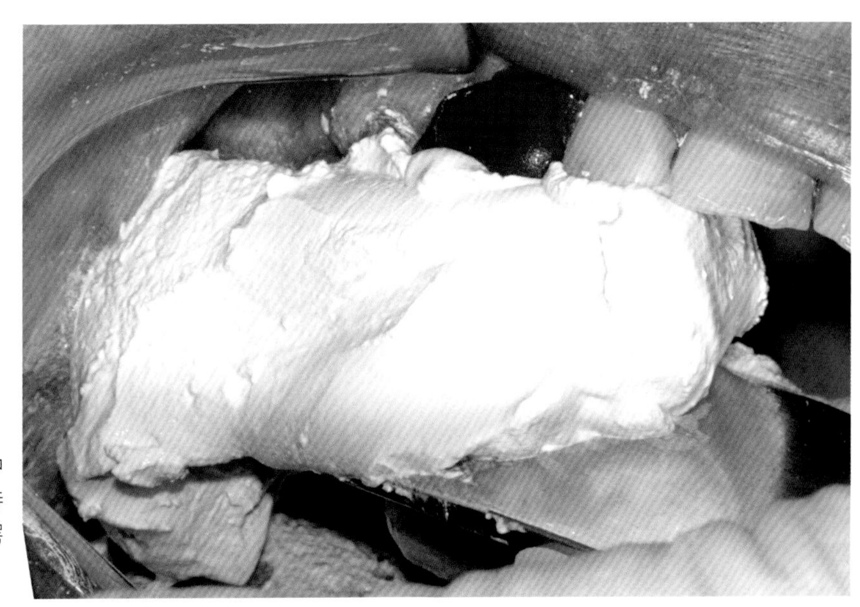

图7.16 通过这种方式应用平面支持石膏，可包裹住腭侧和咬合面

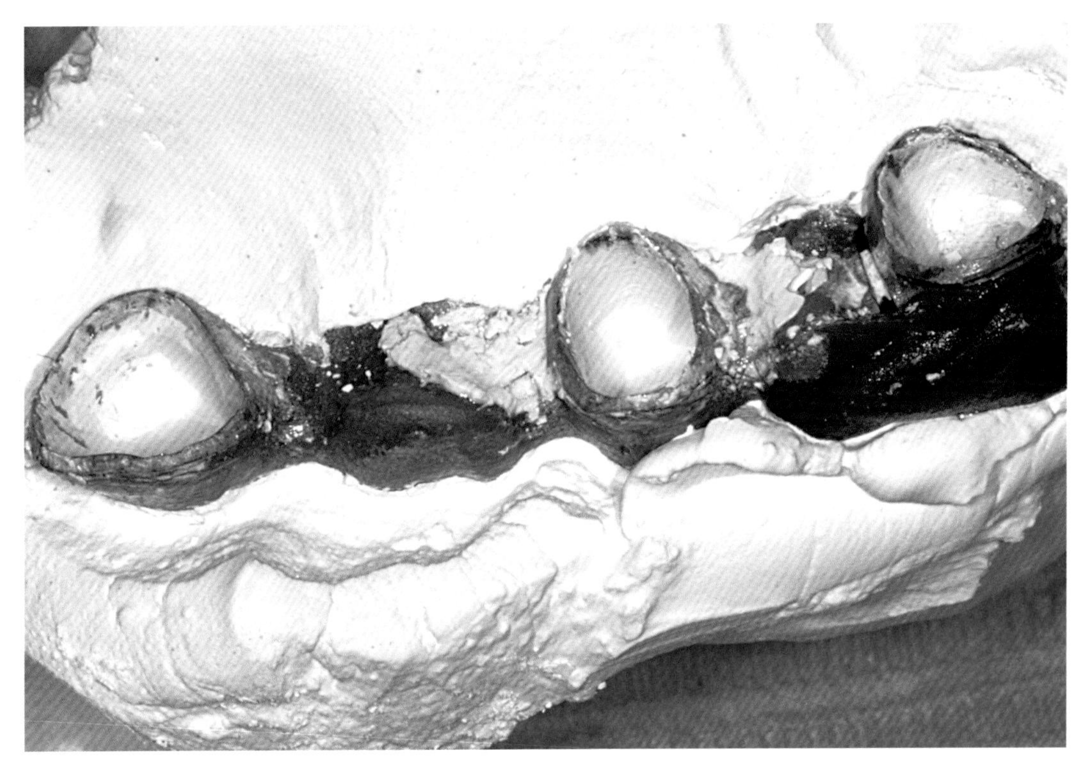

图7.17 在石膏硬化后，焊接点被去除（石膏不必保持拱形）。连接处将用于检测焊接的完成度

# 结合点的调整

个人认为，用“摩擦”来表述好过于结合。

当金属因结合点、气泡或者液滴暴露时是可以觉察到的（图7.18～图7.21）。当液滴在冠内部而不在边缘上时，就会基于结合点处的液滴进行调整。这些调整将提高边缘精确度，特别是在垂直向的准备上。这是因为如果影响冠完全就位的干扰位于垂直于插入方向的壁上时，那么调整程度就相当于调整边缘差异。如果干扰位于插入方向的壁上，此时完全就位的调整程度是最小的（图7.22）。

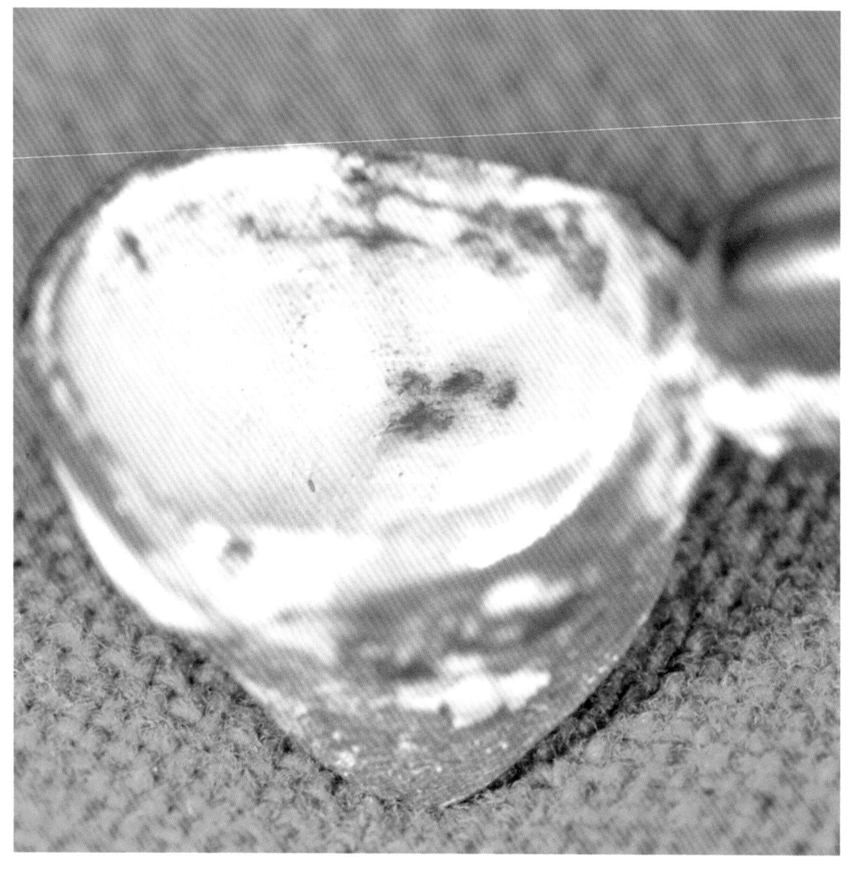

图7.18　可观察到多个摩擦点，一些在内部，一些在边缘。将边缘上的有限扩展定义为摩擦。当暴露的金属区域长度超过了冠周长度的一半时，归类为闭合；只对相对面的摩擦进行修整

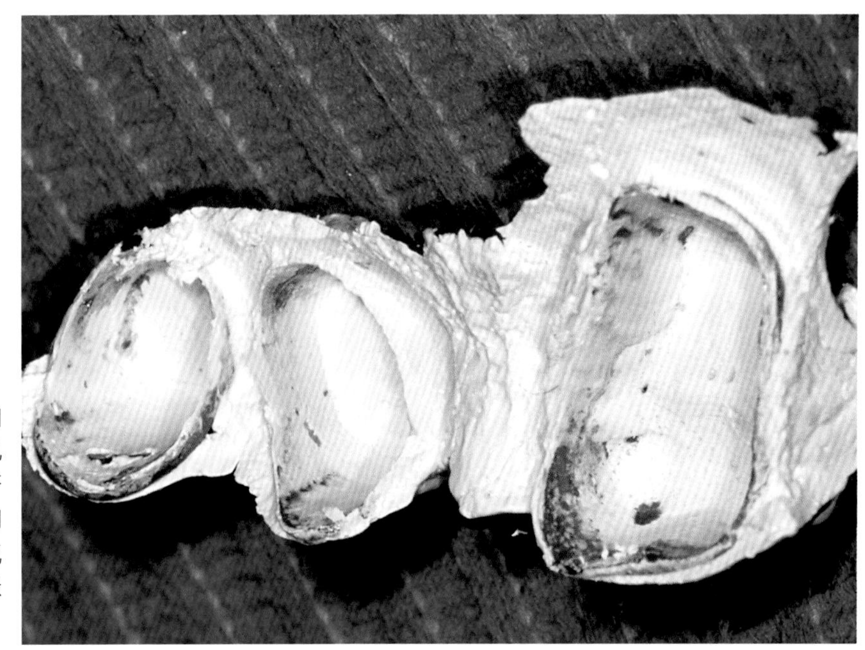

图7.19 边缘和内部的摩擦是可见的。在第二前磨牙的近中壁上，我们可以发现一个气泡，垂直向且边缘清晰

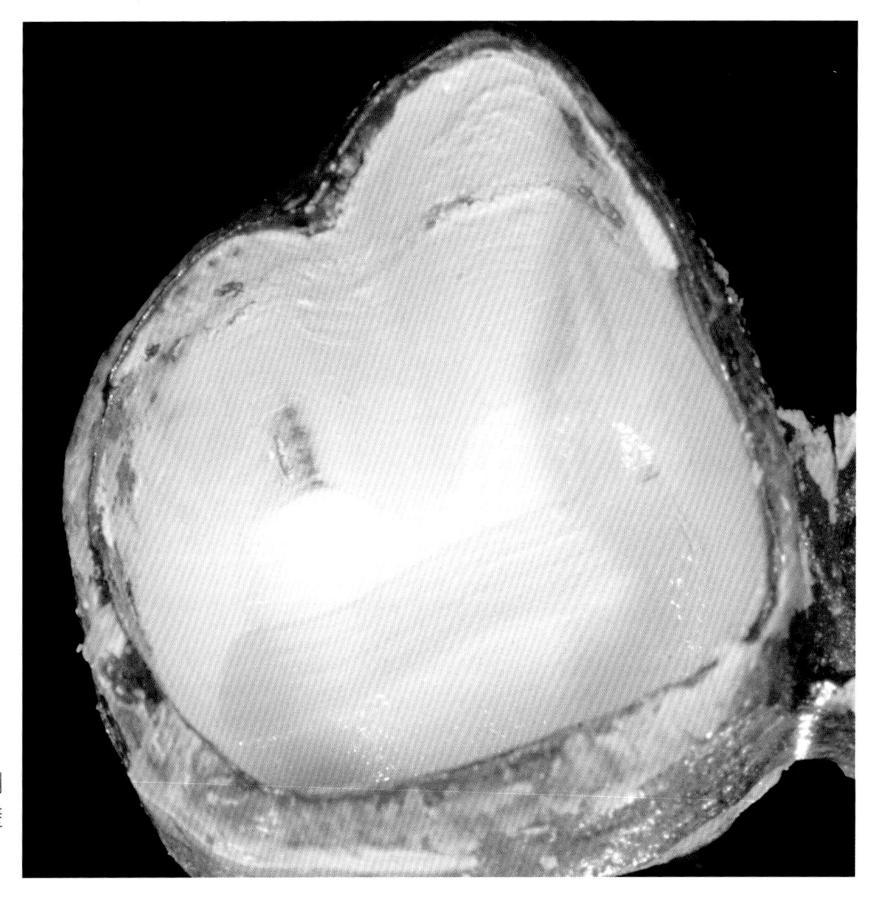

图7.20 其他例子：在冠的前庭壁上可见摩擦点

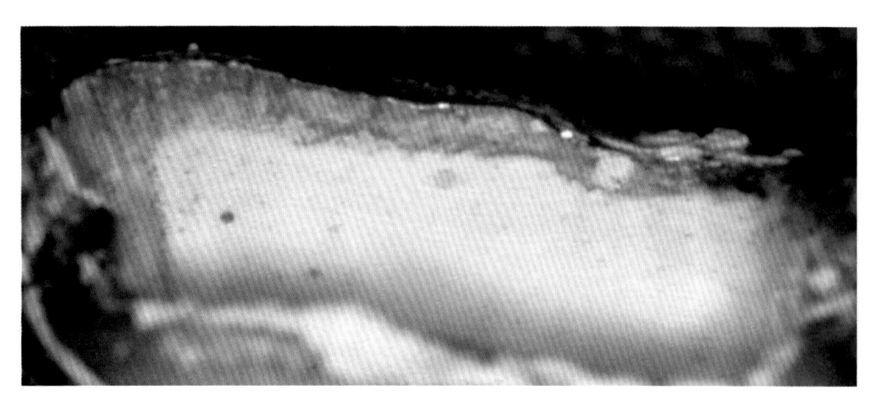

图7.21 铸造测试结束时的正确表现

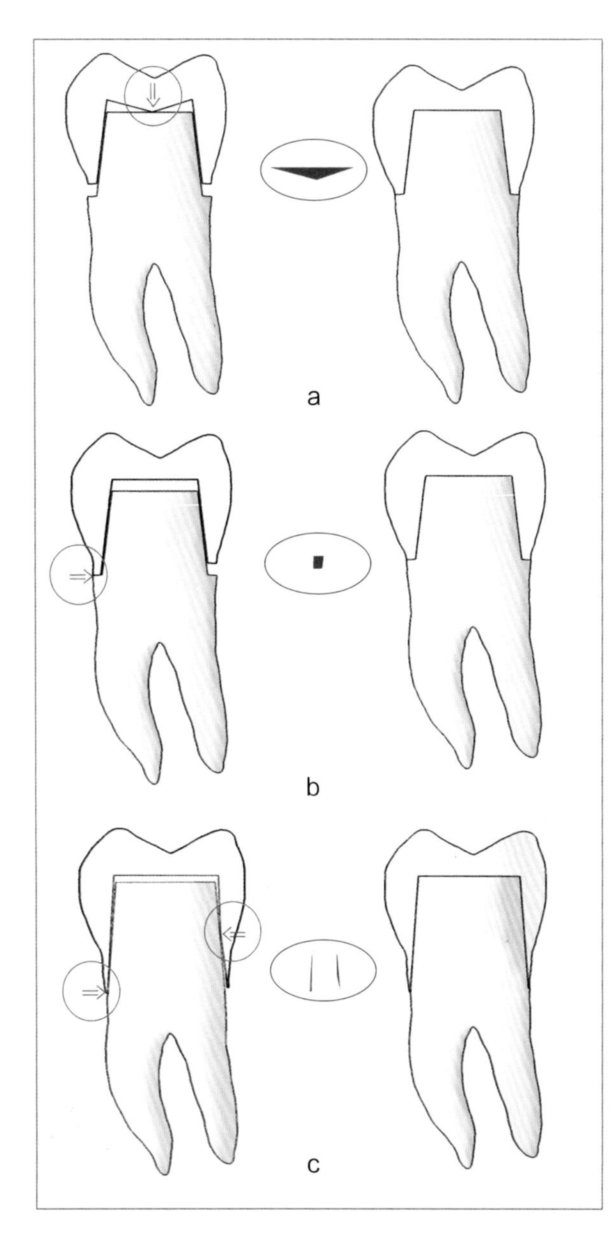


图7.22 在图片中清楚表示了为改善边缘密合时冠部的去除量（红色圆圈），完全就位之后的干扰（蓝色圆圈）位于咬合水平。边缘差异存在时，修整同样重要。在同样的情况下由于一侧肩部的干扰导致冠边缘未密合（b），这是因为对边缘密合的干扰位于垂直插入方向的表面上。在垂直方向可密合时（c），修整程度最小且与制备角度成正比

# 清洁

调整结合点后，必须通过机械和化学溶剂彻底清洁冠表面。由经验可知，少于两个冠要清洁时，用甲基丙烯酸树脂液体是最省时的方法；当更多的冠需要清洁时，应使用70℃的ZOE特殊溶剂。

牙冠被清洁干净后，要仔细清洗以去除金属表面黏附的溶剂。最后试戴牙冠并就位（要获得更详细的介绍，请参考具体文本）。

# 参考文献

Agarwal DP. Ingersoll CE: High-temperature brazing alloy. US Patent N°4, 399, 096.

Jahangiri L, Wahlers C, Hittelman E, Matheson P. Assessment of sensitivity and specificity of clinical evaluation of cast restoration marginal accuracy compared to microscopy. J Prosthet Dent 2005; 93(2): 138-142.

Laurent M, Scheer P, Dejou J, Laborde G. Clinical evaluation of the marginal fit of cast crownsvalidation of the silicone replica method. J Oral Rehab 2008; 35: 116-122.

Phillips RW. Science of dental materials. 9th ed. W. B. Saunders; 1991.

Piemjai M. Effect of seating force, margin design and cement on margin seal and retention of complete metal crown. Int J Prosthodont 2001; 14(5): 412-416.

# 试戴烤瓷冠

## 增加边缘精度

烤瓷冠的试戴过程与戴铸造金属冠的操作一样，烤瓷冠的试戴也要采用相同的清洁方法并用糊剂黏固。在未用糊剂（氧化锌丁香酚）进行黏固前，接触点的调整对于烤瓷冠的试戴是很重要的。通过咬合纸可以确定冠和邻牙之间的干扰位点，如果接触点太紧，可以适当磨除修复体。使用“红环”金刚砂车针进行调整，小心不要过度调磨。

分析和调整过程与之前提到的过程相似（图8.1和图8.2）。陶瓷的氧化和加工过程中，供热可能导致精确度变差，结合点需要重新调整。即使如此，这一阶段仍是十分必要的。

如果是进行了焊接的陶瓷，在试戴陶瓷冠用氧化锌丁香油酚黏固时，使用牙线来处理两个接触面之间的缝隙（理想情况下是0.6mm）。当金属表面相互接触，牙线就不能通过。这时就要打开接触，因为它会使焊接强度下降，导致其容易变形。

这时，通过丙烯酸树脂或氰丙烯酸酯（收缩性较低）和舌片（舌压板），以及快凝的低膨胀型3型石膏（BF Plaster Dental Torino）来连接。舌压板放置在腭部以及咬合面上，这样对两个表面都有较好的撑开作用。这两种方法的联合应用确保了精度，并且可以通过只加入氰丙烯酸酯来实现。无论如何，最好制作石膏模型，因为这样可以验证焊接后的位置（氰丙烯酸酯已经被去除）。

最后检查时，在不去除牙冠的情况下将多余的ZOE糊剂清除，美学方面（形态学、阴影和其他所有参数）则由患者确认。用牙线检查中间的接触点，以评估它们的一致性。如果接触点过

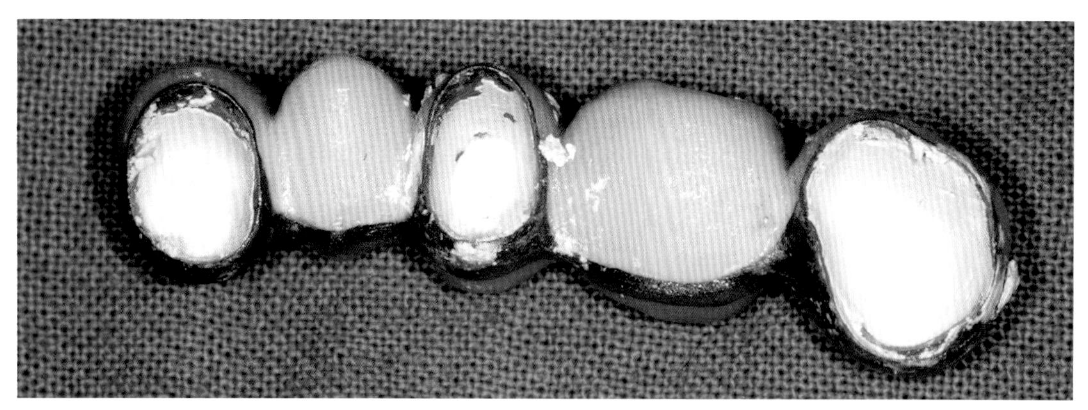

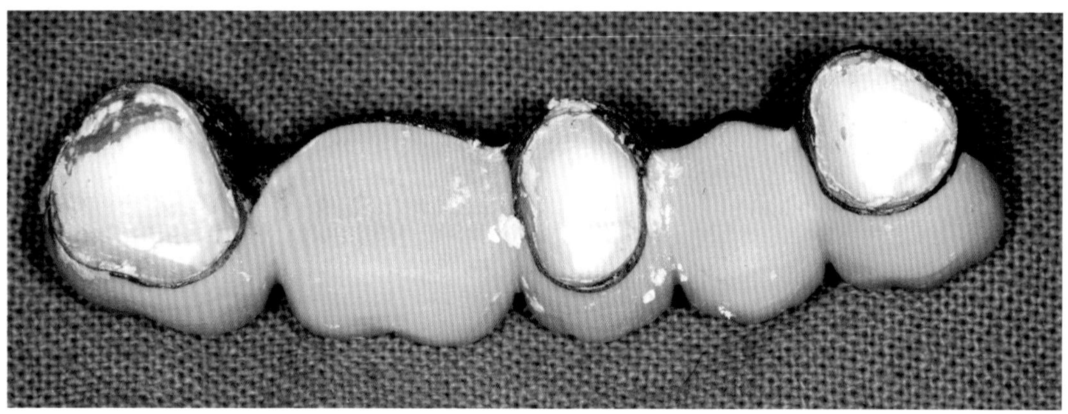

图8.1 陶瓷成型后，重新制作试戴的铸造框架。它与之前描述的完全相同，依旧需要使用ZOE（氧化锌丁香油酚）

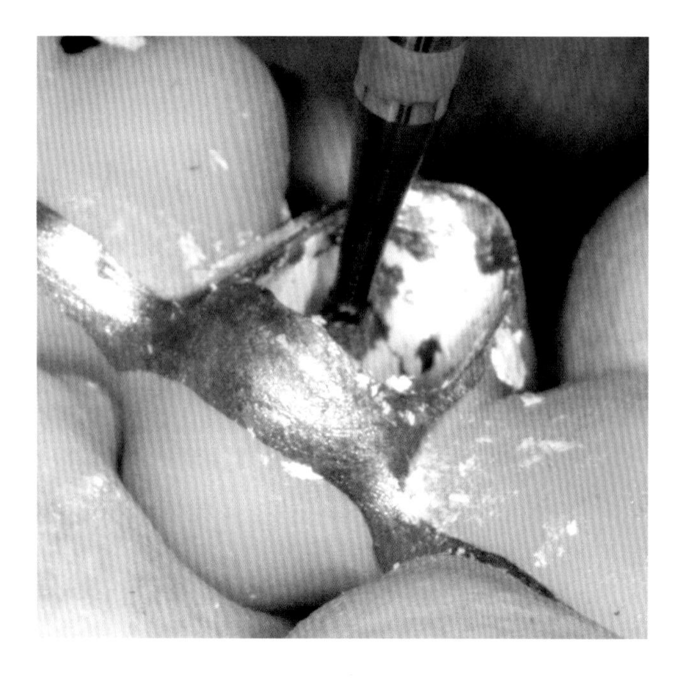

图8.2 同样的，如果我们注意到牙冠内部不光滑，我们会继续进行打磨抛光

大，就要返到技工室去添加陶瓷（很明显，这意味着在黏固前需要进一步的试验）。

# 咬合分析

通过以下方式进行咬合调整。

如果要调整到最大牙尖交错位，则可以直接在口腔内进行咬合调整。

在使用糊剂替代黏固剂戴冠时，会询问患者在该区域内是否感觉到有前接触。如果有，就会让患者咬住一段红色的咬合纸，在出现的红色标记处，用40μm的金刚砂牙钻（“红环”车针）调整（图8.3）。

当患者没有察觉到任何的前接触时，就会检查侧方咬合。一片新的绿色咬合纸放置在牙齿之间，让患者滑动牙齿。最好不要指出运动的方向，以便让患者自发做出一些机能异常的动作（最危险的动作）。接下来我们让患者张开嘴，把一片红色的咬合纸放到牙齿上，并让他们直接闭口到最大牙尖交错位。这时我们可以看到绿色标记与红色标记一致的地方就是最大牙尖吻合点。所有不一致的绿色标记都是异常接触点，有引导和干扰作用。现在我们可以用同样的车针进行调整，直到达到我们理想的咬合位置（尖牙引导、其他牙齿发挥功能等）。一般对于双侧牙齿，我们先检查一边并进行调整，然后检查另一边，以便简化操作。这时，完成这部分的操作，将冠取下，返到技工室完工（图8.4）。

如果以中心关联的方式进行工作，则通过重组技术在实验室中进行咬合调整。在这种情况下，双侧进行调整是必要的，同时也更加复杂。

牙冠需要使用替代黏固剂的试戴糊剂复位在基台上。

在去除过量的黏固剂后，验证美学效果。如前所述，消除可能存在的邻接点过紧的问题，然后进行重组。消除主要的早接触是很重要的，因为它们可能会产生一个非常厚的中心关系记录，

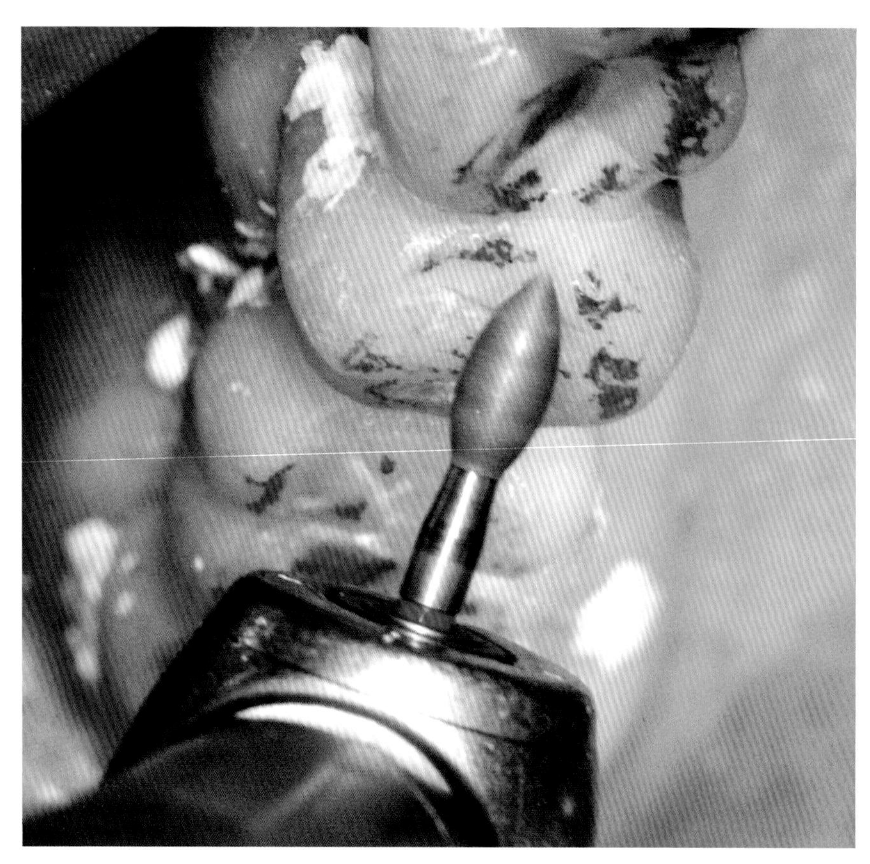

图8.3 在最后一项试验中，可以对ZOE 固定的牙冠进行咬合调整。我们可以注意到，纹理细纹是如何被用作造型，而不是用来破坏陶瓷的构造的

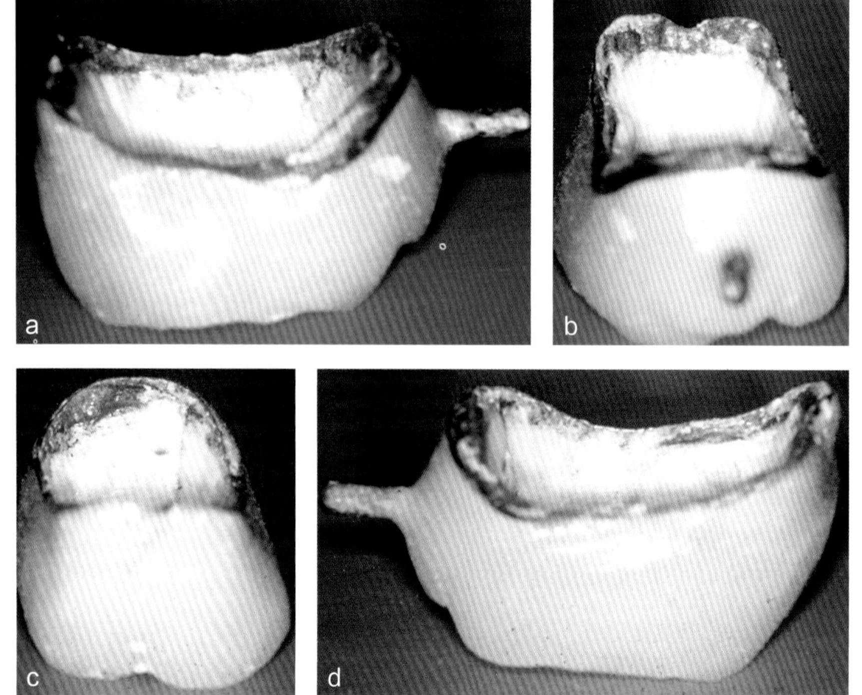


图8.4 可以看出牙冠边缘闭合

从而导致咬合垂直高度增加。这将在关节上形成一个较大的弧，以达到初次接触，从而放大髁突旋转中心可能的不精确作用（铰链轴）。

# 烤瓷冠的试戴

有以下不同阶段：

① 三个中心关系记录，可能是最薄弱的位置。

② 一个记录统计参数或个人铰链轴位置的面弓。

③ 将颊黏膜牵开后，用一个塑料的印模盘制作石膏咬合夹具（图8.5和图8.6）。

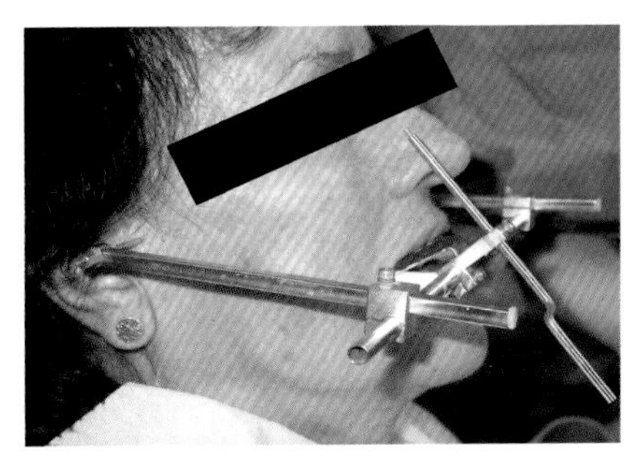

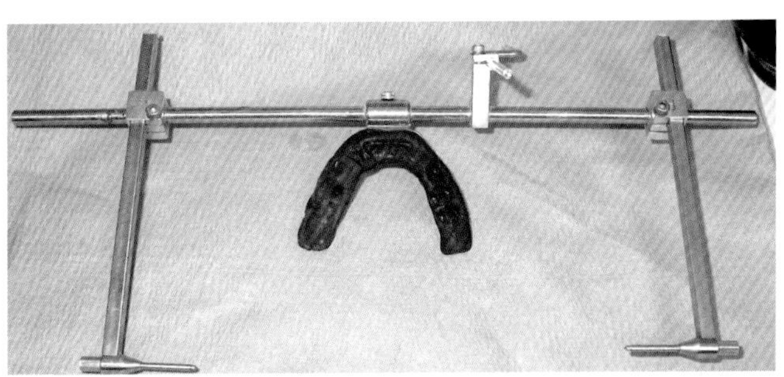

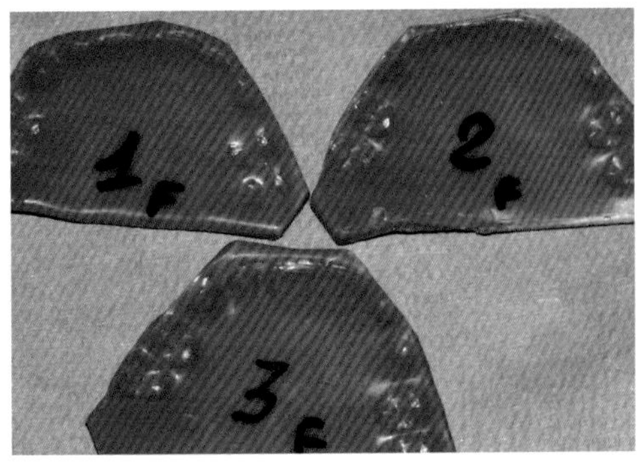


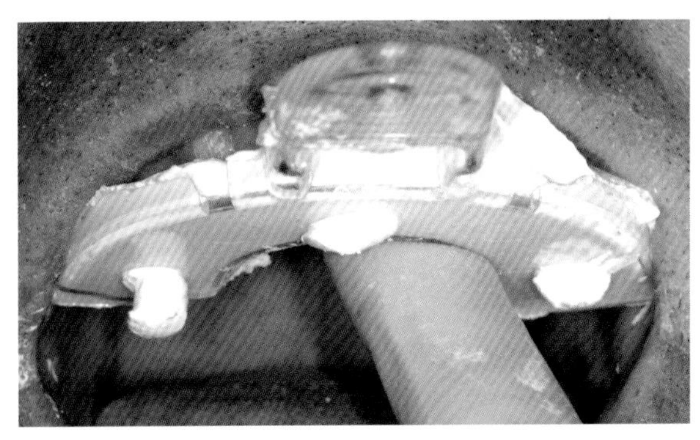

图8.5　如文中所述，当中心关系被用作确定下颌位置时，通过“重新咬合”来进行咬合检查。烤瓷铸造框架的试戴与我们所描述的完全相同。在这种情况下，我们不是直接在口内进行咬合的调整，而是用ZOE试戴糊剂将冠固位后进行操作，对三个最薄但不会穿通的中心进行检测。然后在铰链轴上建立一个新的转移轨迹，如果是天然牙齿的话，也会有一个新的对合牙。将颊黏膜牵开后，用一个塑料的印模盘制作石膏咬合夹具，该夹具由3型石膏（BF Plaster）制成，并对该模型进行研究

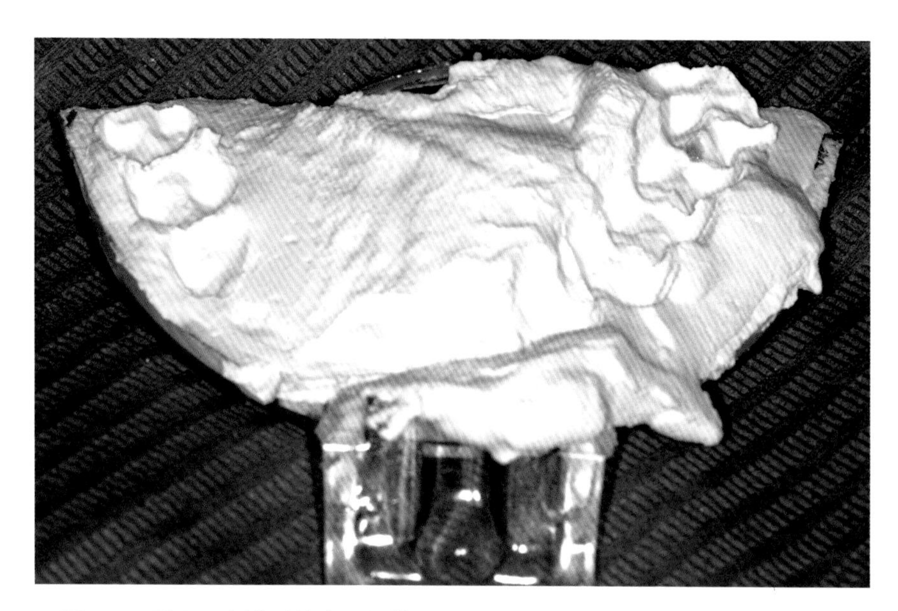

图8.6 采用石膏模型检查重组模型的精度，通过石膏的牙尖吻合，使冠尖与模型相吻合

④ 在患者的口内修复体的位置处，建立一个咬合的树脂模型（图8.7和图8.8）。

⑤ 压力作用于弹性材料上的“反弹”效果已被证实，牙冠在口腔里的位置应该在模型上精确地反映出来（图8.9～图8.11）。如果基台上牙冠数目较少时，由于预制的树脂标记，我们可以对其进行正确的分离和重新定位，它代表的是一个更容易、更安全的刚性基础。

如果对合牙是天然牙，那么就需要制造一个新的对合牙模型的咬合模型。在之前的咬合运动中，旧的烤瓷冠表面会被磨损。如果对合牙也处于烤瓷冠的试戴阶段，重组的咬合模型就是对合牙本身。

从这个模型中，技术人员可以获得一个冠的位置与口腔内位置相同的模型。一旦建立了模型，通过石膏咬合夹具，就可以检查模型是否完善，后期所有的焊接和咬合矫正都是在模型上进行的。

比较这三种正中关系记录，通过面弓和中心的方式可以组建关节并检查中心关系记录的可重复性，进而完成工作（图8.12）。

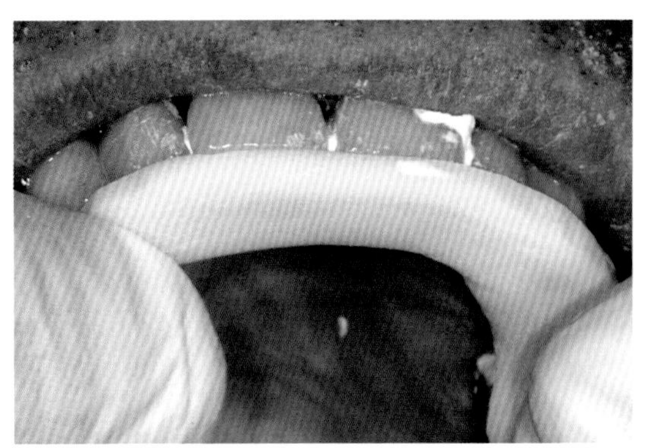

图8.7 用树脂咬合导板进行试验

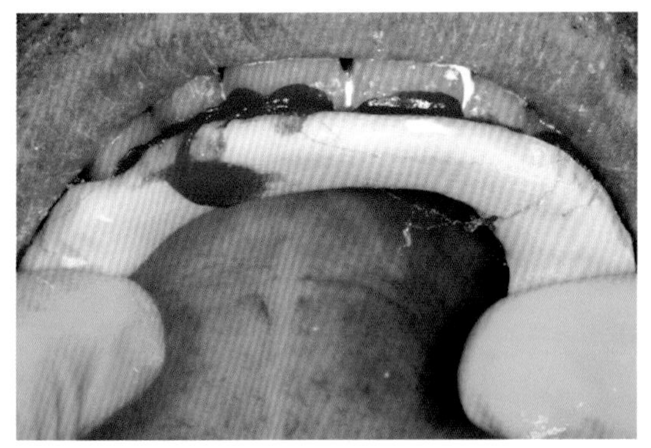

图8.8 这个导板根据全瓷冠的咬合面进行重新定位，在冠无法就位或是要将冠放回硅树脂中时，它将会发挥很大作用。无论如何，导板本身的坚硬表面就可以作为一种就位标志

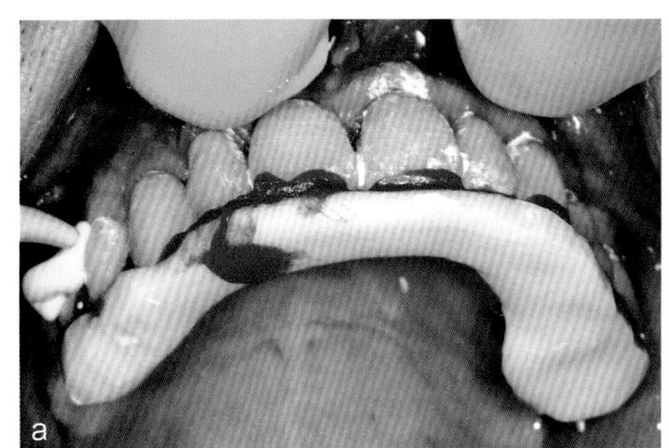


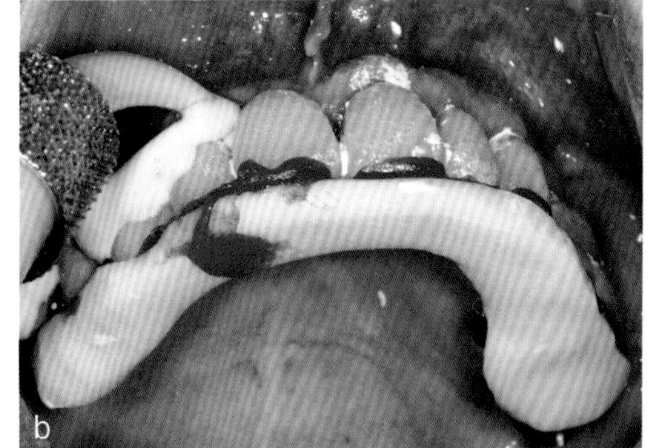


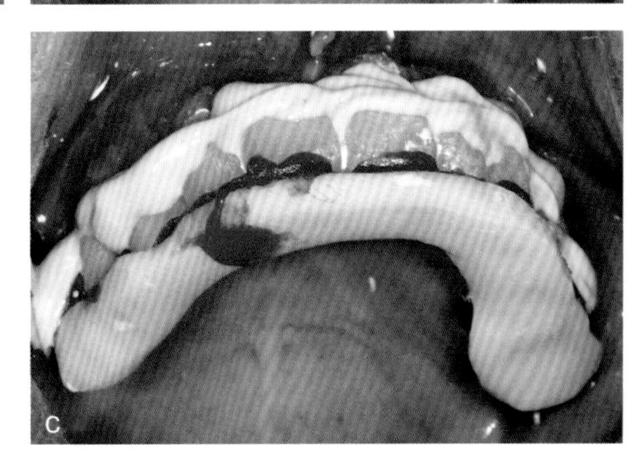


图8.9 通过注射器将印模材料注入牙齿间隙

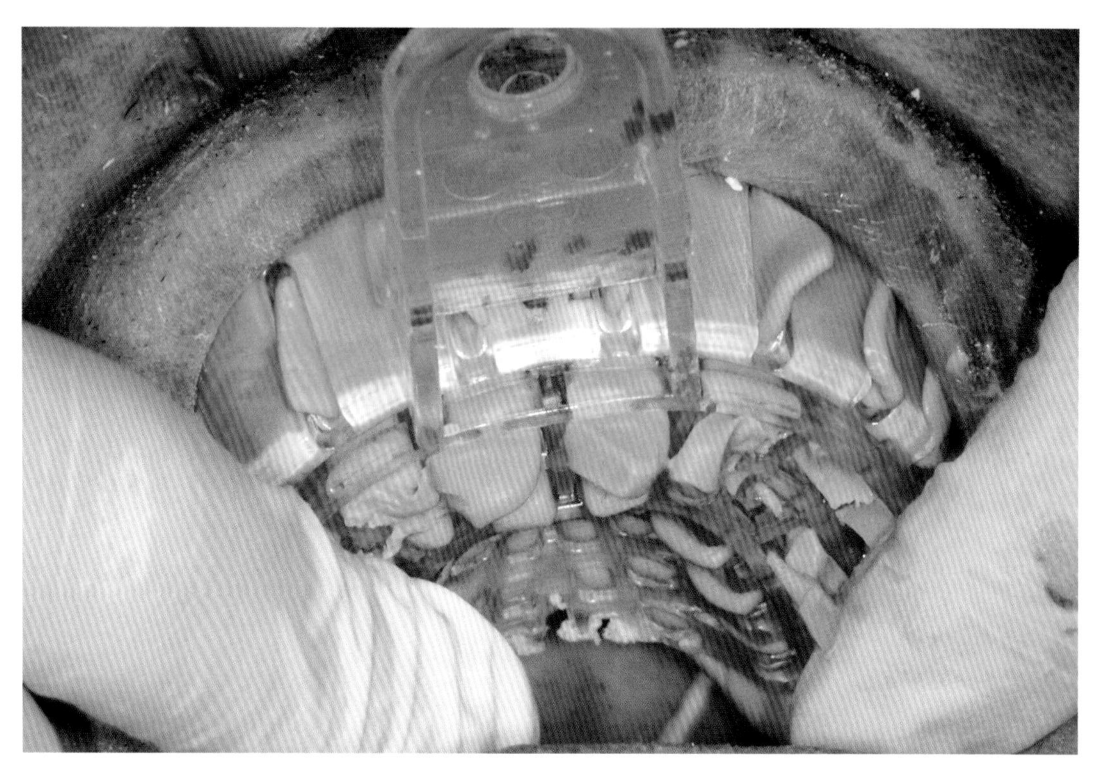

图8.10 在塑料印模盘内加入印模材料，制取印模

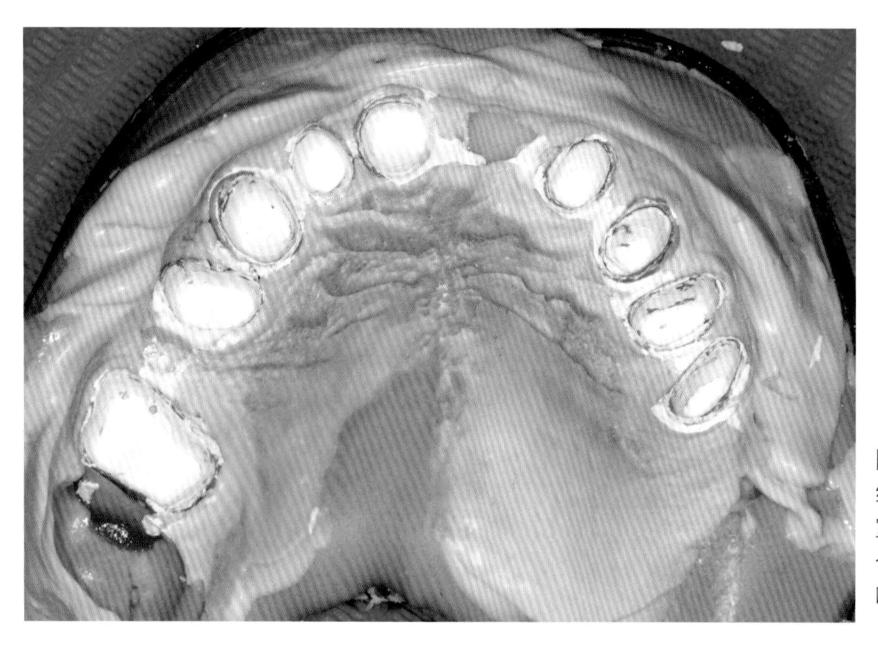

图8.11 完成的重组模型，它在技工室中被用于获取一个建立在关节上的咬合模型

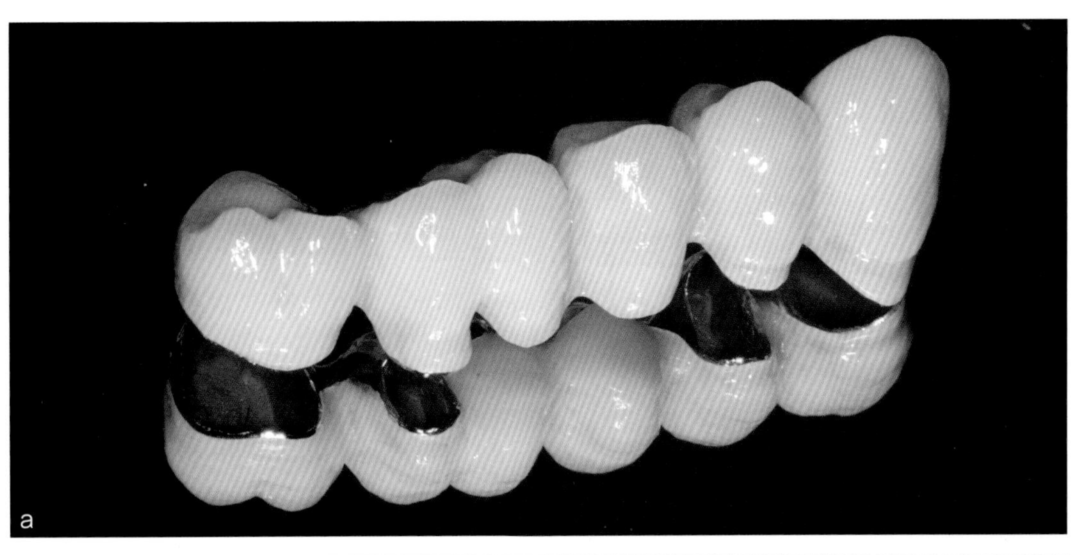


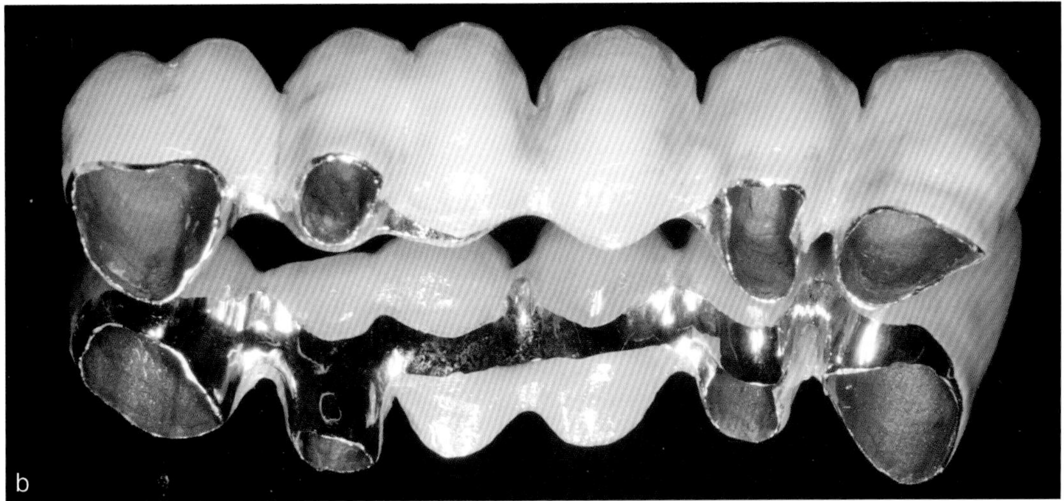


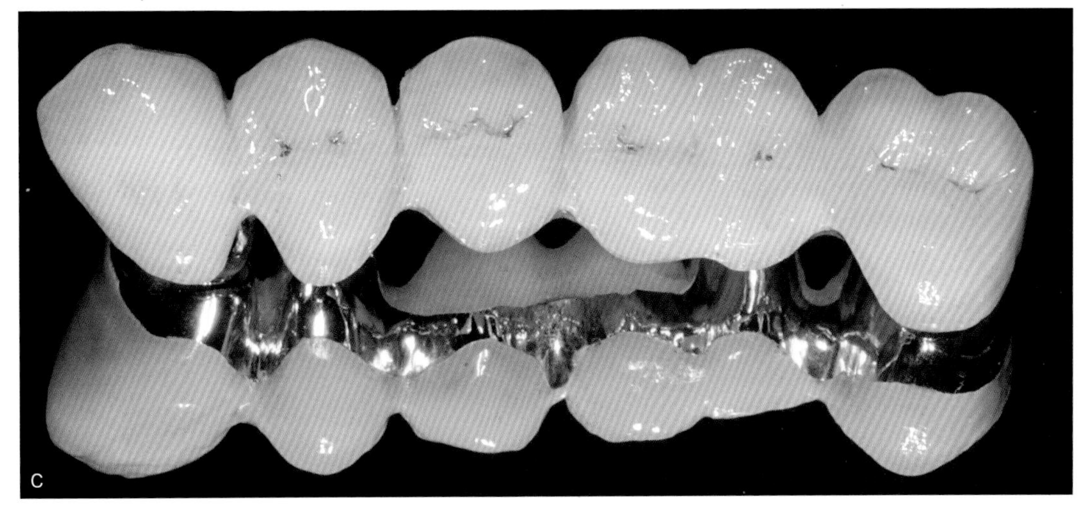


图8.12 金瓷固定修复体已经完成，准备黏固

## 优势

与直接的椅旁咬合调整相比，重组安装技术的优点是 ：

- 不仅可以通过清除和选择性调磨来进行调整，还可通过加热进行修正添加 ；
- 在同时双边控制的情况下更容易操作 ；
- 因为唾液量较少，从咬合纸上获取的信息更加清晰准确 ；
- 可以进行焊接。

重组技术需要使用咬合架，所以它能够适用于多种情况。包括因需要预备牙齿较多导致的最大牙尖交错丧失的病例。在所有的情况下，从修复体的角度来看，唯一可以接受的位置关系是中心关系。通过这种方式做的合位记录不能作为最终的垂直高度，因为烤瓷冠在试戴阶段是在基台上进行的。安装在咬合架上后，要将多余的蜡清除，并降低垂直距离以达到第一次接触。这个尺寸的变化需要和铰链轴上尽可能地精确一致，这样仪器所记录的弧度才能与口腔内的一致。

# 参考文献

Bauer A, Gutowski A. Gnatologia, introduzione teorica e pratica. Ed. Piccin; 1984. p. 415.

Becker CM, Kaldahl WB. Current theories of crown contour, margin placement and pontic design. J Prosthet Dent 1981; 45: 268-277.

Eggleston DW. Advantages and use of the remount for fixed prosthodontics J Prosthet Dent 1980; 43: 627-632.

Huffman RW, Regenos JW. Principles of occusion. London, Ohio: H&R Press; 1973. p. Ⅷ B-1.

Lucia VO. Modern gnathological concepts. St Louis: C. V. Mosby Co; 1961.

Phillips RW. Science of dental materials. 9th ed. W. B. Saunders; 1991.

Suthers MD, Wise MD. Influence of cementing medium on the accuracy of the remount procedure. J Prosthet Dent 1982; 47: 377-382.

# 第9章

# 黏固

黏固是义齿制作流程的最后阶段，但与所有其他阶段同样重要。这一步中的小失误，包括没有去除干净已经黏固的黏固剂就足以导致冠无法完美就位。黏固通常被认为是备好的牙齿和义齿之间连接的桥梁。

在本章中，仅考虑传统的黏固，并不讨论用于马里兰桥体、烤瓷嵌体等方面的黏合技术。笔者认为，在垂直边缘，使用水性黏固剂的传统黏固是最好的；临床上，长期可靠的金属烤瓷冠黏固史对此提供了支持。当然，这并不意味着黏固剂不能用于加强修复体的抗性，而是不应该用来解决固位形不足的问题。遵循正确的步骤，计划好再开始操作，就不必过于依赖黏固强度。

本书推荐的烤瓷黏固剂是被称作水性黏固剂的黏固剂。

无机黏固剂由液体部分（酸蚀剂）和粉末（基体）组成。这两种物质的混合形成黏固剂（表9.1）。

这4种类型的黏固剂目前或曾经在市场上非常普遍，目前最常用的水性黏固剂是氧化锌和玻璃离子黏固剂。

表9.1　无机黏固剂分类

| 组成 | 正磷酸 | 聚丙烯酸 |
|---|---|---|
| 氧化锌 | 磷氧酸黏固剂 | 聚羧酸黏固剂 |
| 玻璃体基底 | 硅酸黏固剂 | 玻璃离子黏固剂 |

# 磷氧酸锌

笔者认为，应用于黏固技术的最合适的材料依旧是磷氧酸锌。时至今日，这种黏固剂仍然是金属烤瓷冠黏固的金标准，以至于在最近的一篇文章中，Johnson也证明，这种材料就算与最新的产品相比也不落下风。

它的主要成分是氧化锌（90%）和氧化镁（10%），而液体基本上由磷酸水溶液、磷酸铝或有时是磷酸锌组成。

这种材料的优点有：长期效果较好，易于使用，充分了解其性能，成本较低。主要的缺点是其对牙齿的黏固力是纯机械性的。在基台适合的情况下，这种材料并非不能用于烤瓷金属冠的黏固，但它限制了在复合树脂和（或）烤瓷冠上的应用。不仅如此，氧化锌黏固剂与牙体组织没有化学连接，只能通过利用冠和基台内的微摩擦力来黏附。水性黏固剂有时会导致操作后暂时性的牙本质敏感；这个问题通常是由于操作错误引起的，例如牙本质过度干燥，或余留牙本质厚度低于1mm。然而，在文献中，使用氧化锌或玻璃离子黏固剂和增加的牙本质敏感之间没有相关性。此外，氧化锌黏固剂不防龋，且玻璃离子也没有临床意义上的防龋性。就算是唾液的溶解性和氧化锌黏固剂的低机械性似乎也对种植修复的预后几乎没有影响：15年后种植牙的存活率为74%。

抗压强度尽管不高（最高104MPa），但仍能很好地满足美国牙科协会（ADA）第96号（ISO 9917）对24h后抗压强度最少70MPa的要求。

弹性模量相当高，为13.7GPa，能在义齿承受高咀嚼应力时抵抗弹性变形。

需要进一步考虑的是微渗漏和边缘完整性。微渗漏或微过滤主要是由于存在边缘间隙，只要存在间隙，微量物质以及细菌和毒素就可能直接和间接渗透到修复体的修复边缘水平。在Piwowarczyc的一个病例中，强调了与玻璃离子黏固剂和其他黏性黏固剂相比，使用磷氧酸锌黏固剂是如何导致更高水平的微渗漏的。然而，也是同一研究证明了，氧化锌处理可以减小边缘间隙，这种现象可能是由于材料的高流动性和低厚度。

边缘间隙越小，暴露的黏固剂越少，可能造成细菌感染的溶解风险越低。

因此，有必要以现有技术允许的最大精度进行操作。此外，我们应该承认，从临床角度来看，评估边缘间隙的程度不太可能。值得注意的是，尽管修复医生努力寻求更好的技术和材料，但常用方法，比如在黏固时保证固位形，也能显著减少边缘间隙。此外，良好的铸造工艺和降低黏固剂厚度也能增加固位形。

调整粉-液比对于黏固剂的特性影响极大（图9.1）。配比得当，氧化锌的机械强度会有很大提高。最大的粉末量可能还具有发热较低的优点，在有些情况下，温度升高约10℃后会逐渐变为糨糊状。因此，建议采用冷玻璃板进行黏固（4～8℃），因为它可以吸收放出的热量。就算过度调拌，粉末黏固剂也不会流动性不够或凝固过快。在冷玻璃板上应避免空气中的水发生冷凝，因为水会加速凝固反应，阻碍玻璃板的冷却作用。

在第一次加粉和第二次加粉之间还应该等待1.5min，通过调拌刀加入少量粉末，直到其完全溶解，以减缓黏固剂凝固时间并降低其酸度。

按照ADA 96号标准规定，氧化锌黏固剂的凝固时间为2.5～8min，但通过采用上述技术，可将时间延长至15min。

当我们使用仅具有微机械固位力的氧化锌时，可以将牙冠表面打磨粗糙。为此，可以采用倒锥形金刚砂钻头。一次打磨一个壁，从边缘约1mm处开始，直到咬合面。而且备牙结束尚未抛光的基牙本身已经很粗糙了。

粗糙的表面增加铸件固位力，而不改变其适应能力。这种固位力不会因为有助于调整和固位的缓冲应用而改变。

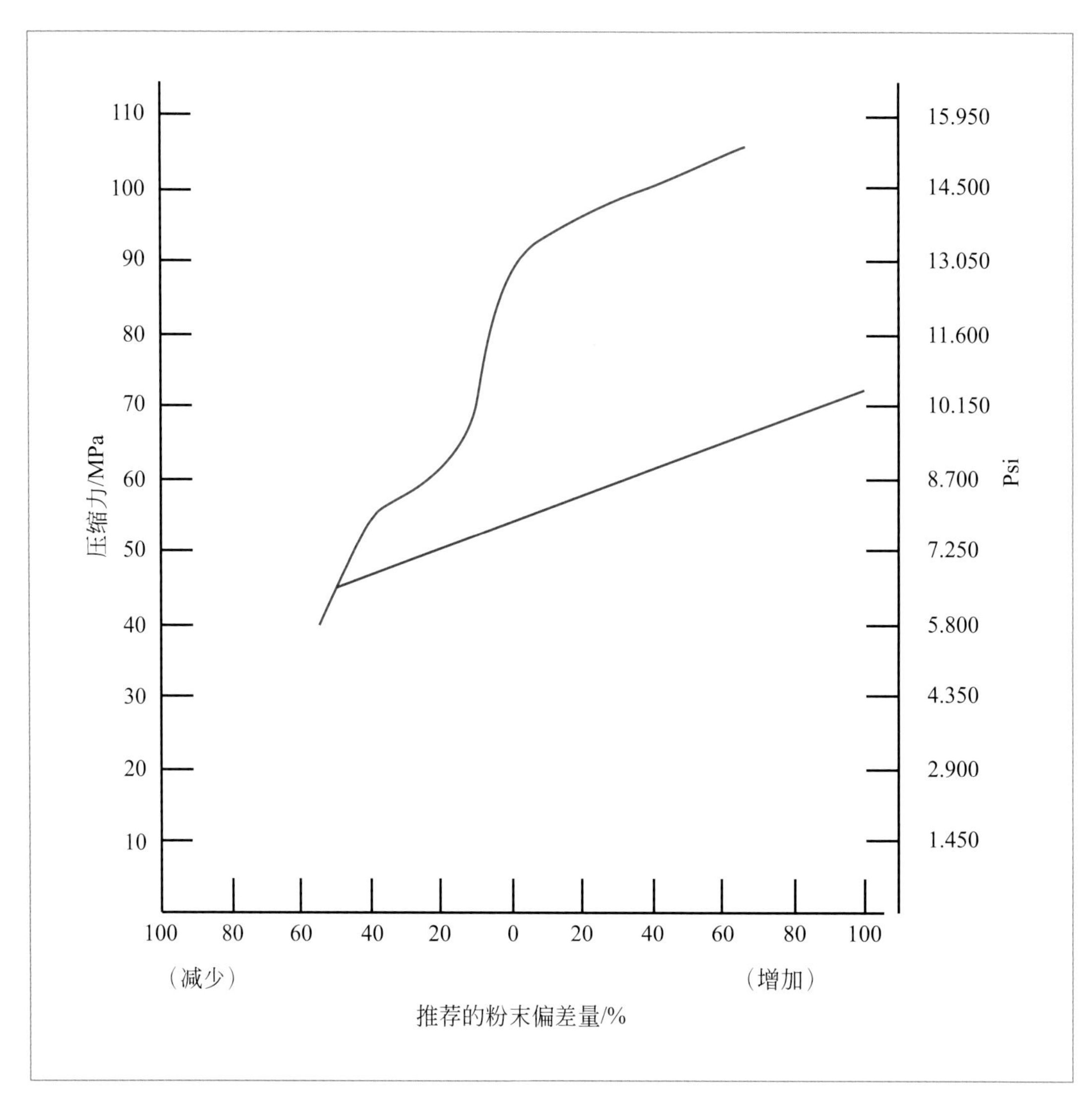


图9.1 随着粉末含量的增加，黏固剂的性能提升（红色代表多羧酸锌，蓝色代表磷氧酸锌）（引自Phillips RW.Science of dental materials.9th ed.W：B：Saunders；1991）

氧化锌黏固剂在最初的几分钟内具有最大的溶解性，因此，最好将其覆盖以使其不与唾液接触，同时要求患者闭口，通过咬合接触直到聚合完成来保持义齿就位。为此，在黏固之前，准备一些长约3cm，宽4cm的铝条，并覆盖足量的全口义齿固定剂。因为现在市场上没有现成的导板，所以制作个性化导板已经势在必行（Burlew Dryfoil，JF Jelenko and Co，Armonk，NY）。

# 永久黏固

对于较小的义齿，只需要在黏固前进行最终检查（在试冠时已经调过咬合）。对于较大的义齿，建议将该义齿暂时放置在口腔中12～24h，用一些氟剂或氯己定凝胶作为临时黏固剂。这有助于在黏固之前完成义齿的就位。

牙冠的内面打磨粗糙（图9.2和图9.3），然后使用去油剂液体（Hydrol）进行清洁（图9.4）。同时，助手从冰箱中取出玻璃板，并用纸巾将其擦干以防止水凝珠产生（图9.5）。水性黏固剂受混合物中水含量的影响，因此我们需要清除玻璃板上的冷凝水。此外，装液体的瓶子应立即闭合并密封以避免水分从瓶内蒸发（在这种情况下，它会变成不能正常使用的乳酸）。将液体滴在玻璃板的中心，而一片粉末则散布在同一玻璃板的外部边缘上（图9.6）。这时，操作者便可将粉末加入液体中。并用调拌刀进行操作，直到混合物变得不透明（图9.7）。然后再等待至少1.5min后开始调

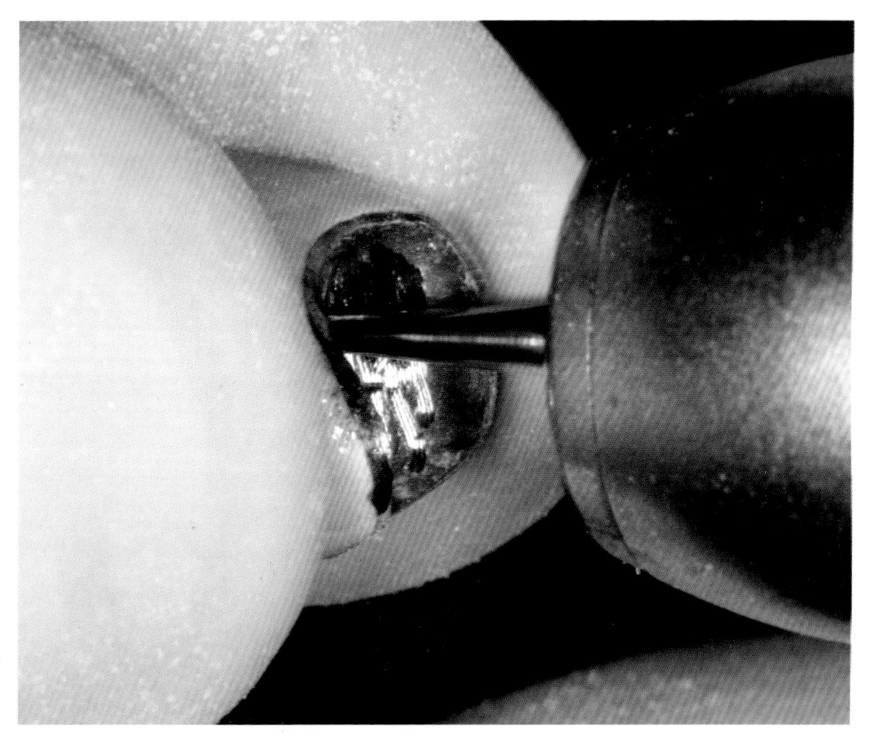

图9.2 在黏固前打磨冠内面

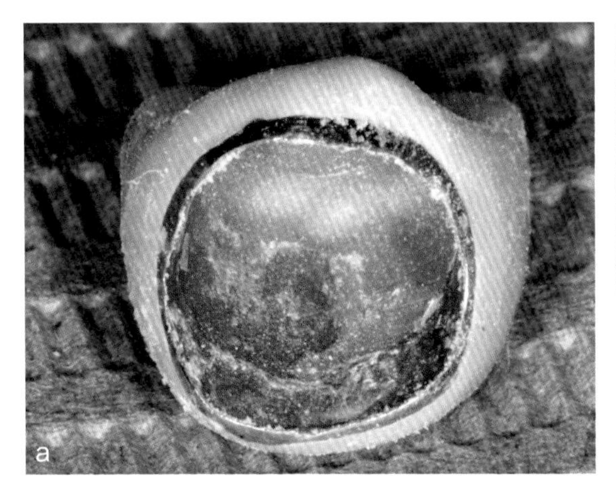


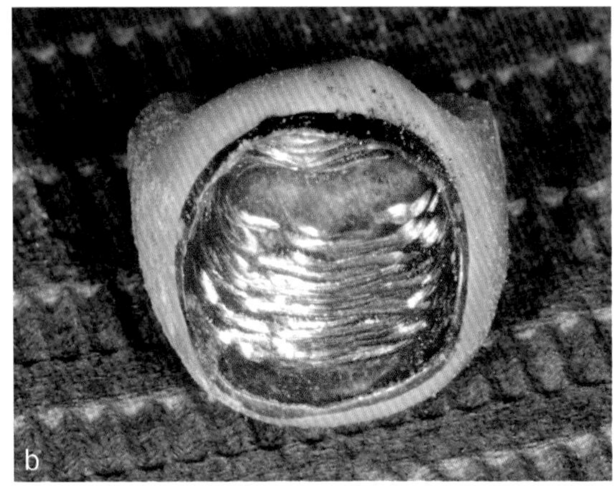


图9.3 打磨之前和之后的冠

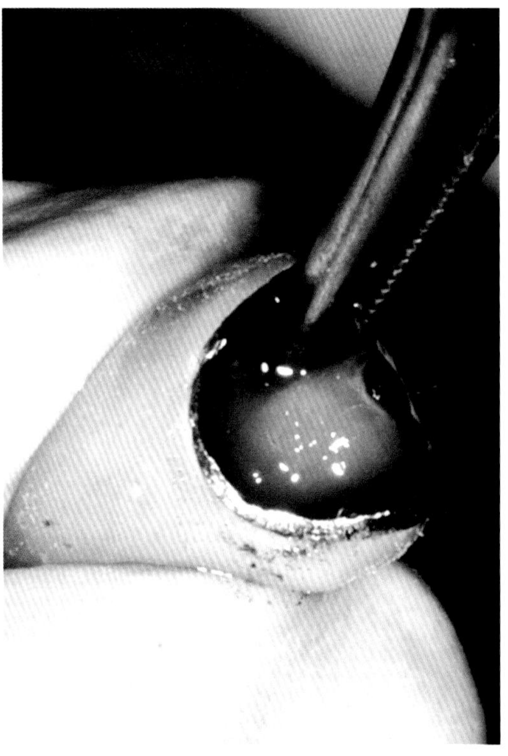

图9.4 用Hydrol除去冠内的油脂

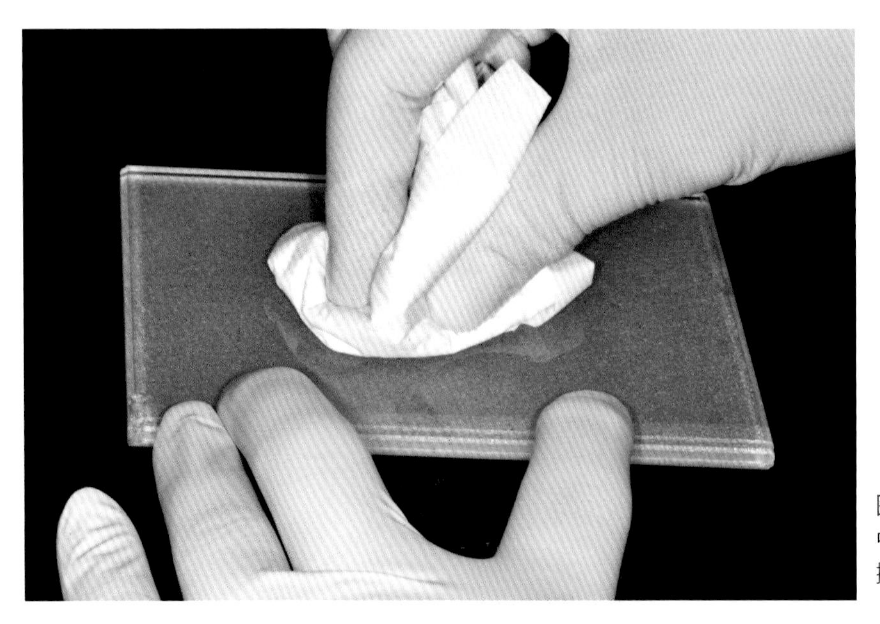

图9.5 刚从冰箱中拿出并由助手擦干的玻璃板

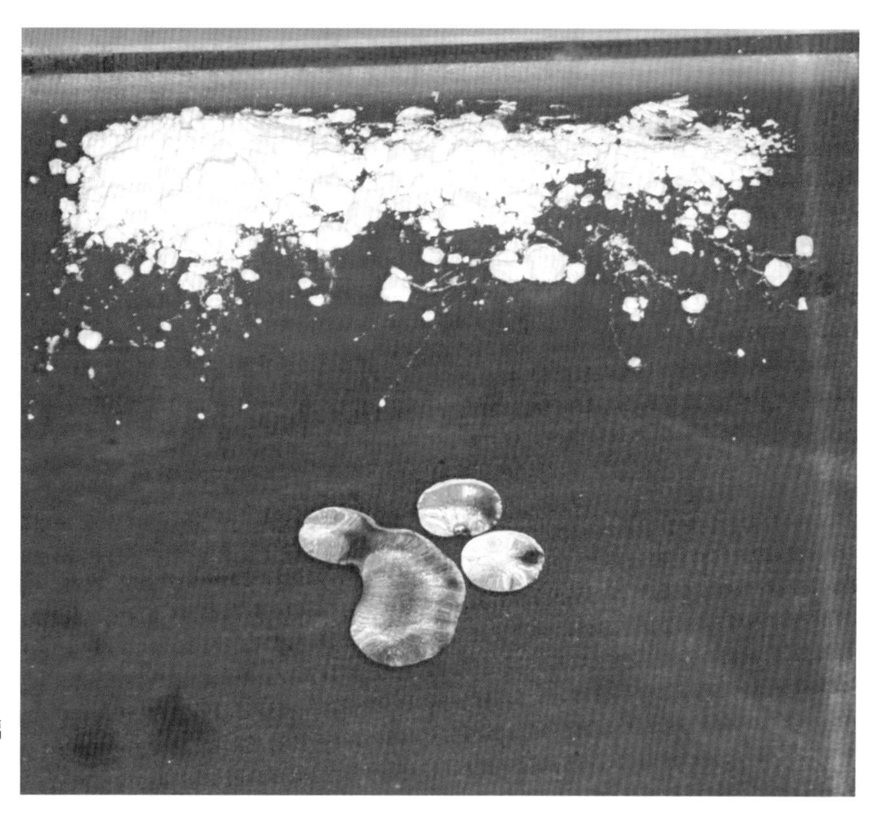

图9.6 放在玻璃板上的粉末和液体

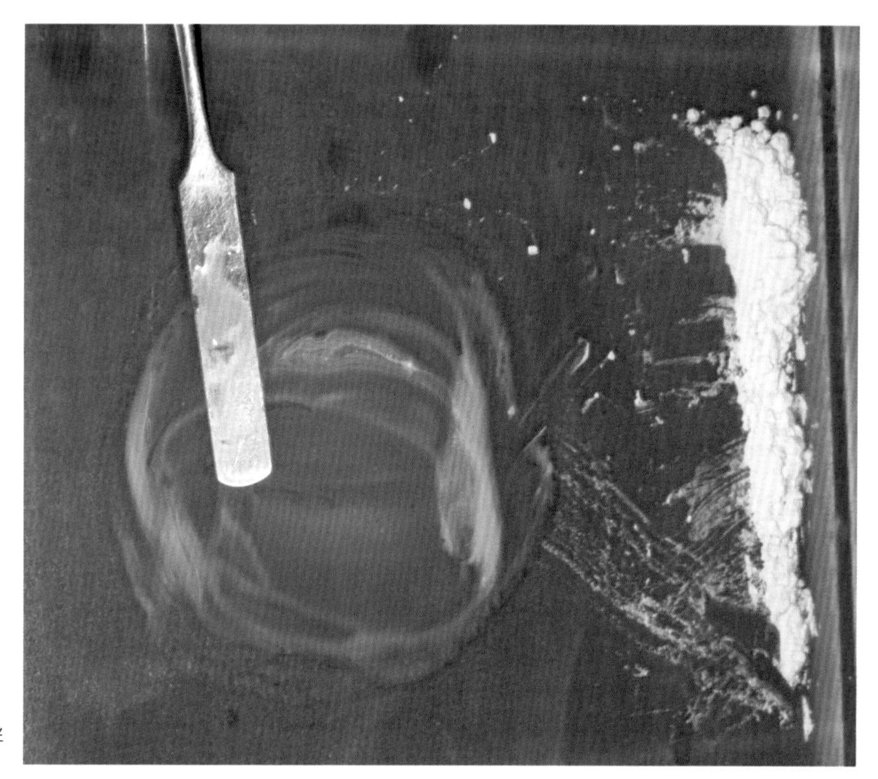

图9.7 第一次调拌

拌。等待期能让液体冷却并吸收由放热反应产生的热量，从而产生更长的工作时间和更大的粉末量。2min后，我们再次开始使用调拌刀，每次少量地添加粉末。同时，助手用口镜拉开口角，用有消毒和清洁作用的氯己定清洁基台。在这个阶段，不建议使用棉卷，这会存在将棉卷带入冠边缘导致冠脱落的风险。

继续调拌直到调拌刀提起黏固剂时能形成约1.5cm的拉丝（图9.8）。用调拌刀将黏固剂涂到冠上，注意要涂到每个壁上，不能有遗漏（图9.9）。同时，助手除了拉开口角，还需用气枪干燥基牙。然后将冠就位，将其牢固地推入最终就位处（图9.10）。现在，整个基牙表面都覆盖上了一层薄薄的义齿黏固剂（图9.11和图9.12）。

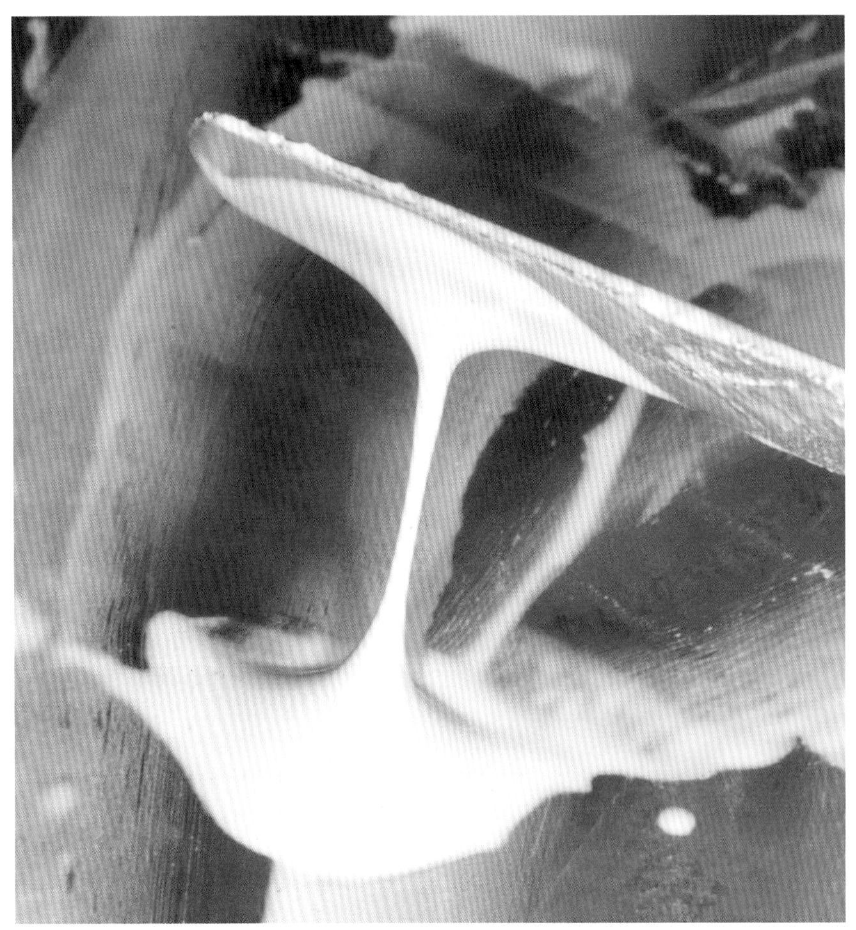

图9.8　黏固剂能拉丝1.5cm，表现了黏固剂的均一性

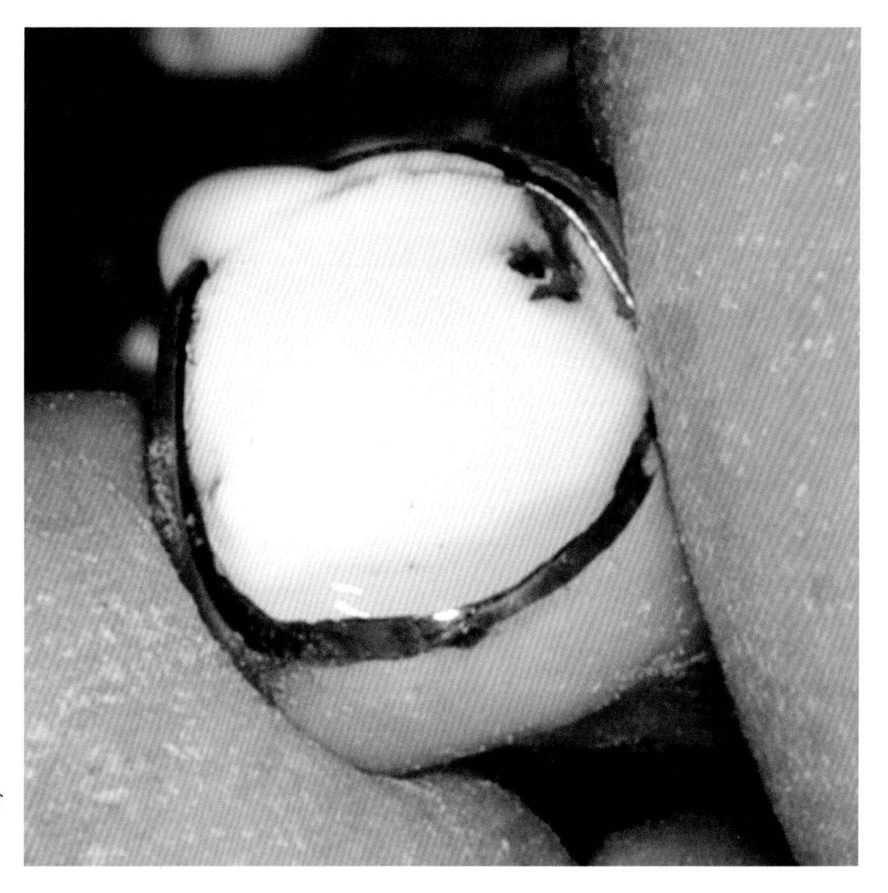

图9.9　黏固剂分布在所有的冠内壁

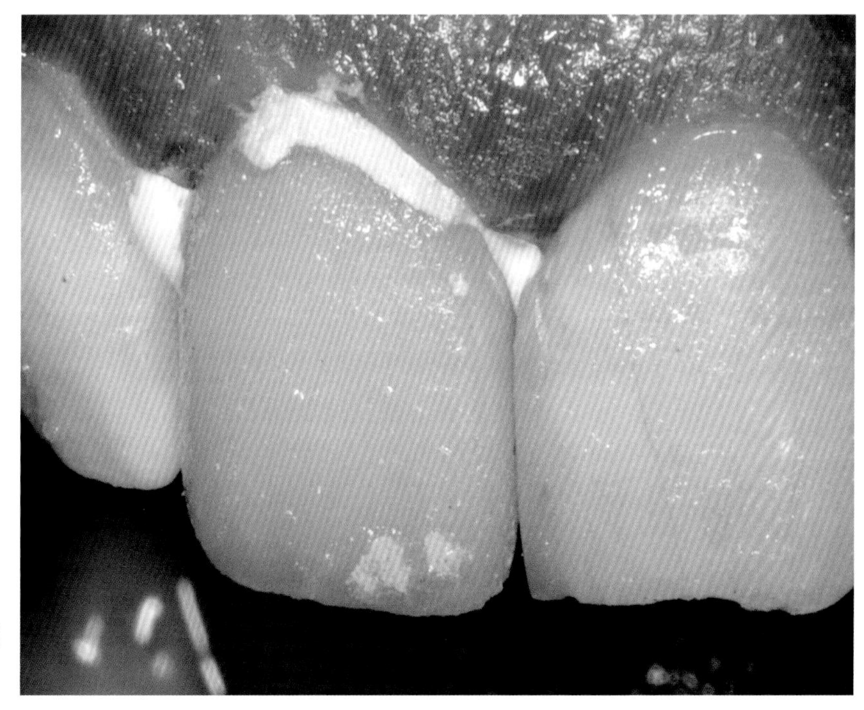

图9.10　冠被牢固地戴到基牙上

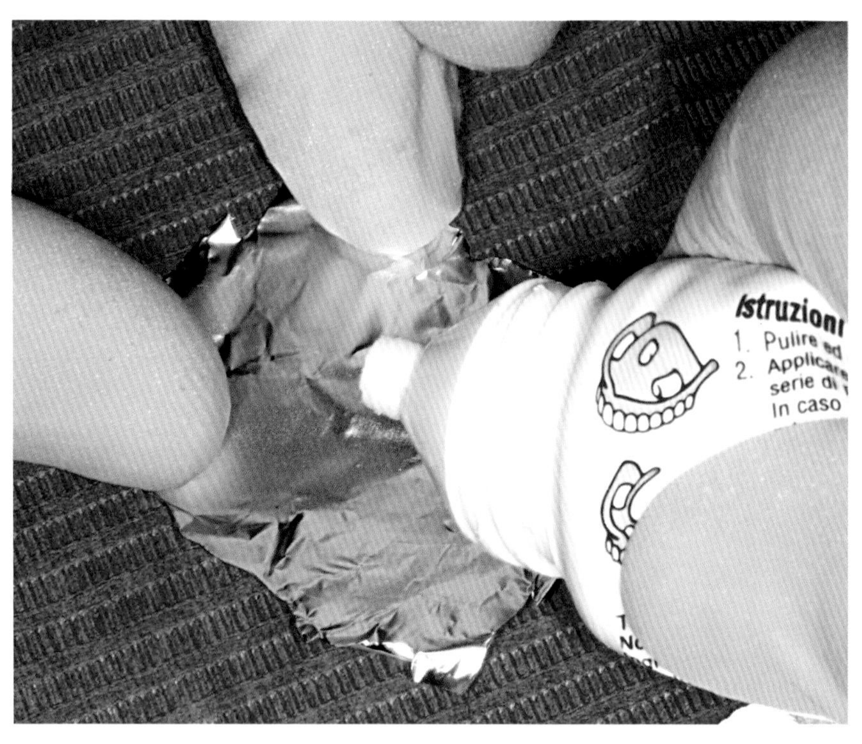


图9.11 将一些全口义齿黏性糊剂涂在锡箔纸上

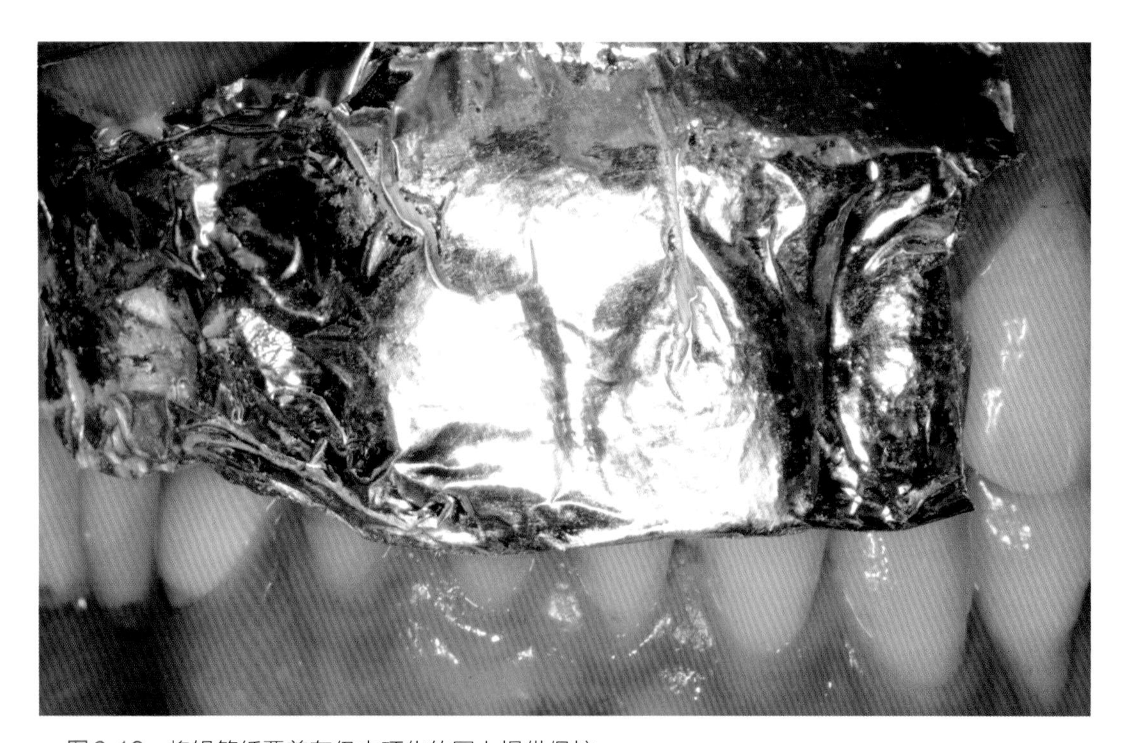

图9.12 将锡箔纸覆盖在仍未硬化的冠上提供保护

一旦牙弓被覆盖，指示患者闭口，以咬合帮助义齿就位。为了防止义齿倾斜或撬动，应避免使用紧咬装置，例如木棍。

氧化锌聚合的等待时间（以上述步骤制备的话）约为15min。在这个阶段，患者必须至少在前5min内闭口，并把吸唾管放在嘴里。然后，去除黏合剂锡箔，并用旧的钝的13～14型刮匙以画圈而不是冠根向移动的方式去除多余的黏固剂（图9.13）。为了去除多余的邻接点黏固剂，可以采用钝的Willams探针和牙线（图9.14），并打双重或三重结以产生足够的强度来去除黏固剂。

黏固剂去除对于避免菌斑累积带来的炎症至关重要。

当黏固完成时，可以在龈沟内使用一些氟剂或氯己定凝胶（非酸性的）（图9.15）。

用很薄的咬合纸（8μm）可以检查出潜在的咬合改变。

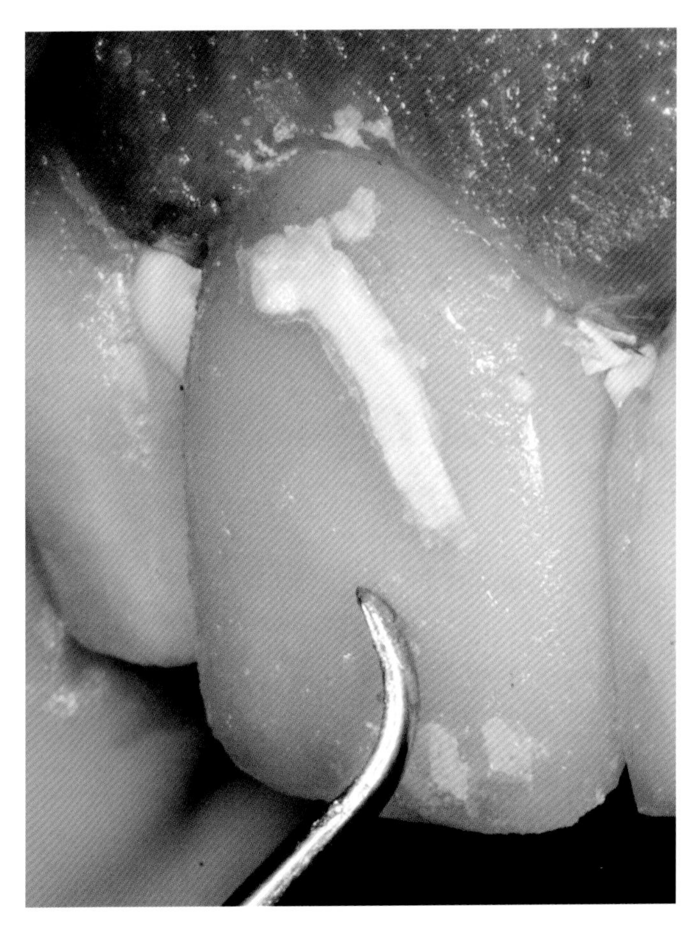

图9.13 用刮匙去除多余的黏固剂

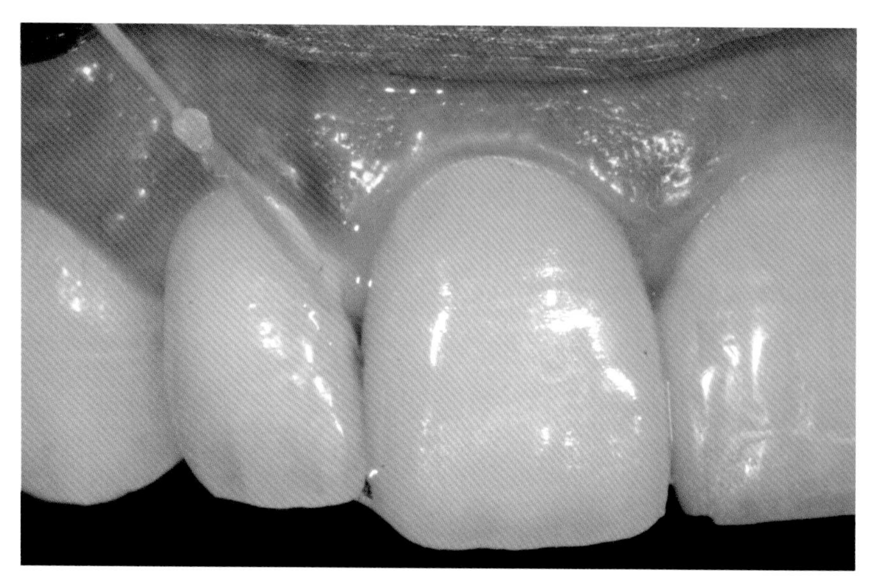

图9.14 用牙线去除邻接点黏固剂

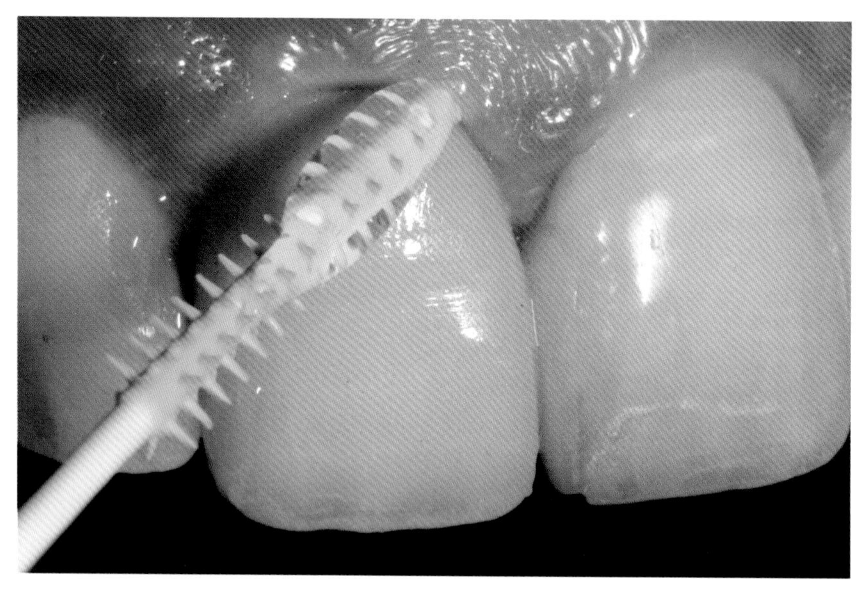

图9.15 为去除最后的黏固剂痕迹，用氯己定凝胶进一步清洁龈沟

应该记住，聚合阶段期间的黏固剂可溶于碳酸氢钠溶液中。如果在黏固期间发生错误（例如就位误差或边缘碎裂），应立即将义齿去除并浸入这种溶液中。

一般来说，建议患者至少48h内避免用义齿咀嚼。3个月后复诊检查卫生清洁情况。

为了研究的完整性，本文列出两个临床病例来总结（图9.16～图9.17）。

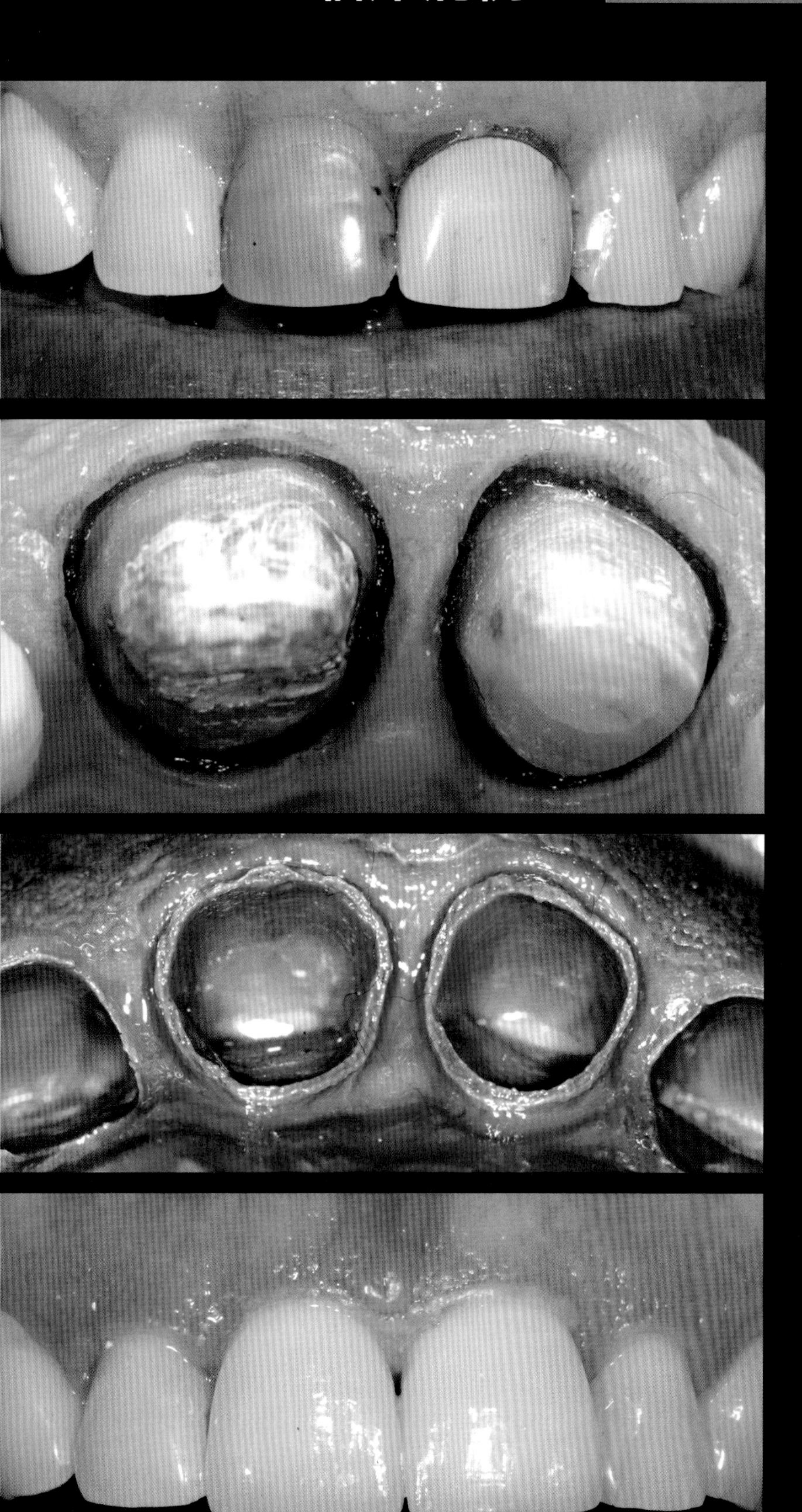

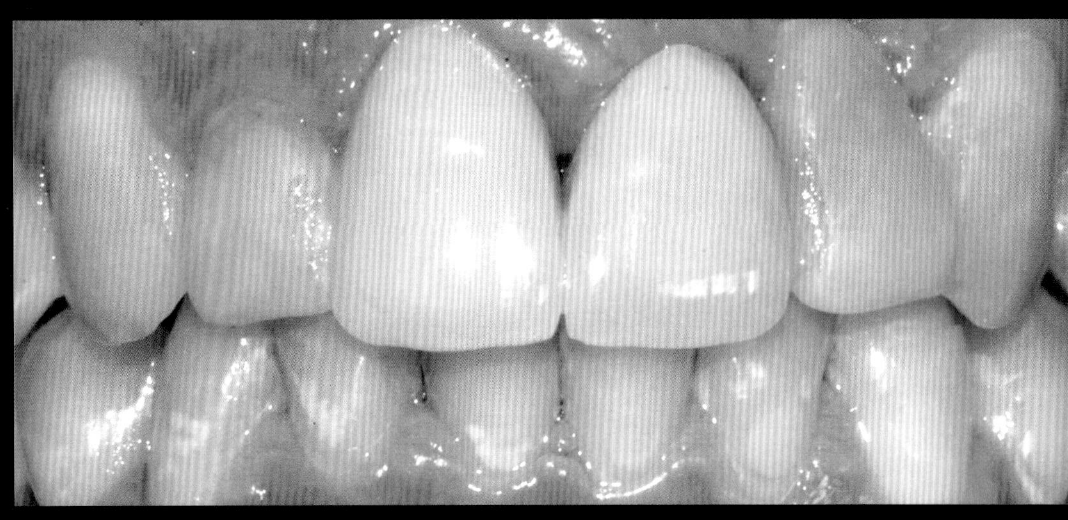

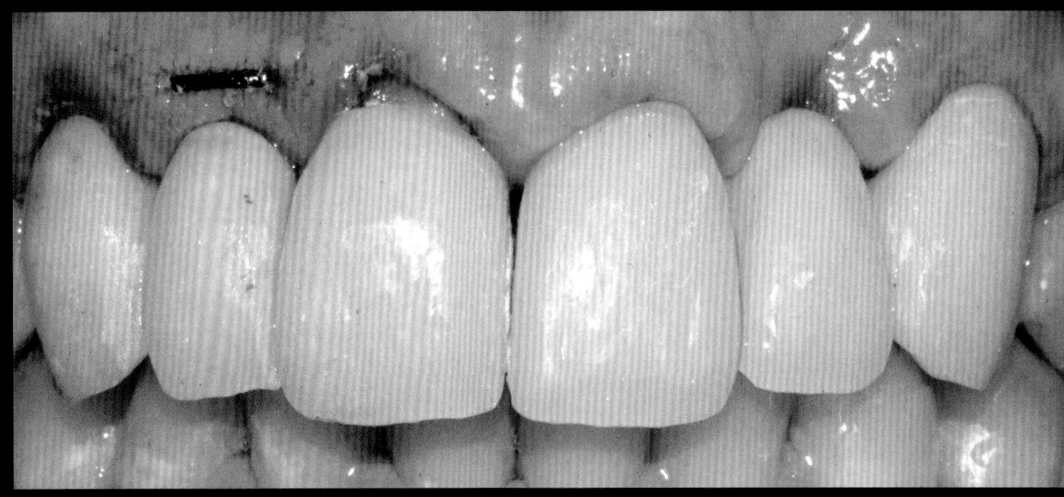

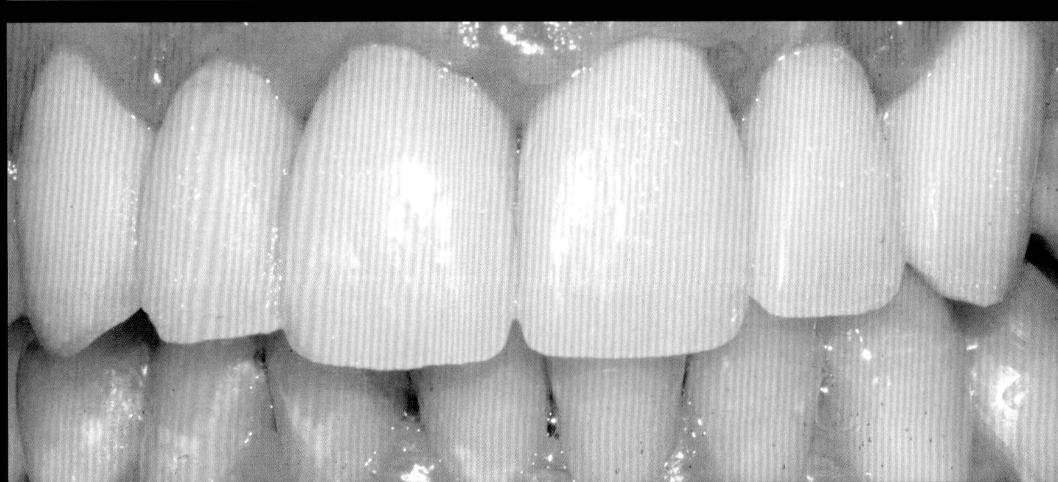

图9.16 总结临床病例1

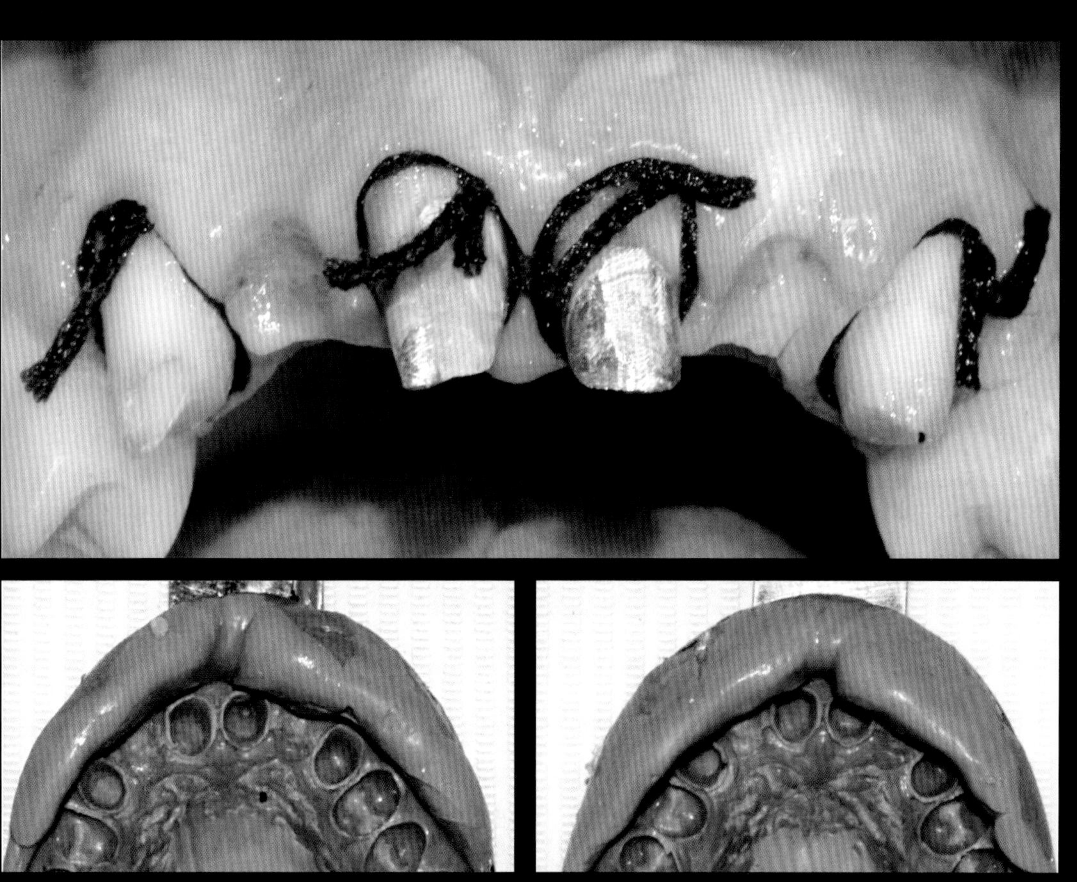

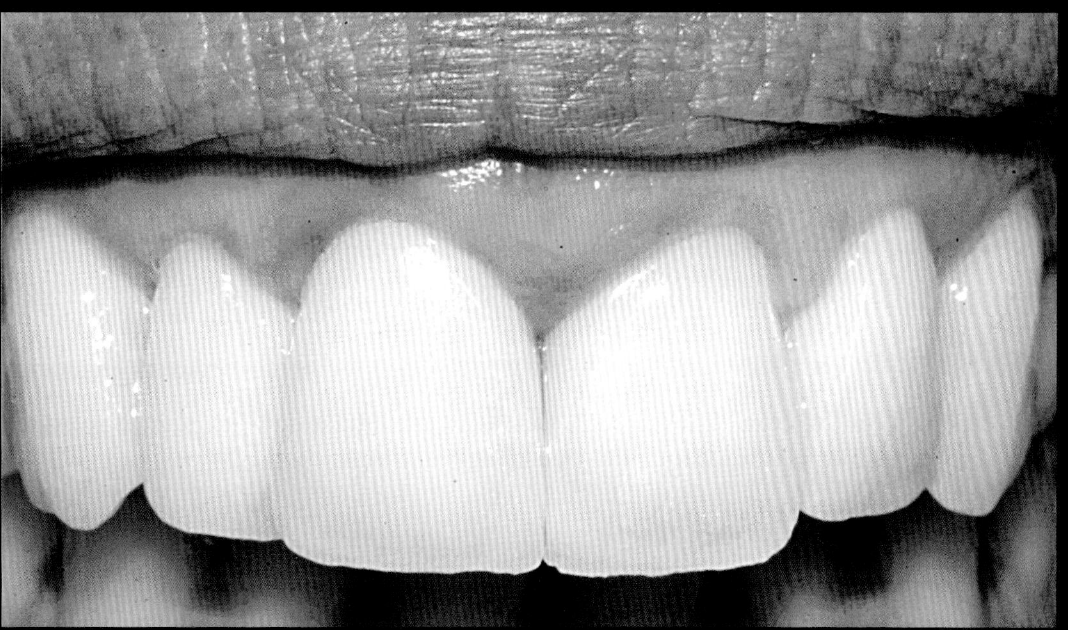

图9.17 总结临床病例2，4年后复诊

# 参考文献

Creugers NH, Kayser AF, van't Hof MA. A meta-analysis of durability data on conventional fixed bridges. Comm Dent Oral Epidemiol1994; 22 448-452.

Curtis SR, Richard MW, Meiers JC. Early erosion of glass ionomer cement at crown margin. Int J Prosthodont 1993; 6: 553-557.

Davidson CL, Mjor IA. Advances in glass-ionomer cements. Quintessence Publishing Co 1999.

Duymus ZY, Yilmaz B, Karaalioglu FO. An investigation of thermal changes of various permanent dental cements. Dent Mater J 2009; 28: 285-289.

Fabianelli A. A study into the significance of tracing microleakage by color dye infiltration. PhD Thesys; 2004.

Jahangiri L, Wahlers C, Hittelman E, Matheson P. Assessment of sensitivity and specificity of clinical evaluation of cast restoration marginal accuracy compared to microscopy J Prosthet Dent 2005 Feb; 93(2): 138-142.

Johnson GH, Lepe X, Zhang H, Wataha JC. Retention of metal-ceramic crowns with contemporary dental cements. J Am Dent Assoc 2009; 140 (9): 1125-1136.

Jost-Brinkmann PG, Rabe H, Miethke RR. Materials properties of zinc phosphate cements after delayed setting on refrigerated slabs. Fortschr Kieferorthop 1989 Feb; 50(1): 1-11.

Kern M, Kleimeier B, Schaller HG, Strub JR. Clinical comparison of postoperative sensitivity for a glass ionomer and a zinc phosphate luting cement. J Prosthet Dent 1996 Feb; 75(2): 159-162.

Levine WA. An evaluation of the film thickness of resin luting agents. J Prosthet Dent 1989 Aug; 62(2): 175-178.

Olivera Belsuzarri A, Saito T. The effect of die spacer on retention and fitting of complete cast crowns. J Prosthodont 2006; 15: 243-249.

Pameijer CH, Stanley HR, Ecker G. Biocompatibility of a glass ionomer luting agent. Crown cementation. Am J Dent 1991; 4: 134-141.

Piemjai M. Effect of seating force, margin design and cement on margin seal and retention of complete metal crown. Int J Prosthodont 2001 Sep-Oct; 14(5): 412-416.

Piwowarczyk A, Lauer HC, Sorensen JA. Microleakage of various cementing agents for full cast crowns. Dent Mater 2005 May; 21(5): 445-453.

Raskin A, D'Hoore W, Gonthier S, Degrange M, Dejou J. Reliability of in vitro microleakage test: a literature review. J Adhesiv Dent 2001; 3: 295-308.

Rosenstiel SF, Land MF, Crispin BJ. Dental luting agents: A review of the current literature. J Prosthet Dent 1998 Sep; 80(3): 280-301.

Swartz ML, Phillips RW, Pareja C, Moore BK. In vitro degradation of cements: a comparison of three test methods. J Prosthet Dent 1989; 62: 17-23.

Tuntiprawon M. Effect of tooth surface roughness on marginal seating and retention of complete metal crowns. J Prosthet Dent 1999; 81: 142-147.

Ulusoy M, Denly N. Simanlarm sertlesme reaksiyonlari esnasinda pulpada olusturdklari isi degisimleri. Ataturk Univ Dis Hek Fak Derg 1990; 17: 19-22.

Van Noort R. Introduction to dental materials. London: Mosby Elsevier; 2007.

Wiegand A, Buchalla W, Attin T. Review on fluoride-releasing restorative materials-fluoride release and uptake characteristics, antibacterial activity and influence on caries formation. Dent Mater 2007 Mar; 23(3): 343-362.

# 种植体基台

前面章节介绍的一些种植体与修复体黏固的方法和技术，已经被应用了10余年。将黏固应用于种植修复体中，我们的目的不是提高边缘密合性（金属基台不易被腐蚀），而是使种植体更容易就位。

其根本的区别在于：

- 轴壁倾斜角的预备（不是凭经验徒手预备，而是使用平行测量仪）；
- 印模材料的分布；
- 牙冠在龈下和龈上过渡时呈现的轮廓。

在美学区，二期手术或即刻负重种植体植入后进行取模。基台和临时修复体必须尽快完成（1～2d），以便在组织处于愈合的成熟期时植入。在技工室制取印模时，因为需要转移关系就会用到一个圆形的穿龈管。但对牙齿来说，牙颈部有三角形、卵圆形等不同的形状。临时树脂冠适用于部分紧急情况，以实现良好的牙龈美学功能。

## 形成适当轮廓

将牙齿的蜡型阶段与在天然牙上的相同步骤进行比较，我们可以发现其有本质的区别。

技术人员首先从穿龈管（需要用棉球封闭管口）开始制作牙齿蜡型，最终会与模型上的牙龈边缘重叠。

在选择重叠的数量时，必须遵循美学原则，这样才能得到具有理想长度和形状的牙齿。

当这一过程完成后，使用水彩笔标记硅树脂牙龈上的一个点，牙齿呈现的轮廓从这里开始。然后在基台预备的过程中，准备硅树脂导板，并对该处进行分析。

然后把硅树脂牙龈按照之前水彩笔标记的位置进行裁切。临时冠的边缘线应在牙龈边缘轮廓下不到1mm 的位置。从这一点到这个水平，根据镜像复制组织凸面的形状（鸥翼技术）或邻近的牙齿的凸面形状。在边缘水平处，轮廓变化产生的角度诱导其下方的牙龈愈合。在临时诱导边缘组织时，由于一种叫作“斜坡缝合”的特殊技术，边缘组织会形成一定的角度。

就像Berglundh解释的那样，由于种植体周围牙龈组织的血管化，这些位置将是牙龈组织改建的关键部位。

同时，也应通过类似的实验方法检测邻面接触点和牙槽嵴之间的距离，以促进龈乳头的发育。如果其距离超过5mm，龈乳头就很难形成。在这种情况下，为了避免“黑洞”的形成，就必须使牙齿的形状为方形，如果这些牙齿具有不同的形状，则不能与其他天然牙的形状相匹配。

# 在模型上试戴基台

当基台被插入模型后，就可以通过硅树脂导板来评估它的厚度。现在我们转到下一个阶段，描绘出垂直的闭合线。在某些情况下，可以将基台倾斜到25°。一旦准备好了，我们就能获得牙龈与基台之间的缝隙，评估它是否能够在牙颈部获得一个良好的陶瓷美学功能。在临时牙做完后，就可以获知龈下的角度和龈上的轮廓。就像传统的修复体，这样的形状有利于在Bass刷牙法中，将牙刷刷毛深入到龈沟中去。

为了限制牙菌斑的形成，我们需要区分基台的表面处理，主要是由于在短时间的情况下，不能保证合适的固位。在这种情况下，临时修复体所覆盖的基台部分是粗糙的，但必须要抛光其未覆盖的部分。在操作的过程中，要注意到某些组织可能会出现局部缺血，因为与覆盖螺丝相比，临时修复体具有更大的尺寸和不同的形状。在某些情况下，可以拆除缝线使龈乳头就位。在牙龈组织开始生长之前，必须迅速完成临时修复体。

对种植体基台而言，垂直准备也有一些优点，因为它会在固定的修复体中获得被动固位。在过去，在电镀的金铜合金上粘上桥体是有可能达到的，而这些电镀金铜合金需要被正确钝化，直到闭合边缘被涂上材料，这样才能在铸件和电镀的金铜合金之间制造出一个微小的间隙。现在，相反地，材料直接在分散在基台上，而不用使用昂贵的电镀金铜合金。在单冠上，材料的分散方式与第5章所描述的一样。在桥体上有更多的元素连接在一起，材料并没有在基台头部上扩散，而是沿着壁降到边缘密合区，就像在电镀金铜合金上的那样。通过这种方法，基台的头部作为一个垂直向的终点，在边缘区会有和电镀金铜合金一样的边缘间隙。这些在图10.1 ～图10.24中都可以看到，代表了一个部件的铸造。种植义齿的另一个优点可能是印模的准确性。作者倾向于采用外六边形的获取技术，用坚硬的材料，如3型石膏（BF Plaster）来固定转移模块。这种材料的引湿性很低，而且只有4min的硬化时间。如果我们使用这种技术，转移模块是种植体印模中最重要的部分之一，而这种技术做出来的印模是最好的。这种技术已通过模型（由Jemt开发）的夹具螺丝拧紧系统的检查进行了测试，使得每一个螺丝钉的可旋转程度都显著增加了。

有必要提醒一下，在种植体外区域，关于垂直的闭合线，尽管临床观察已经持续了10年，但依旧没有足够的研究可以提供大量的文献参考。

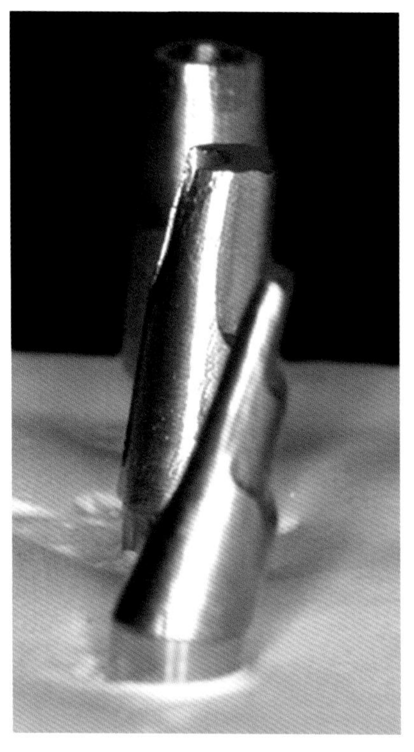

图10.1 使用预成型的倾斜角在15°~25°的基台，进行垂直向预备

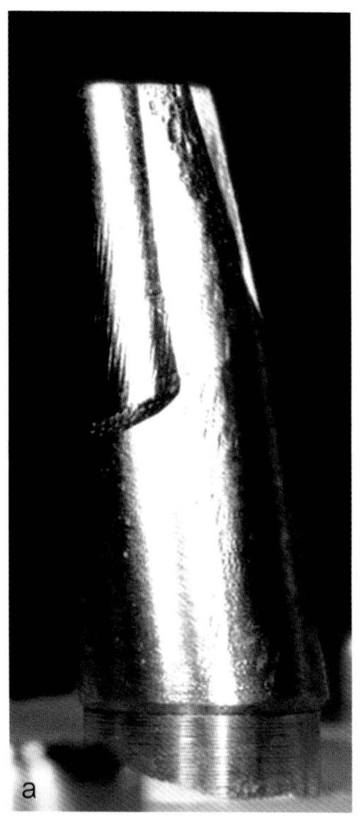


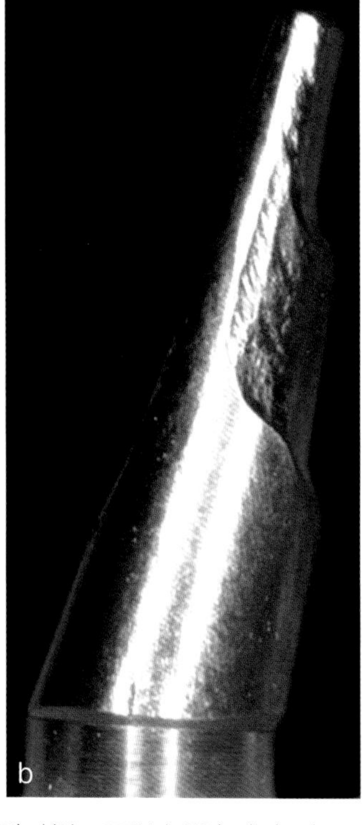


图10.2 为了防止基台偏移到对侧，可以在预备肩台时保留合适的角度
（a）15°；（b）25°

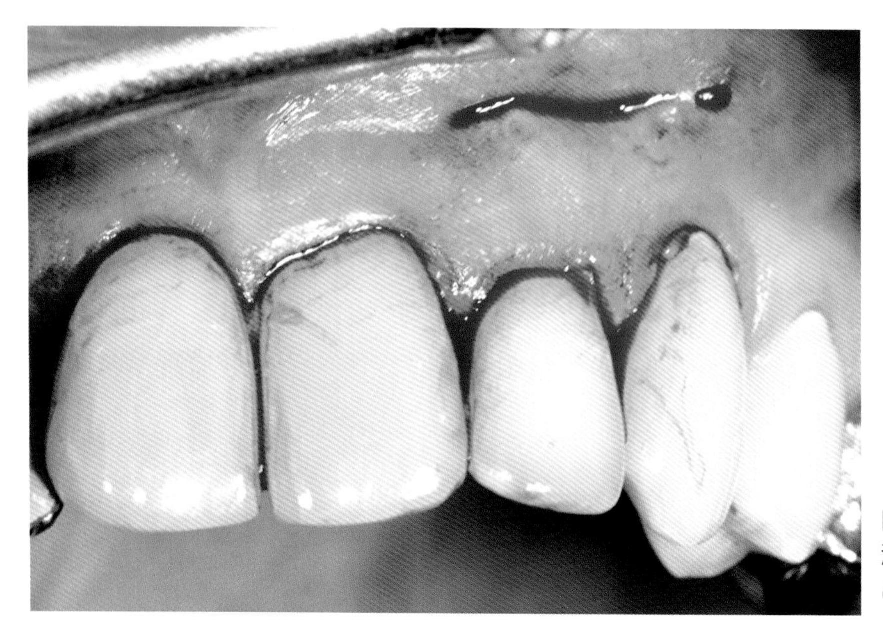

图10.3 位于龈沟处的切口，突出折裂牙22

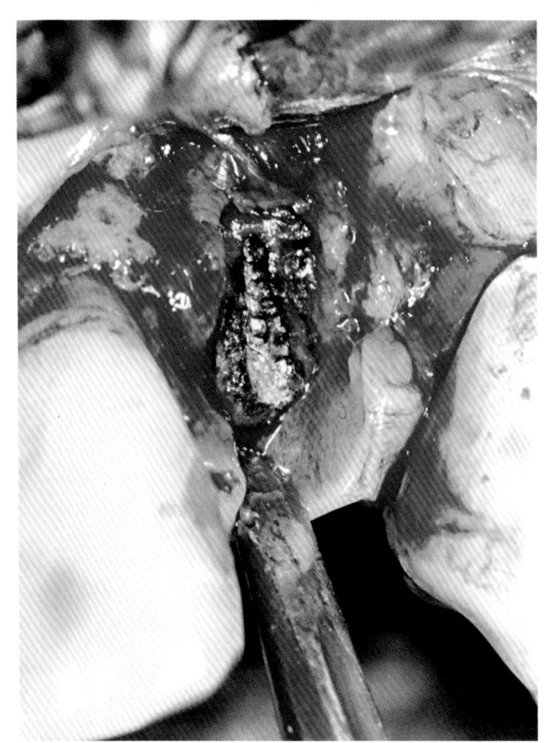

图10.4 牙齿根部的斜向根折

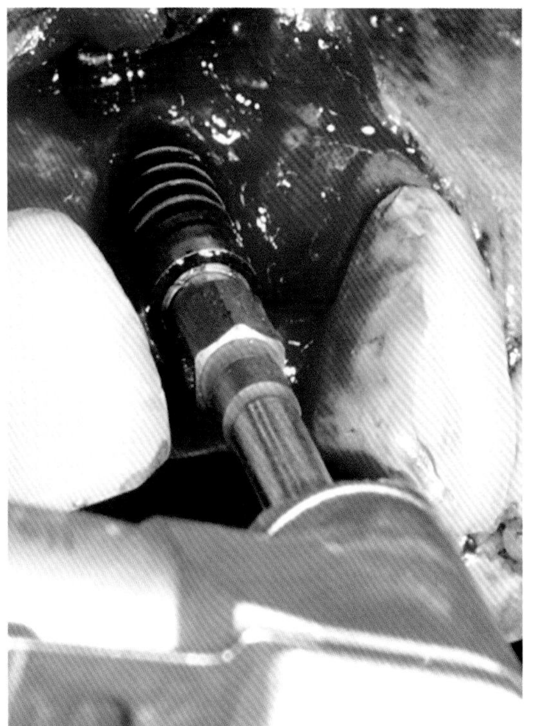

图10.5 在拔除了残根后，预备种植体植入位点，并插入了一个13mm的固定装置

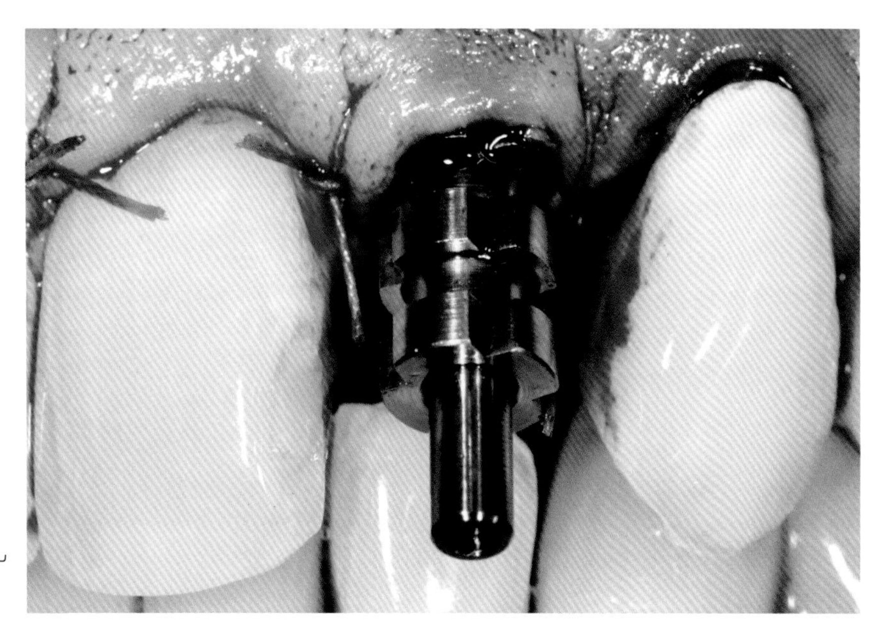

图10.6 缝合龈乳头后，植入转移杆

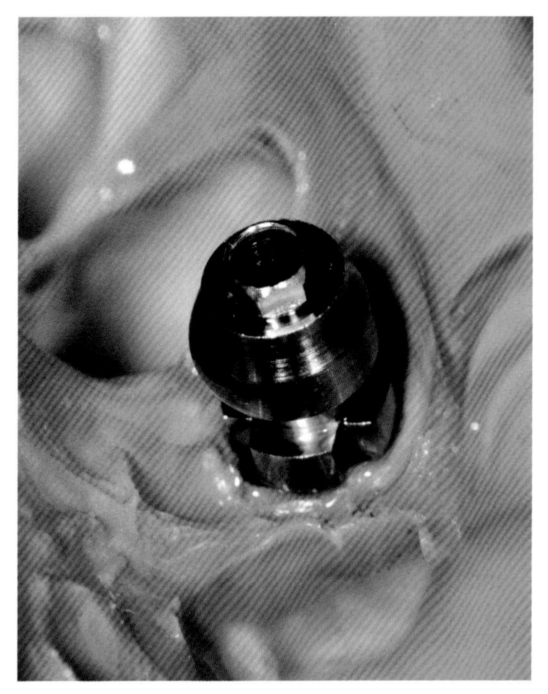

图10.7　印模中突出的转移杆确保了接下来的形状必然是圆形

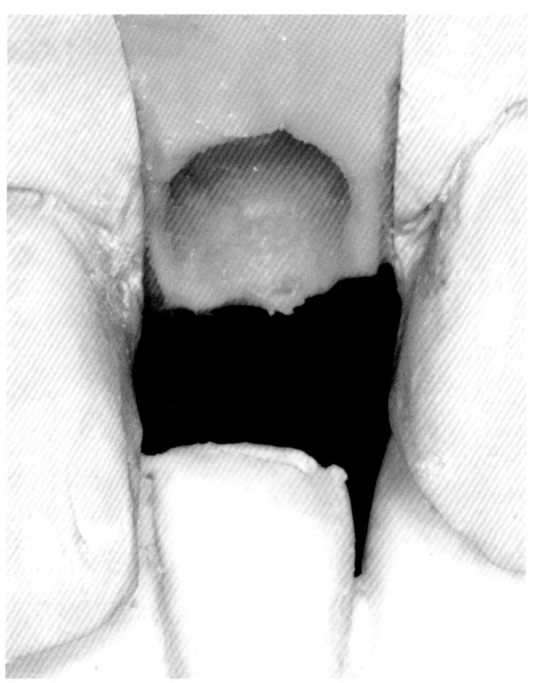

图10.8　印模材料成型人造牙龈，显示种植体周围软组织呈圆形

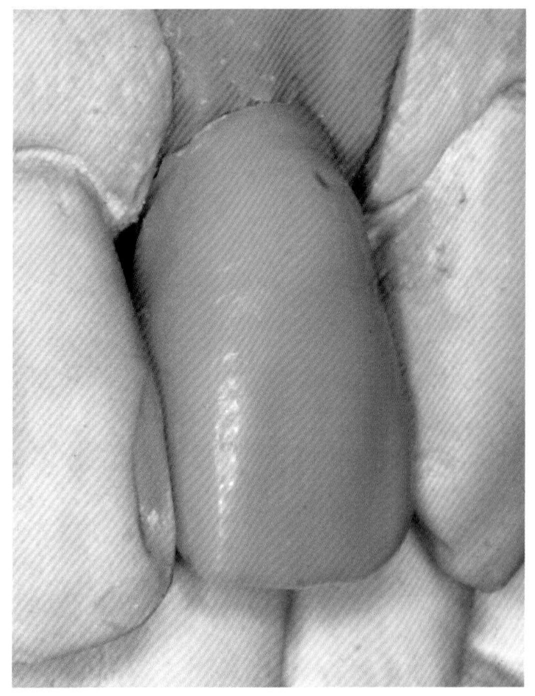

图10.9　牙齿模型与人造牙龈在牙颈部重叠

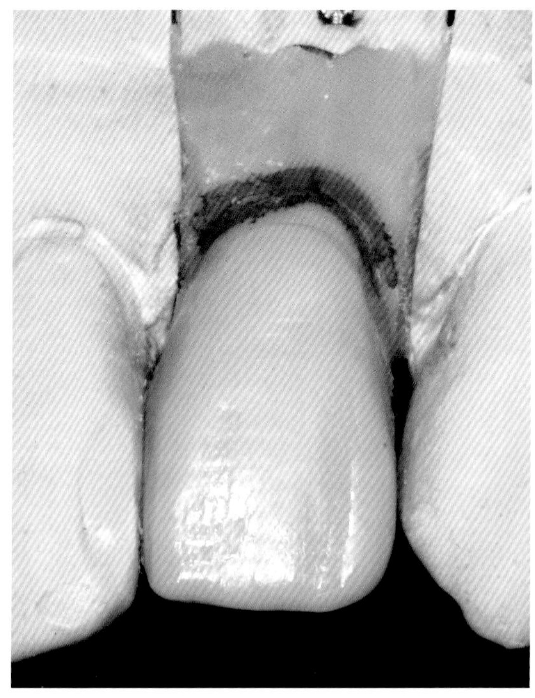

图10.10　使用水彩笔，标记牙齿与牙龈相匹配的位置

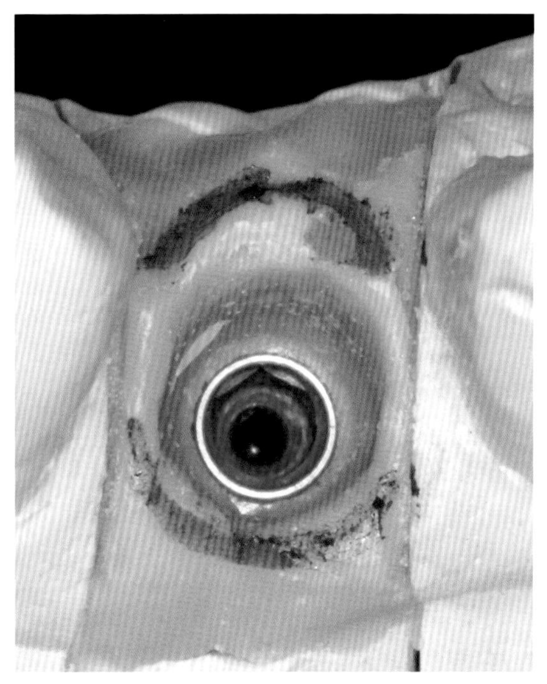

图10.11　改建之前种植体周围软组织情况

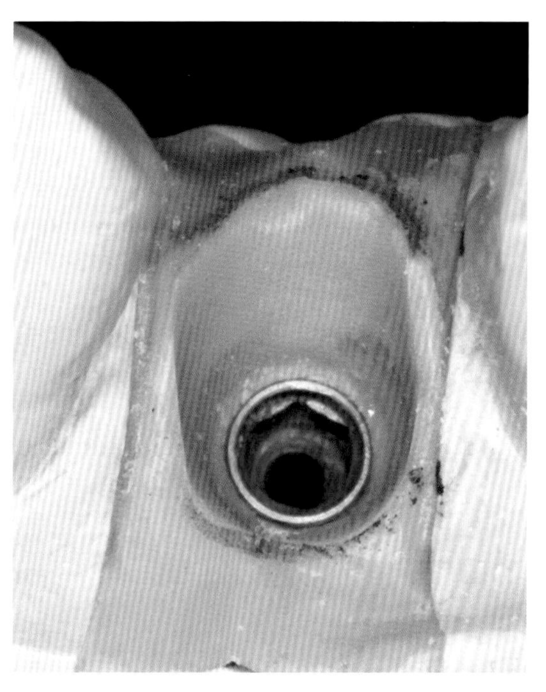

图10.12　使用手术刀修整种植体周围软组织后的情况

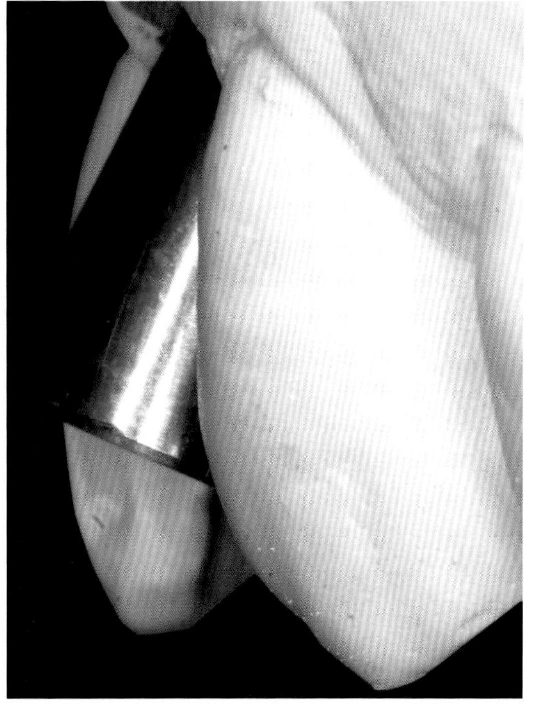

图10.13　在放入预先成型的基台前，首先观察它的倾斜度

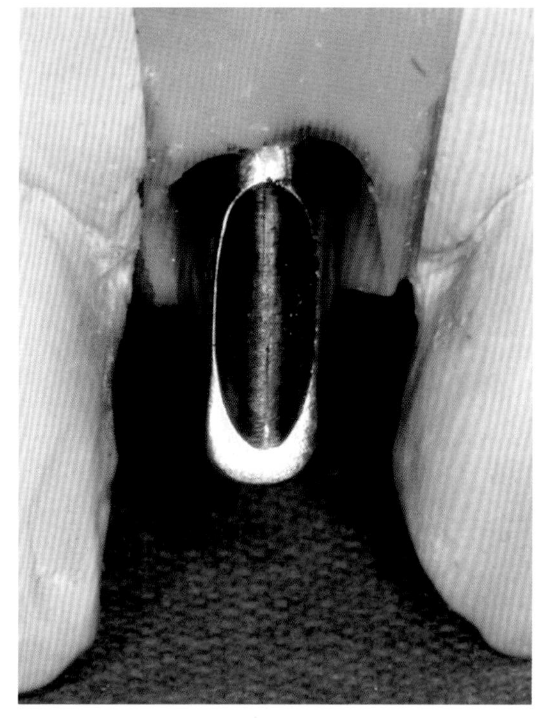

图10.14　预先预备的基台上有龈下间隙，为其上的暂时冠做准备

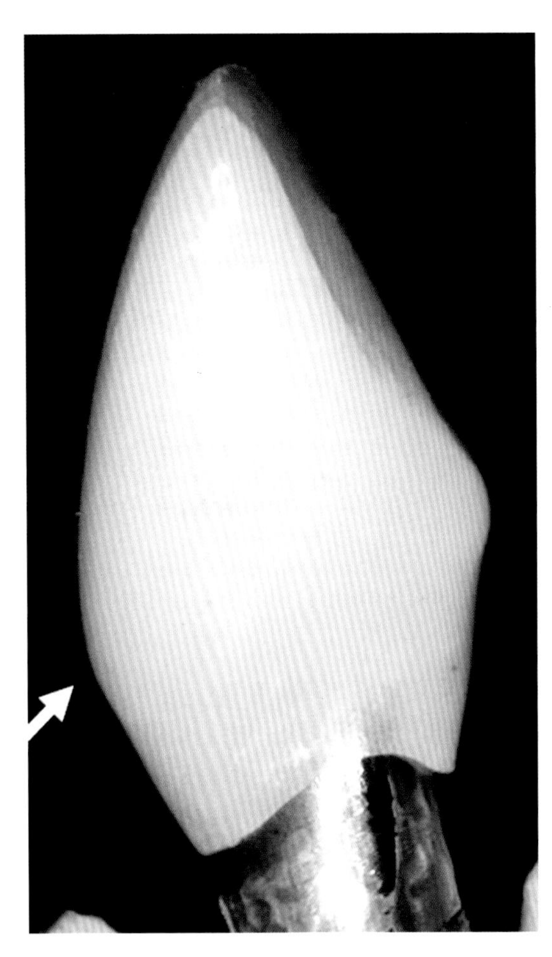

图10.15 制作临时冠蜡型后，使用树脂材料重新制作。当它从人造牙龈中取出来时，会显示出最高的投射（白色箭头）区，以便在这一点上使边缘组织适应。当基台较短时，被临时冠包住的部分是经过喷砂处理的，而未被临时冠或封接线包住的部分都被打磨抛光

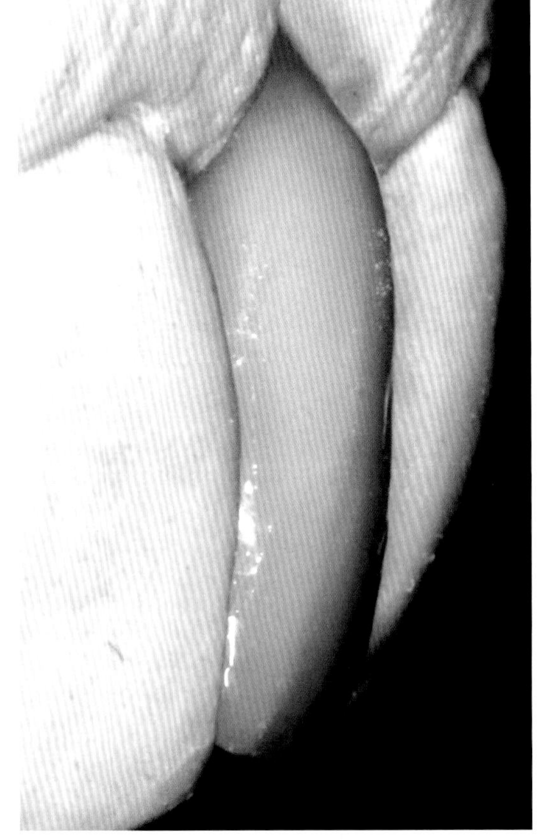

图10.16 在没有人造牙龈的模型上，从近中侧，可以看到临时冠的突出轮廓

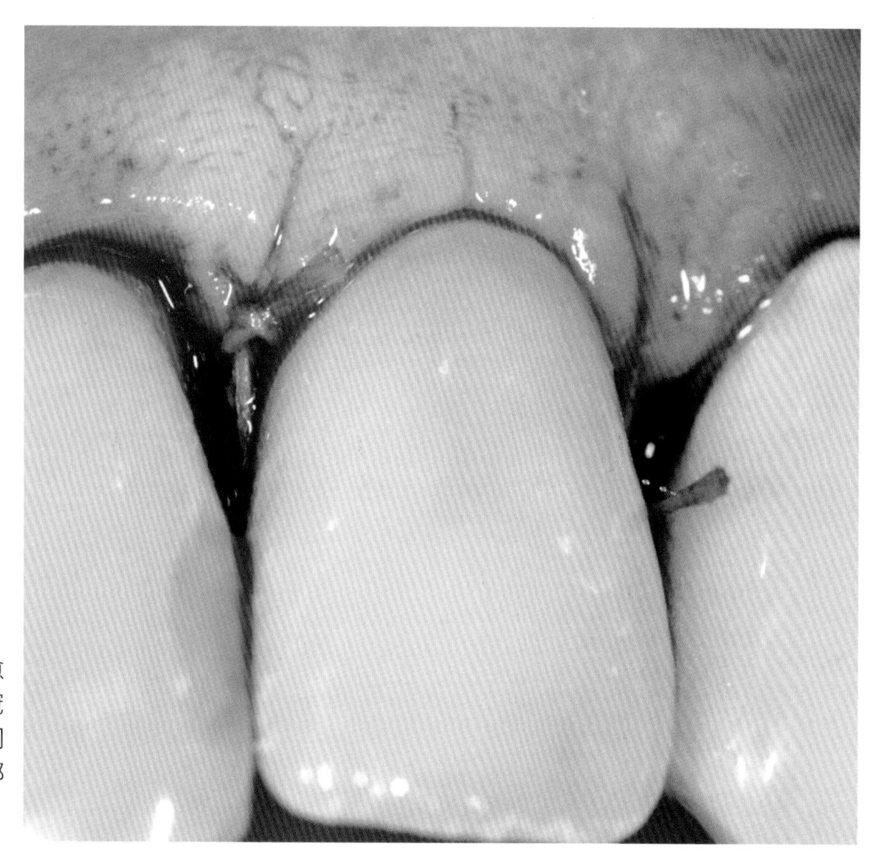

图10.17 植入愈合基台和临时冠后，可以观察到周围牙龈组织有局部轻度的缺血

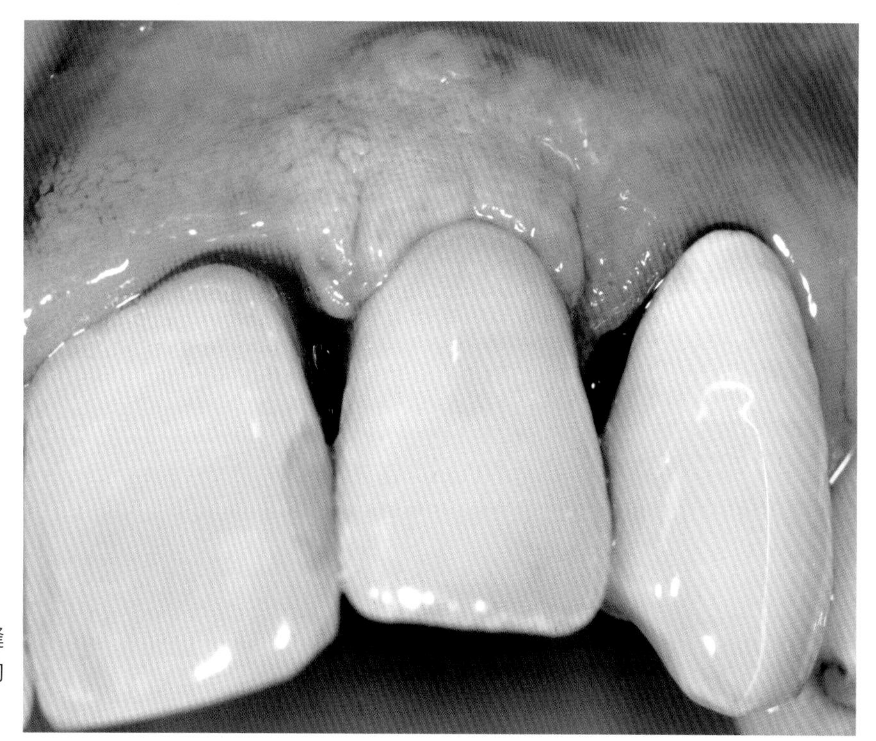

图10.18 拆除缝线有助于临时冠的就位

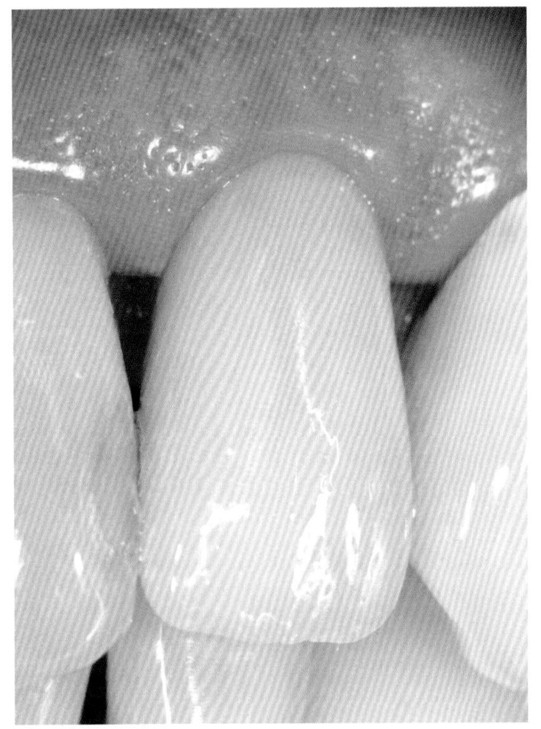

图10.19 40天之后的情况

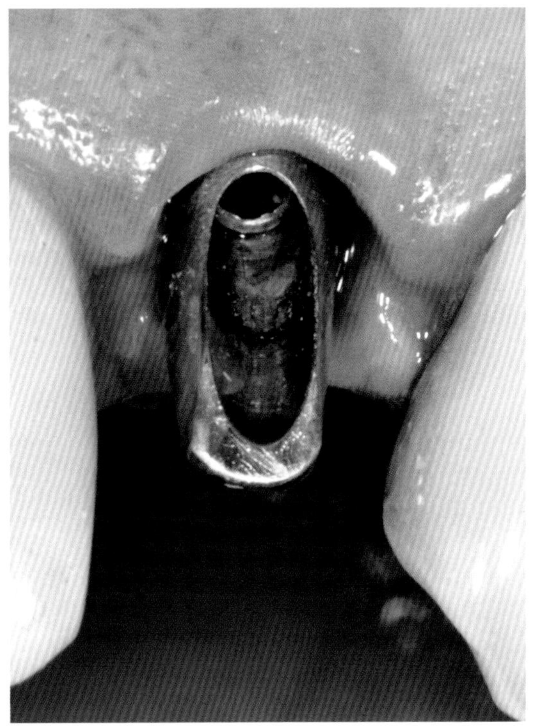

图10.20 替换21的旧修复体

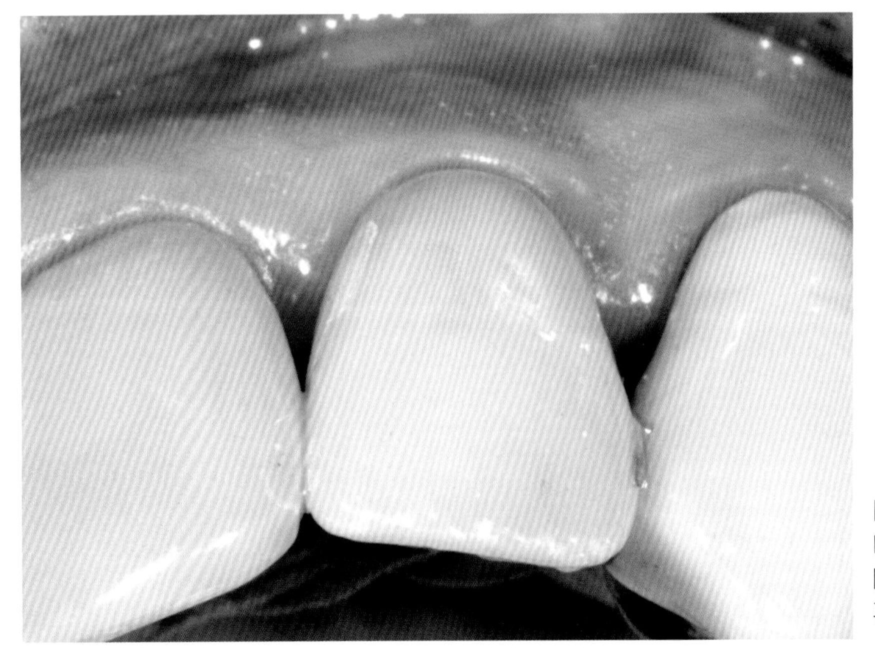

图10.21 调整临时冠，使龈乳头间隙减少，以利于其再生长

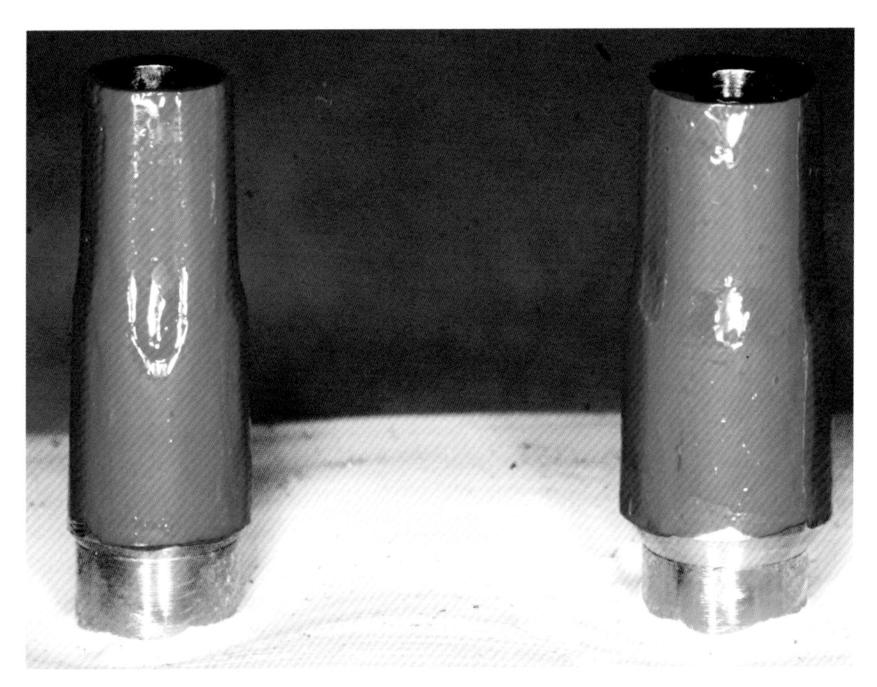

图10.22　在黏固性修复体中，垂直预备更容易进行钝化处理。在多个基台的情况下，通过相对的方式进行上色是很重要的，颜色不需要到基台顶部，但是需要到边缘密合区以消除垂直壁的摩擦力

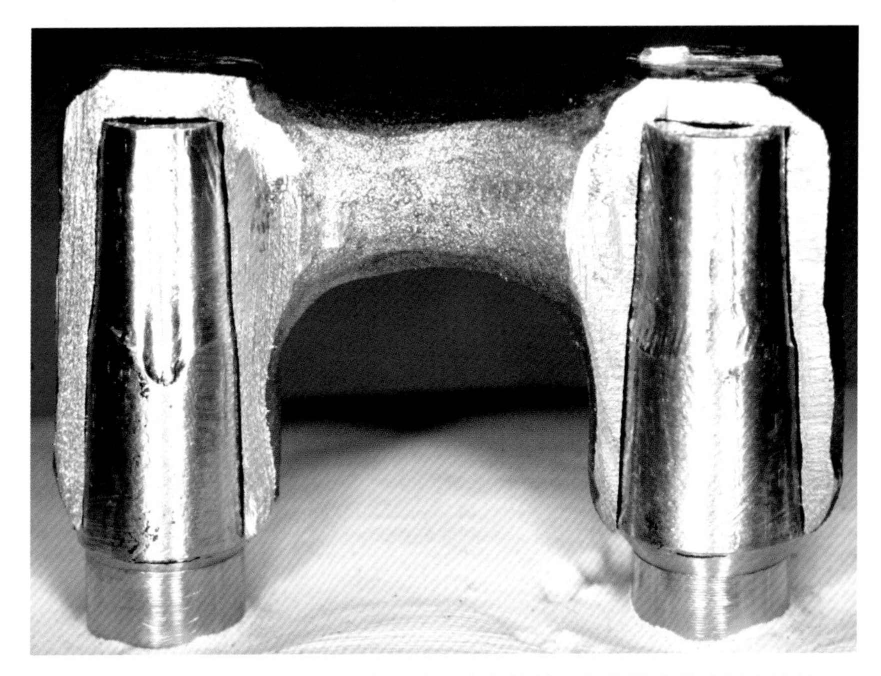

图10.23　分段多重铸型在垂直向的顶点有接触，但在垂直壁上没有连接。这是在钝化处理过程中，电镀合金的吸附形成的

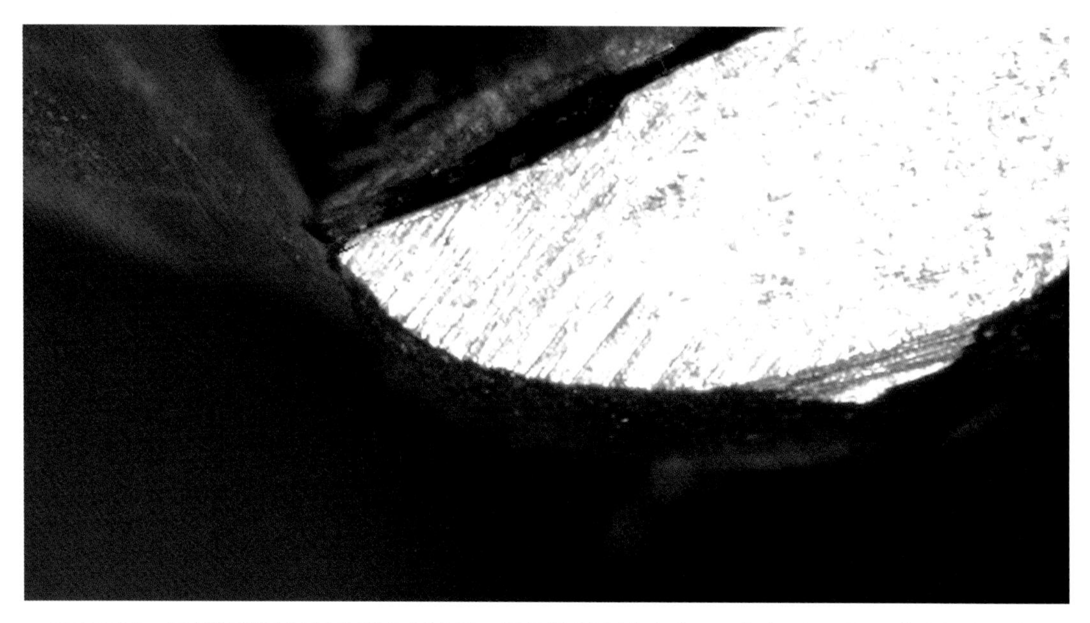

图10.24　虽然顶部接触缘的精度相当低，但仍然是足够的（220倍）。很明显，成功很大程度上是由于印模的准确性，其方法在后面的部分中会提到

# 通过夹具检查的印模程序

（图 10.25 ～图 10.32）

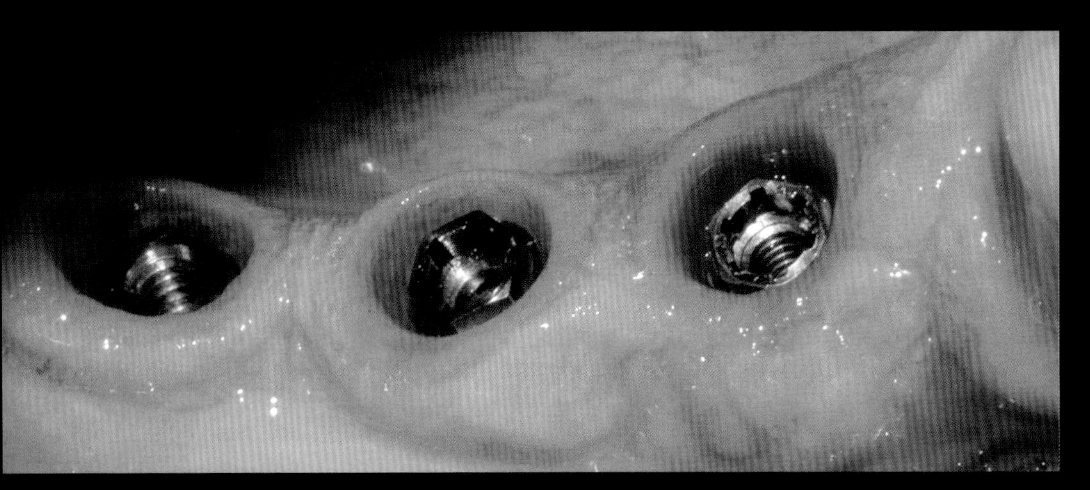

图10.25　一个涉及下颌磨牙区3个种植体的临床病例，包括44、45、46

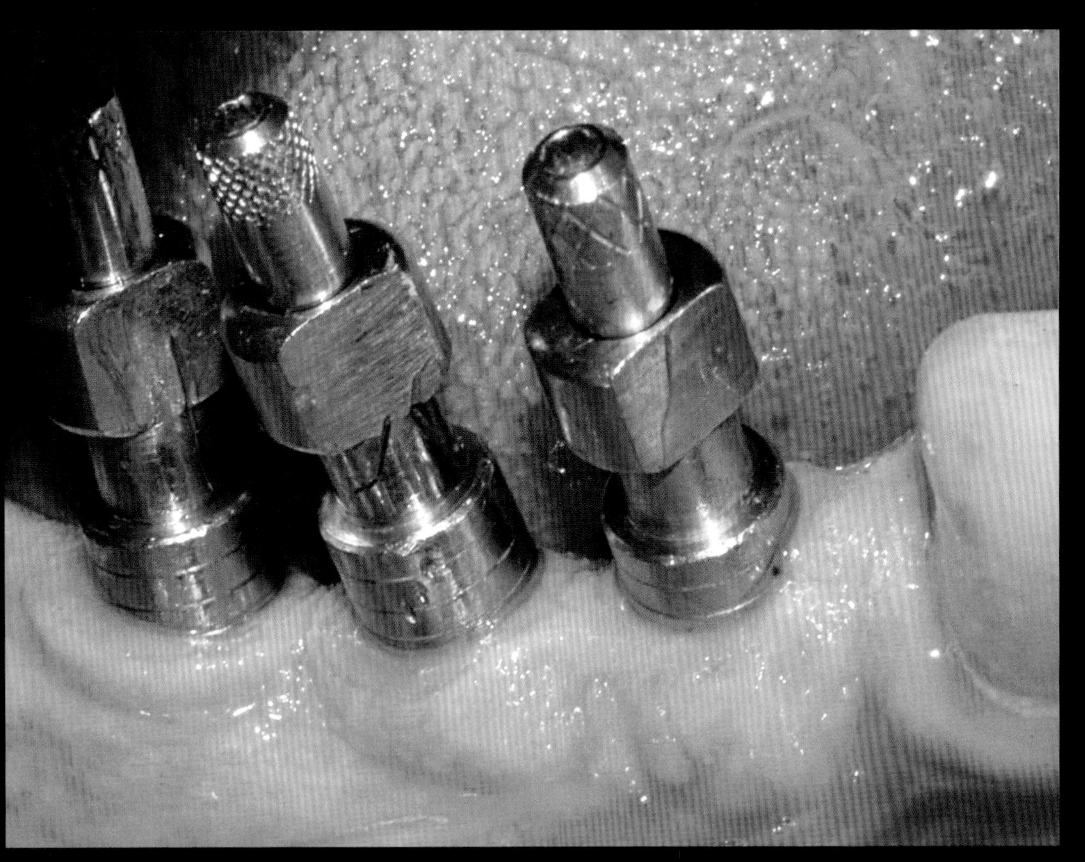

图10.26　植入3个印模转移杆

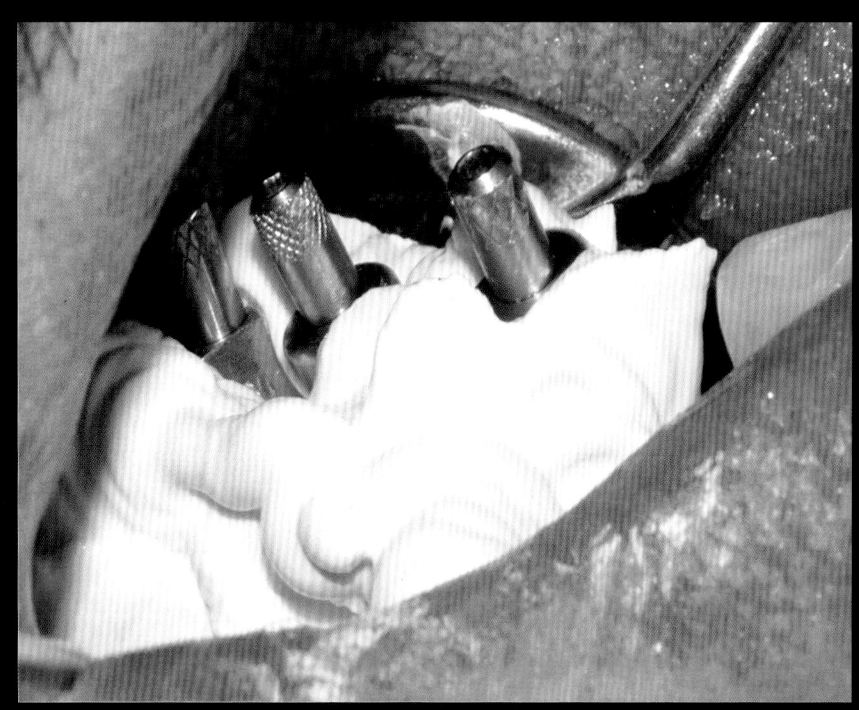

图10.27 通过一次性塑料注射器，使用3型石膏（BF Plaster）获得印模

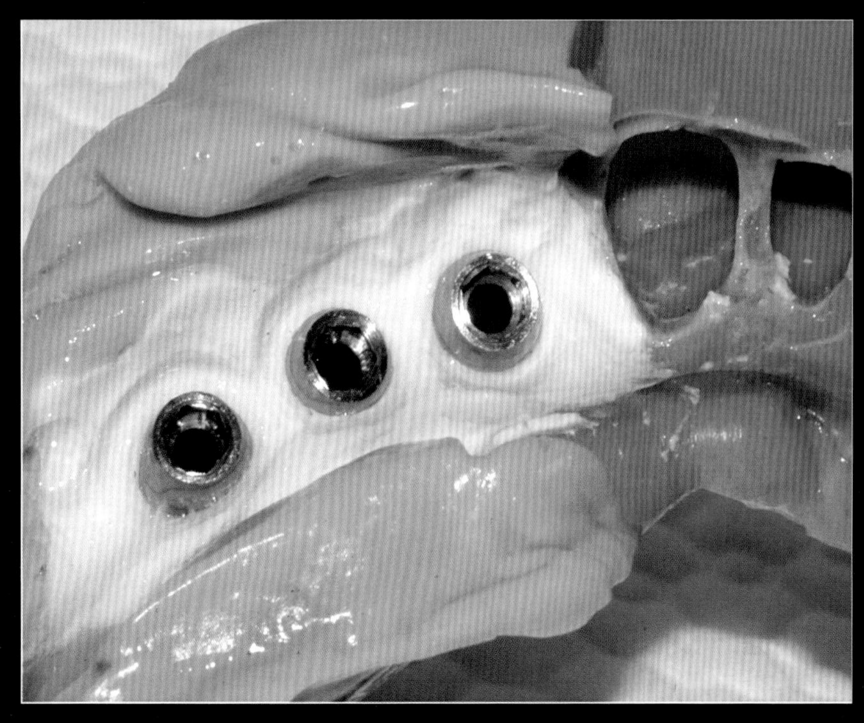

图10.28 使用提取技术获取弹性印模

通过石
个未被种
嵌入的转

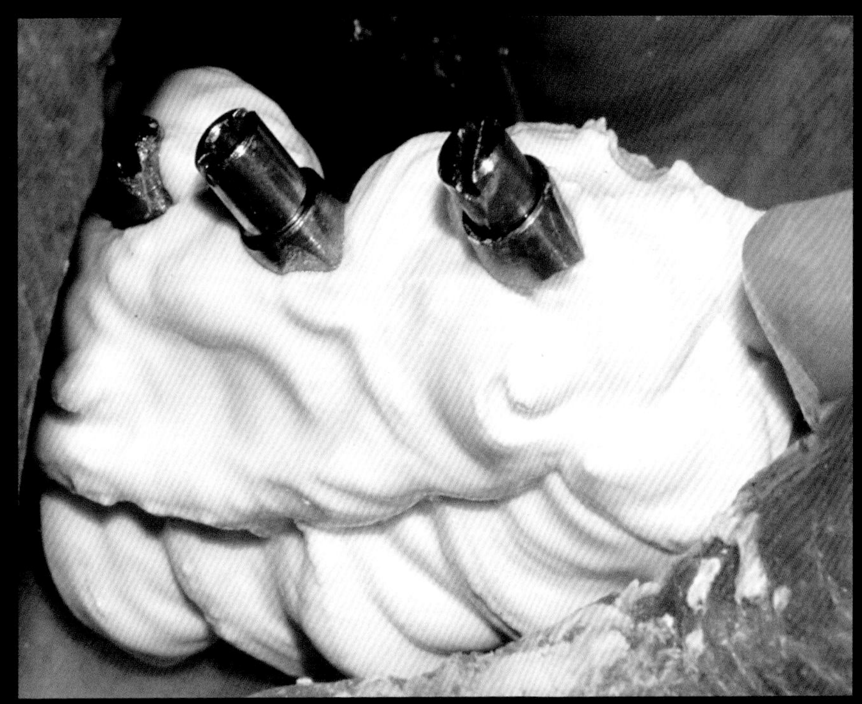

带有转
模以及带
个转移杆
块在技工

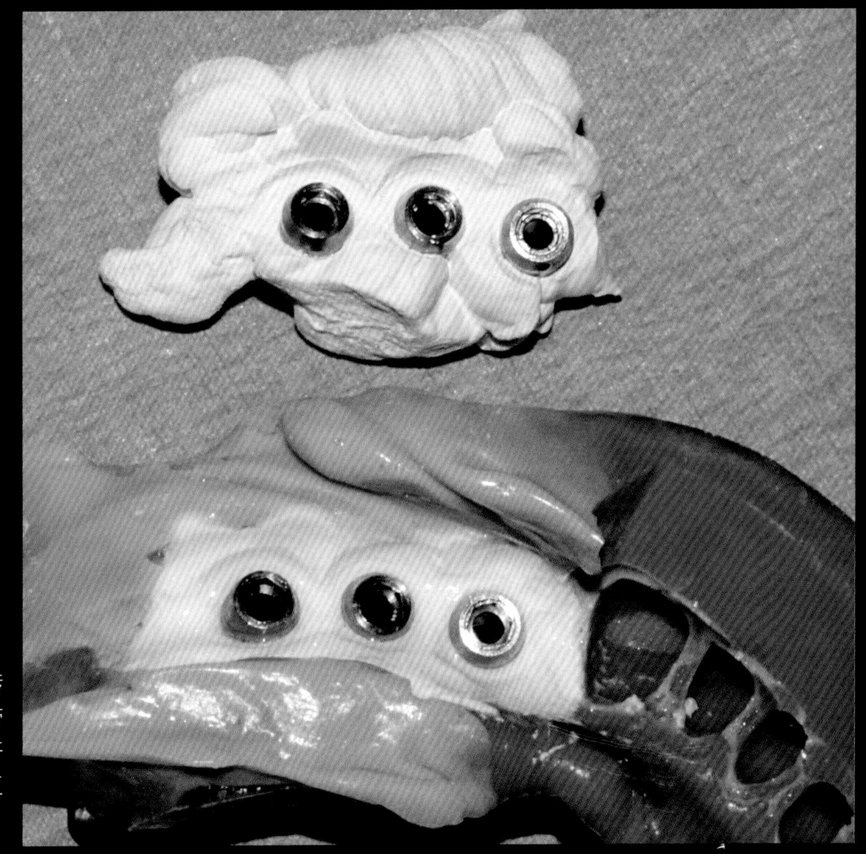

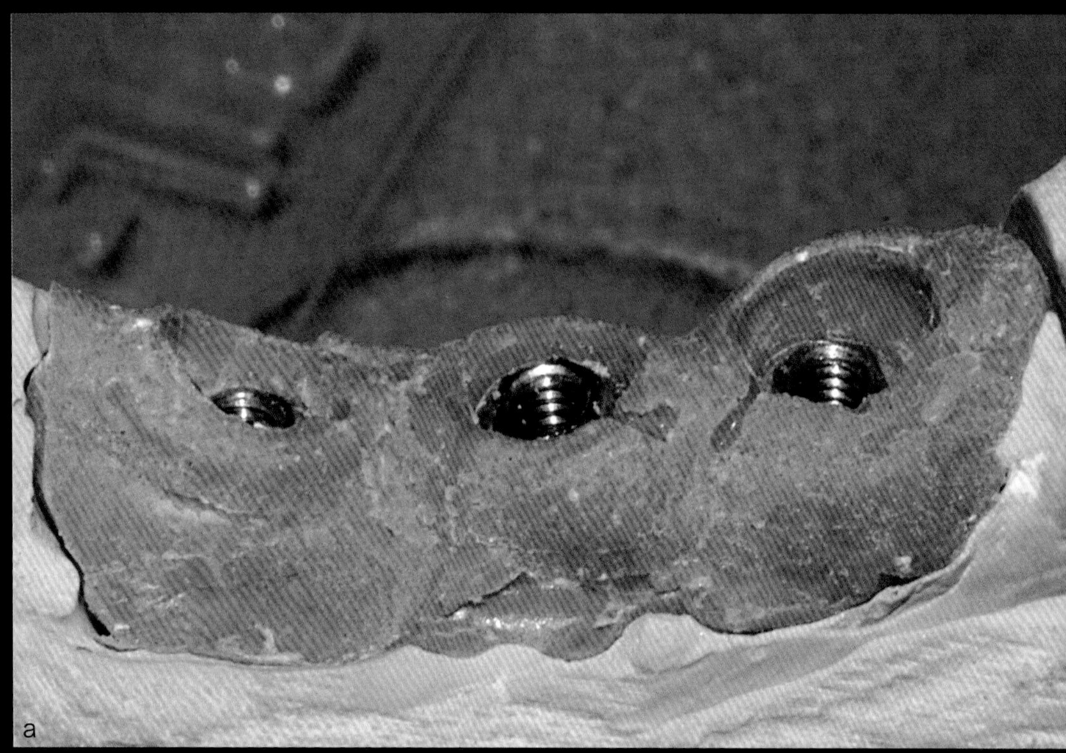

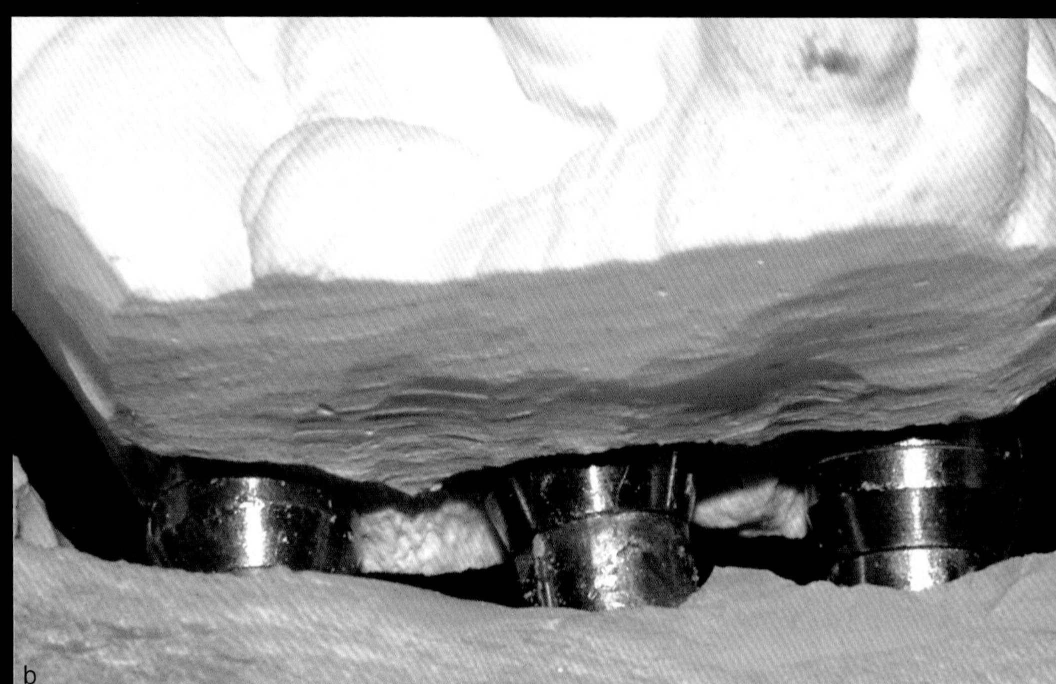

图10.31 印模取完之后（a），技术人员在模型中制作人造牙龈，并检查石膏块在种植体模型上转移杆头部的就位情况（b），这样就确保了这些位置的可重复性和印模的精度

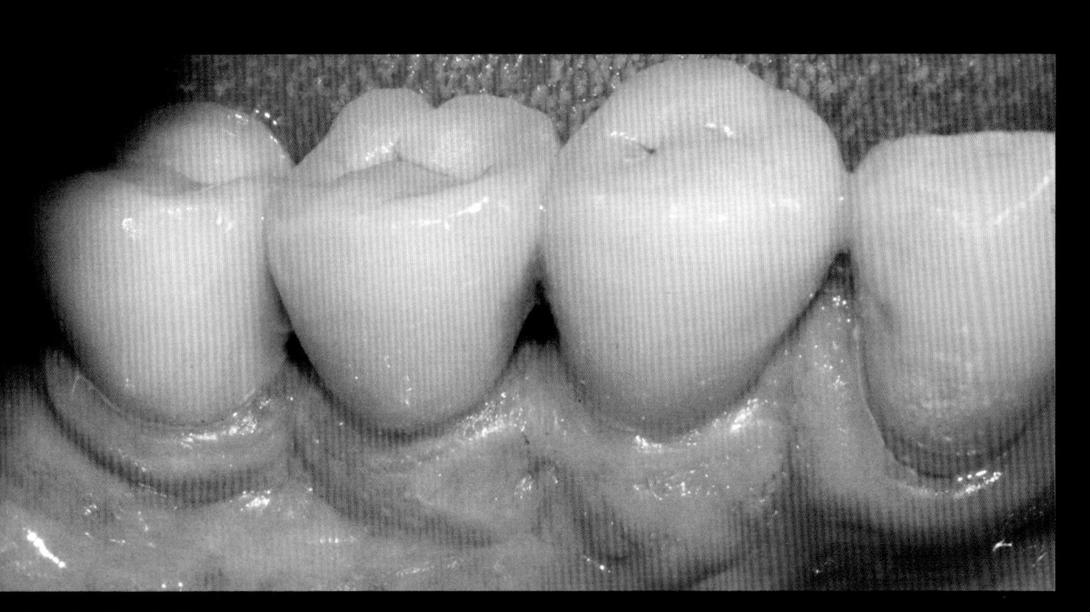

图10.32 完成

# 参考文献

Adell R, Lekholm U, Rockler B, Branemark PI. A 15-year study of osseointegrated implants in the treatment of the edentulous jaw. Int J Oral Surg 1981; 10: 387-416.

Assif D, Fenton A, Zarb G, Schmitt A. Comparative accuracy of implant impression procedures. Int J Periodontics Restorative Dent 1992; 12: 112-121.

Berglundh T, Lindhe J, Jonsson K, Ericsson I. The topography of the vascular systems in the periodontal and peri-implant tissues in the dog. J Clin Periodontol 1994; 21(3): 189-193.

Elian N, Jalbout ZN, Cho SC, Froum S, Tarnow DP. Realities and limitations in the management of the interdental papilla between implants: three case reports. Pract Proced Aesthet Dent 2003; 15(10): 737-744.

Jemt T. Restoring the gingival contour by means of provisional resin crowns after single-implant treatment. Int J Periodontics Restorative Dent 1999; 19(1): 20-29.

Jemt T. In vivo measurements of precision of fit involving implant-supported prostheses in the edentulous jaw. Int J Oral Maxillofac Implants 1996; 11: 151-158.

Serino G, Strom C. Peri-implantitis in partially edentulous patients: association with inadequate plaque control. Clin Oral Implants Res 2009; 20(2): 169-174.

Tarnow DP, Magner AW, Fletcher P. The effect of the distance from the contact point to the crest of bone on the presence or absence of the interproximal dental papilla. J Periodontol 1992; 63(12): 995-996.

Tarnow D, Elian N, Fletcher P, Froum S, Magner A, Cho SC et al. Vertical distance from the crest of bone to the height of the interproximal papilla between adjacent implants. J Periodontol 2003; 74(12): 1785-1788.

Tinti C, Parma Benfenati S. La sutura da materassaio a rampa: una nuova tecnica di sutura combinata con una procedura chirurgica per ottenere le papille fra gli impianti nell'area vestibolare. Int J Periodontics Restorative Dent 2002; 22: 63-69.

Wise M. Fit of implant supported fixed prostheses fabricated on master cast made from dental stone and a dental plaster. J Prosthet Dent 2001; 86: 532-538.

# 第11章

# 氧化锆在种植体冠修复中的应用

## 材料

二氧化锆，又称氧化锆，是一种特殊的现代陶瓷材料，这主要是因为它的机械性能与烤瓷冠所用的金属合金非常相似，在某种程度上它是名副其实的“牙色金属”。即使在市场上也有单片氧化锆冠，但由于它属于陶瓷结构，不含玻璃成分，因此需要进一步通过饰瓷（长型）贴面来达到更自然的美学效果。

氧化锆有许多特点：

- 与传统金属烤瓷的义齿边缘有相同的形状和特点，使其金属边缘更加美观；
- 应用传统义齿修复知识，能达到单一、传统的黏固化和无金属化的概念转变；
- 即使是在低厚度的情况下，也能达到可以接受的美学外观；
- 具有非凡的抗裂性；
- 具有很好的生物相容性；
- 具有X线阻射性；
- 导热系数很低；
- 不存在不美观的金属边缘，所以不需要过多制备到龈下。

因此，这种材料已经在更广阔的市场环境下被日常应用了，主要是用于义齿的制造。它可用于前牙区和后牙区的单冠制造，并且越来越多地用于固定桥体及种植义齿的修复。许多公司已经应用了这种材料，并且有越来越多的新公司进入了市场。生产氧化锆的厂家见表11.1，氧化锆机械性能数值见表11.2。

氧化锆的性质与组成其晶体的其他元素（如钇）有关，如其氧化亚层可提高室温下的稳定性。另一个重要的特征是在压力下扩张的趋势，理论上这应该是反裂纹扩展。Luthy(2005)的研究表明，咀嚼力的大小为50～1000N，氧化锆可以承受这些压力。

表11.1　生产氧化锆的厂家

| | |
|---|---|
| Cad.esthetics | Cad.esthetics(Skelleftea，SE) |
| Cynovad | Neo Cynovad(Saint Laurent，CD) |
| Centradent | CentraDent(Haarlem，NL) |
| Ceramill Multi-x | Amann Girrbach(Koblach，AU) |
| Cercon | DeguDent(Hanau，DE) |
| Cerec InLab MC XL | Sirona Dental Systems(Bensheim，DE) |
| Ce.novation | Inocermic(Hermsdorf，DE) |
| Cyrtina | Oratio(Zwaag，NL) |
| DentaCAD | Hint-Els(Grisheim，DE) |
| Denzir | Cad.esthetics Systems(Sweden，SE) |
| Diadem | Alkom Digital(Lussemburgo，LU) |
| Digident | Digident(Pforzheim，DE) |
| Echo | Sweden e Martina(Padova，IT) |
| Etkon | Etkon(Graefelfing，DE) |
| Everest | KaVo(Leutkirch，DE) |
| GN1 | GC Corporation(Tokyo，JP) |
| InfiniDent | Sirona Dental Systems(Bensheim，DE) |
| Katana | Noritake(Aichi，JP) |
| IPS e.max ZirCAD | Ivoclar(Schaan，CH) |
| Lava | 3M ESPE(Seefeld，DE) |
| Mediafacturing | Bego Medical(Bremen，DE) |
| MetaNova | Metanova dental(Zug，CH) |
| Precident | DCS(Allschwil，CH) |
| Nanozr | Panasonic Dental(Osaka，JP) |
| Procera | Nobel Biocare(Goteborg，SE) |
| Xawex | Xawex(Fallanden，CH) |
| Vita | Vita Zahnfabrik(Germany，DE) |
| Zircon | DCS Dental(Allschwil，CH) |
| Zirconzhan | Zirconzhan(Gais，JP) |

**表 11.2 氧化锆机械性能数值**

| | |
|---|---|
| 维氏硬度 | 1290 HV |
| 压力耐受 | 2000 MPa |
| 弯曲应力（4点） | 900 ～ 1200 MPa |
| 布尔模型 | 14 |
| 水溶性 | 无 |
| 酸溶性 | 无 |
| 孔隙率 | 0 ～ 0.5% |

需要强调的是，氧化锆这种特性并非是一成不变的，这种状态受其工作过程和它内部晶体的尺寸的影响。在一定的晶体尺寸上，结构不稳定，更受空间变化的影响，而晶体尺寸约为0.2μm时，具有较高的折裂抗性值；因此，烧结过程对产品的最终质量具有相当重要的意义。如今，市面上有许多不同种类的氧化锆，但大多在1350 ～ 1550℃之间烧结。这是一个非常重要的因素，因为其能够影响氧化锆的机械特性。

# 处理技术

不同生产厂家间的另一个重要差别是处理技术的不同。氧化锆的制造有两种方法。第一种方法是将小块氧化锆部分预压，然后研磨，有时同时浸在金属盐溶液中，这种溶液可以改变氧化锆的颜色（不造成物理和机械上的改变）之后再进行最后的烧结，收缩率约25%。厂家通过收缩控制技巧，达到良好的精确度。

以下是几个使用这种技术的知名厂家：Cercon（Dentsply），Lava（3M），Procera Zirconia（Nobel Biocare），Cerec InLab（Vident）and IPS e.max ZirCad（Ivoclar）。

第二种方法包括完全烧结氧化锆块的铣削。这一过程实际上更耗时、更困难，由Denzir公司（Cadestethics AB）和DC Zirkon

（DCS Dental AG公司）所采用。

从技术上讲，对部分烧结氧化锆块进行磨粉，需要较少的机械过程，而在氧化锆在烧结后，通常不需要进一步的调整，显然这对结构是有利的。其主要缺点是在最终烧结过程中控制收缩的难度较大，因此其边缘精度可能比传统的失蜡法差，也比采用完全烧结的方法得到的结果更加不理想。已烧结材料的铣削对设备的要求更低，在某种程度上，可以使用受电弓组成的系统而不借助电子设备的帮助。然而，这种方法有一些缺点：首先是增大了与提磨粉系统的接触，增加了牙钻的消耗，延长了工作时间。最重要的是，其最大的问题在于结构层面，因为所有的碾磨方法（以及喷砂法）都导致了某种程度的晶体化。此外，粗粒度车针的使用可能造成显著的缺损，从而导致机械性能的下降；用细粒度的车针碾磨会造成进一步的结构变化，一方面提高了材料的力学性能，另一方面又增加了内部应力。

Deville认为这些应力的影响非常大，大于表面粗糙度的影响，它会导致氧化锆在低温时降解。为了减少这些应力，部分作者建议在1200℃的高温下热处理2h。

## 边缘精度

界定边缘精度是否符合临床要求是很难的。许多专家努力去测试不同修复材料的临床精度（从Dedmon的39μm到Gulker的200μm），200μm的间隙被认为是理想并在临床上可接受的。在许多研究中，这些数据并非一成不变，这些数据会受到加工类型的影响，有的时候烧结方法可能会影响微渗漏和边缘精度的数据（图11.1）。

据文献报道，边缘密合度很显然是不同的，这是由于体内和体外分析的差异以及存在着检验员差异。这些文献还声称，使用不同的临床处理方法，边缘差异极低，具体如下：DSC，86μm；Procera，82μm；VITA YZ CEREC，86μm。Gonzalo（2008）和Vigolo（2008）评估了两种常见的系统，Procera（Nobel Biocare）

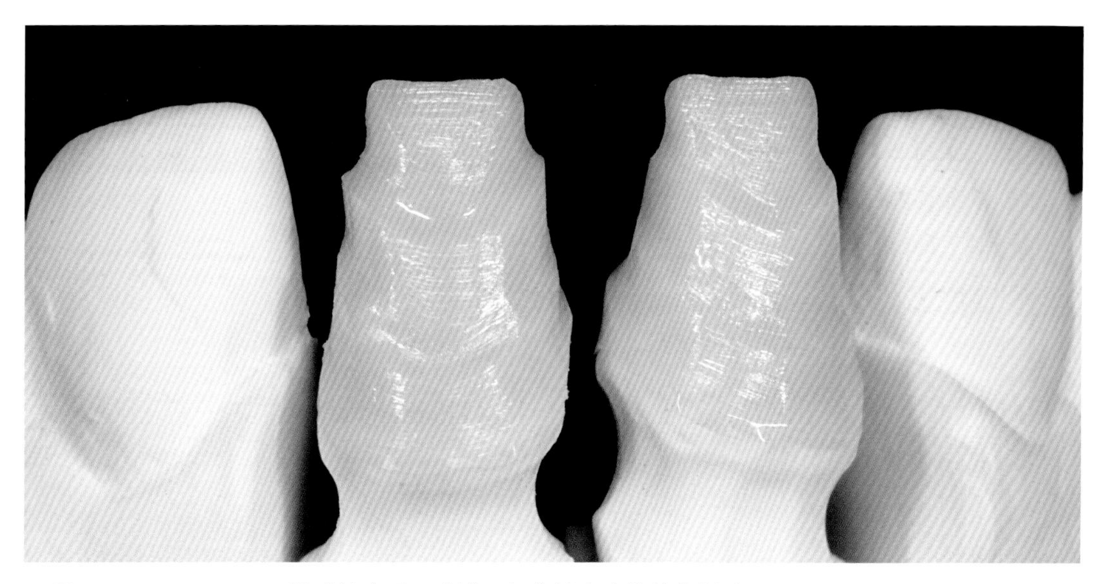

图11.1 CAD-CAM技术的出现，改进了氧化锆生产的边缘精度

和Lava（3MESPE），这两种系统记录了标准的边缘精确度，尽管有时其制作方法不同。所以，很难评估哪一个更准确。然而，最近的研究发现，传统的铸造结构比用CAD/CAM技术制造的氧化锆具有更小的边缘间隙，但还有一些研究证明，无金属技术是更精确的，尽管这种差异并不是很大。

# 临床研究

关于氧化锆的临床研究越来越多（表11.3），并且这些研究的结果也很鼓舞人心（第一个研究可追溯到2000年，Sturzenegger）。有趣的是这些研究都是关于复杂修复体而不是单冠。在遵循制造商说明的前提下，这些实验很少涉及核的断裂，断裂一旦发生则主要影响4个以上或第二磨牙的义齿连接体（图11.2～图11.4）。

表 11.3 氧化锆的临床研究

| | | | | | 失败率/% | |
|---|---|---|---|---|---|---|
| 作者 | 编号 | 品牌 | 月 | 前方 | 前磨牙 | 后方 |
| Pospiech，2004 | 35 | LAVA | 36 | | | 0 |
| Suarez，2004 | 10 | In-Ceram Zr | 36 | 0 | 5.5 | 5.5 |
| Kern，2006 | 60 | In-Ceram Zr | 36 | | 0 | 2.2 |
| Sailer，2007 | 33 | DCM | 53 | | 26.1 | 26.1 |
| Molin，2008 | 19 | Denzir | 60 | 0 | 0 | 0 |
| Tinschert，2008 | 65 | DCS | 37 | 0 | 0 | 0 |
| Wolfart，2008 | 24 | Cercon | 45 | | 4 | |
| Encke，2009 | 123 | Everest | 24 | | 10.2 | 10.2 |
| Schmitt，2009 | 27 | LAVA | 36 | | 0（后桥） | 0（后桥） |
| Harder，2009 | 58 | Cercon | 48 | | 0（后桥） | 4～8 |
| Roedinger，2010 | 99 | Ceram-S | 50 | | 6（后桥） | |

这些研究均未阐述因氧化锆结构生产系统不同而产生的临床差异。最常见的问题是饰瓷，其两年破裂率（图11.5）从8%到50%不等。这个问题似乎与材料本身没有直接关系，而是与例如陶瓷厚度的分布或结构设计有关。此外，文献还报道了饰面瓷的特定缺点。在制造准确度和精度相等的情况下，与烤瓷冠相比，

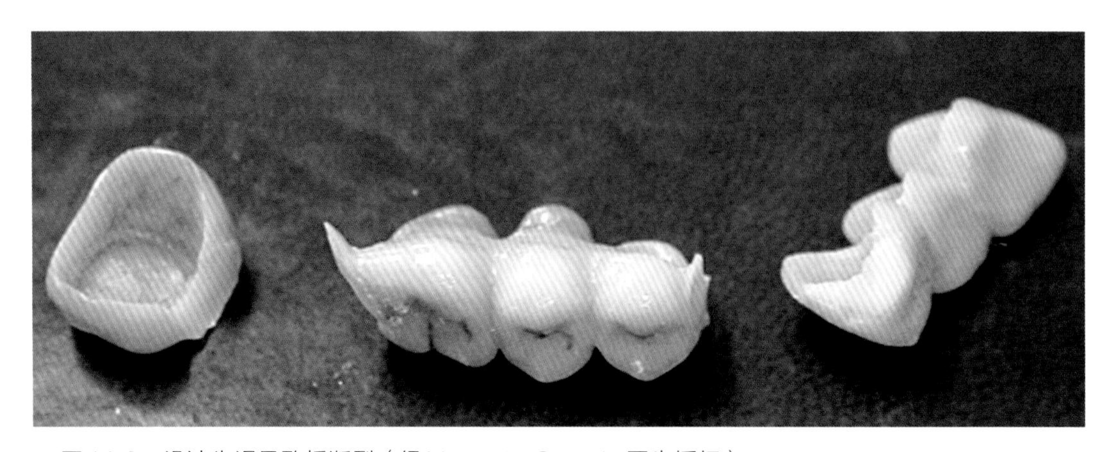

图11.2 设计失误导致桥断裂（经Maurizio Grande医生授权）

氧化锆的结构出现这些问题的比例似乎更高，在10年的随访调查中，其失败率从4%到6%不等。显然，无论是在全瓷还是金属瓷冠中，一个合理的结构设计能大大提高饰面瓷的耐久性。此外，在瓷-氧化锆界面的水平上出现了一定程度的不相容现象，这种拉伸应力是由于热膨胀系数不同引起的，而不是由硅酸盐玻璃溶剂这类具有腐蚀性的介质所导致的表面变化。现阶段的文献中也表明，氧化锆和饰面瓷存在不可忽视的化学结合力，这似乎也证实了这一观点，即瓷破裂几乎不可能是黏合剂导致的，而是由于饰面瓷具有内聚性。在这两种材料的接触面上使用衬垫，可以隔绝这两种材料。

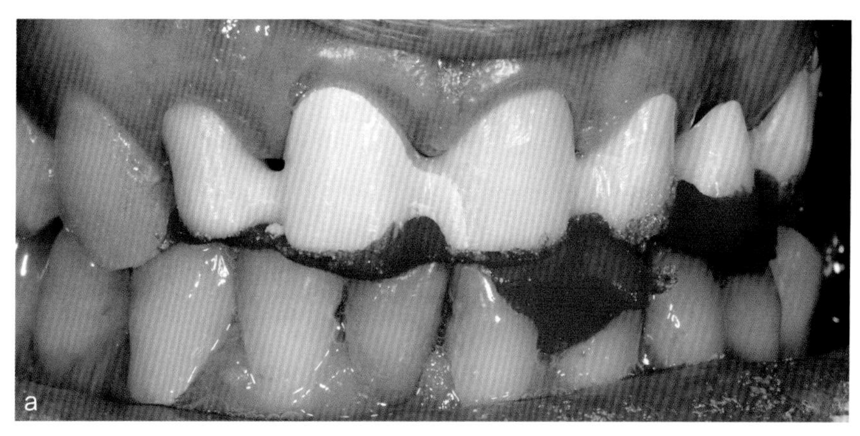


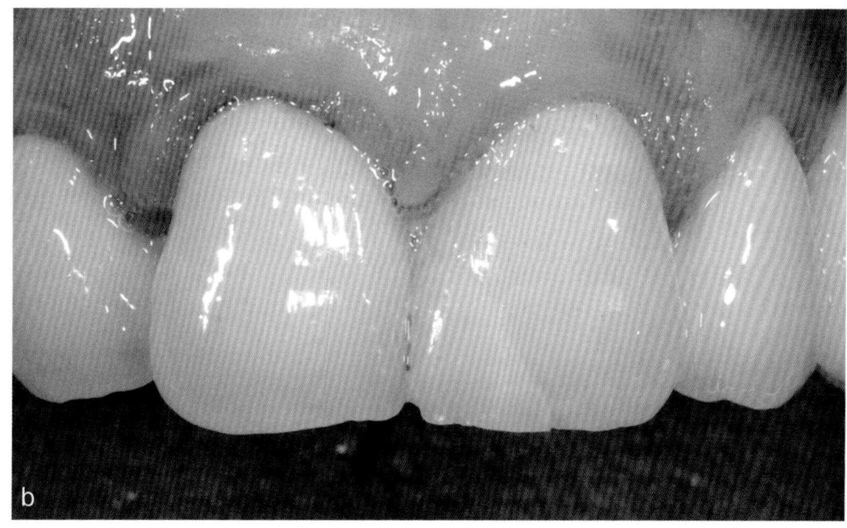


图11.3 氧化锆两部分的嵌合（a）和结果（b）

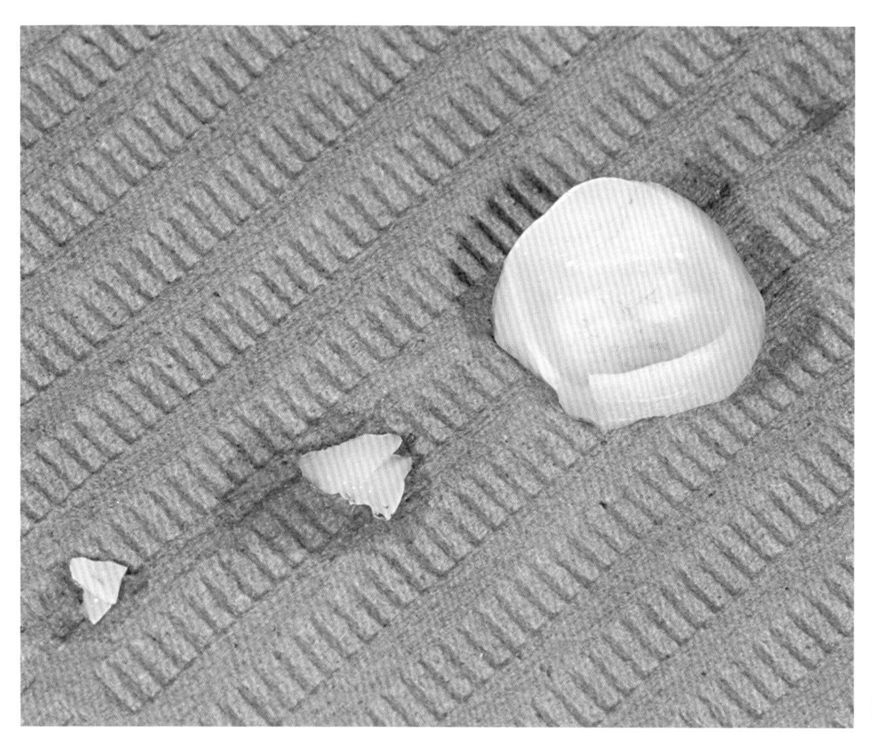

图 11.4　冠的折裂

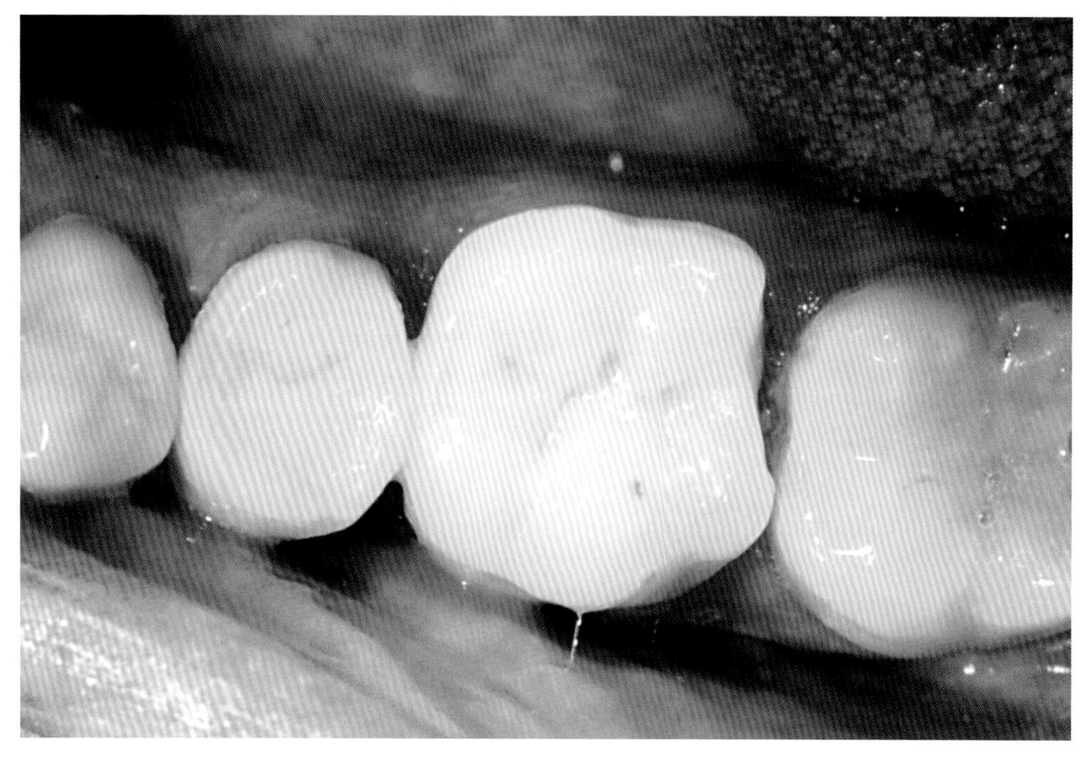

图 11.5　氧化锆陶瓷冠的折裂

# 临床

采用氧化锆作为固定修复体结构这一系统的出现，让医生们把研究和工作的重点放在了准备工作及设计上。不可否认的是，斜面型（图11.6）在所有情况中都是最提倡的预备方法，然而从一开始，许多专家都实验性地采用了氧化锆，甚至是种植体冠的准备阶段（图11.7）。最近，一些专家提出，垂直备牙可能会在机械抗性和折裂抗性方面有一定的优势。在边缘修整方面，采用氧化锆在“垂直终止线”制备上的精度优于斜面式或肩台式的预备，尽管如此，垂直方法仍未被广泛接受。

从临床上来看，氧化锆结构适用于从前牙或后牙的单冠到可变跨度的桥架均可，这取决于制造商标示的适应证。

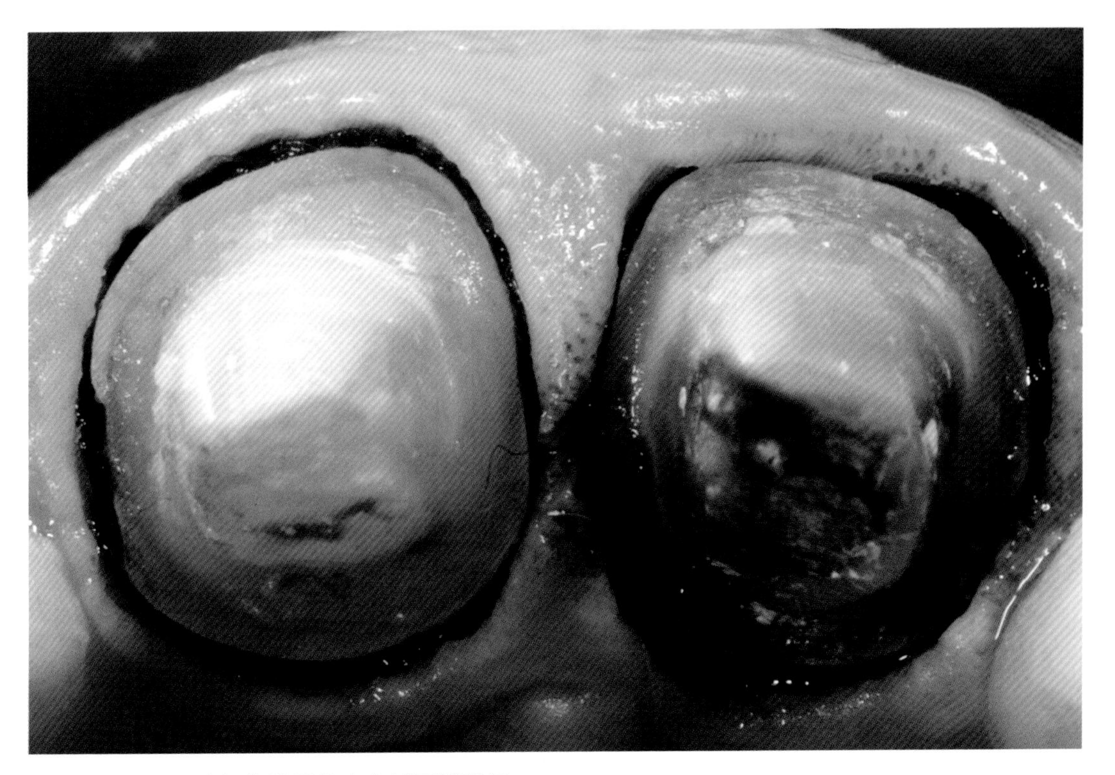

图11.6　两个氧化锆冠的改良斜面型预备

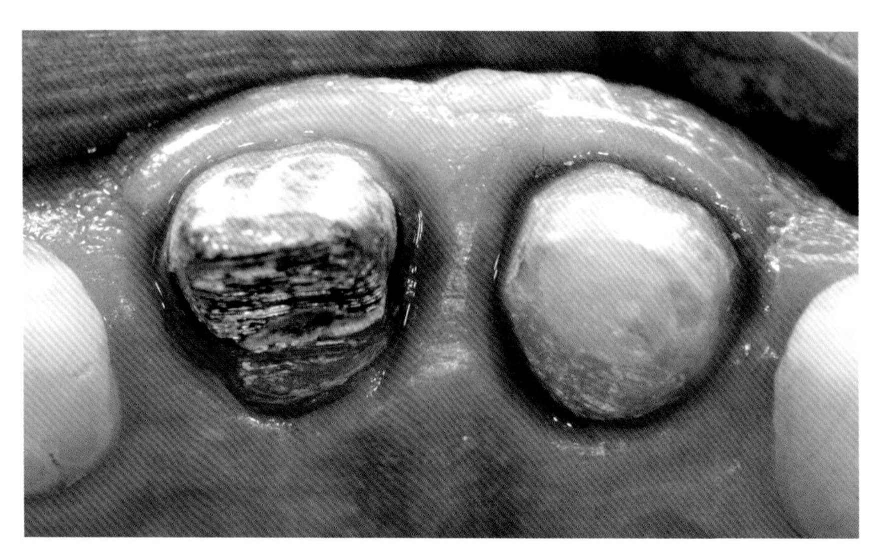

图11.7 垂直终止线肩台预备

使用氧化锆作为长型贴面的支撑结构，不需要在修复方法上有任何改变，所以临床医师的工作程序不会改变。但在方案设计阶段，医生必须考虑桥体长度以及其所承受的压力，在长跨度的修复体中多选择传统材料。

在前几章中，介绍和讨论了临界点的预备、暂时修复体的制作和取印模。在长跨度的修复体中，通常建议准备一个修复体的树脂模型（图11.8和图11.9），以评估其扫描结果和印模的精度。然而，由于树脂模型（通过铣削或简单地由修复医生用丙烯酸手工制作）具有弹性和较高的硬度以及较低的永久性材料的耐量，因而不能完全模拟氧化锆修复体。

Massironi指出，在实验中使用了一种摩擦检测膏（图11.10和图11.11）（例如黑色高亮的部分为与肩台凹槽可能的早接触），可以帮助实验室的修复医生改善锆结构的边缘精度。这可以将边缘精度提高39%，操作过程中可应用水冷技术来避免氧化锆结构内部的损坏。

在测试阶段，重要的是要检查该结构是否正确地支持了瓷体（图11.12），并且相对于潜在的功能性负载，它是否有足够的截面厚度（图11.13）。结构设计和连接体的缺陷是临床上导致失败的主要原因。为了选择最适合使用的方法，请参考表11.4。

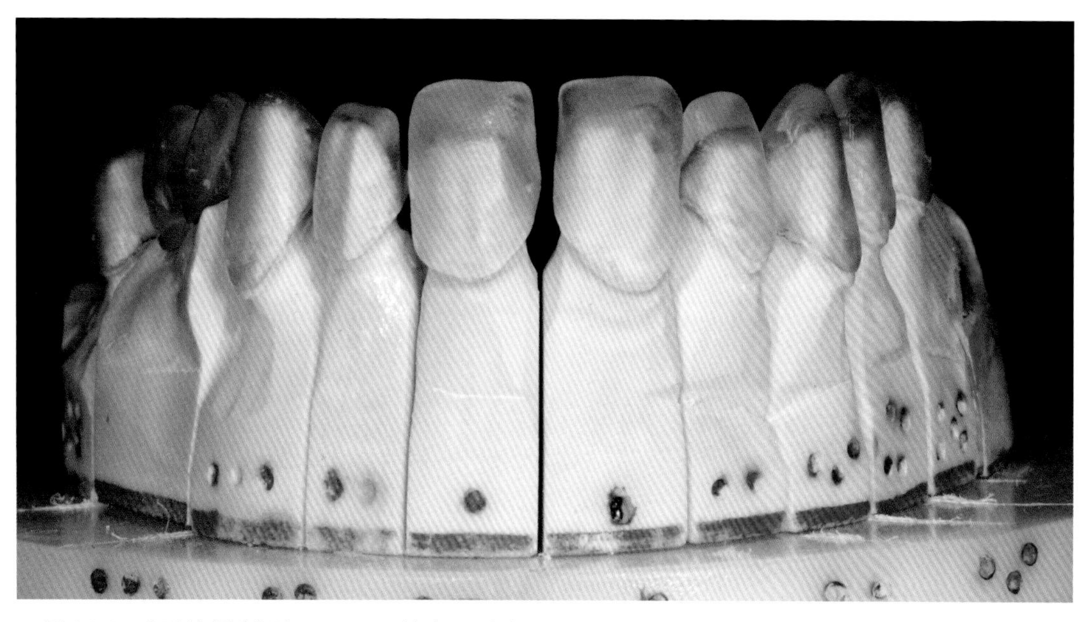

图11.8 复制树脂模型用于CAD检查和测试

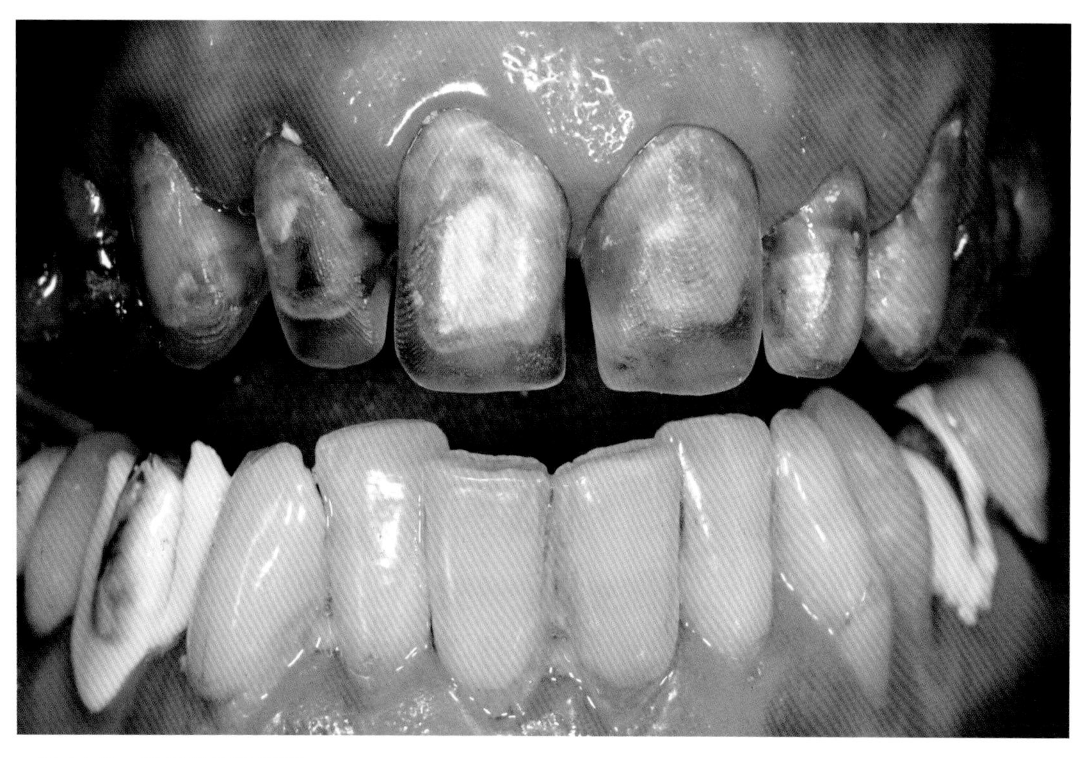

图11.9 口内检查与设计

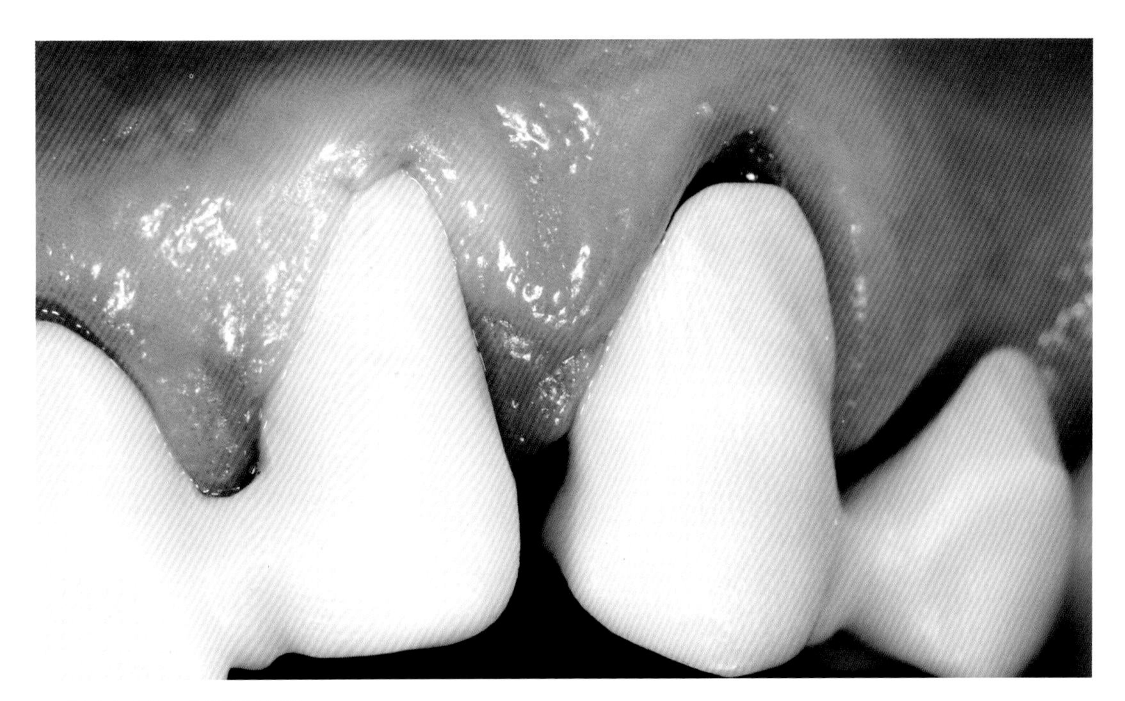

图11.10 非阳性结果

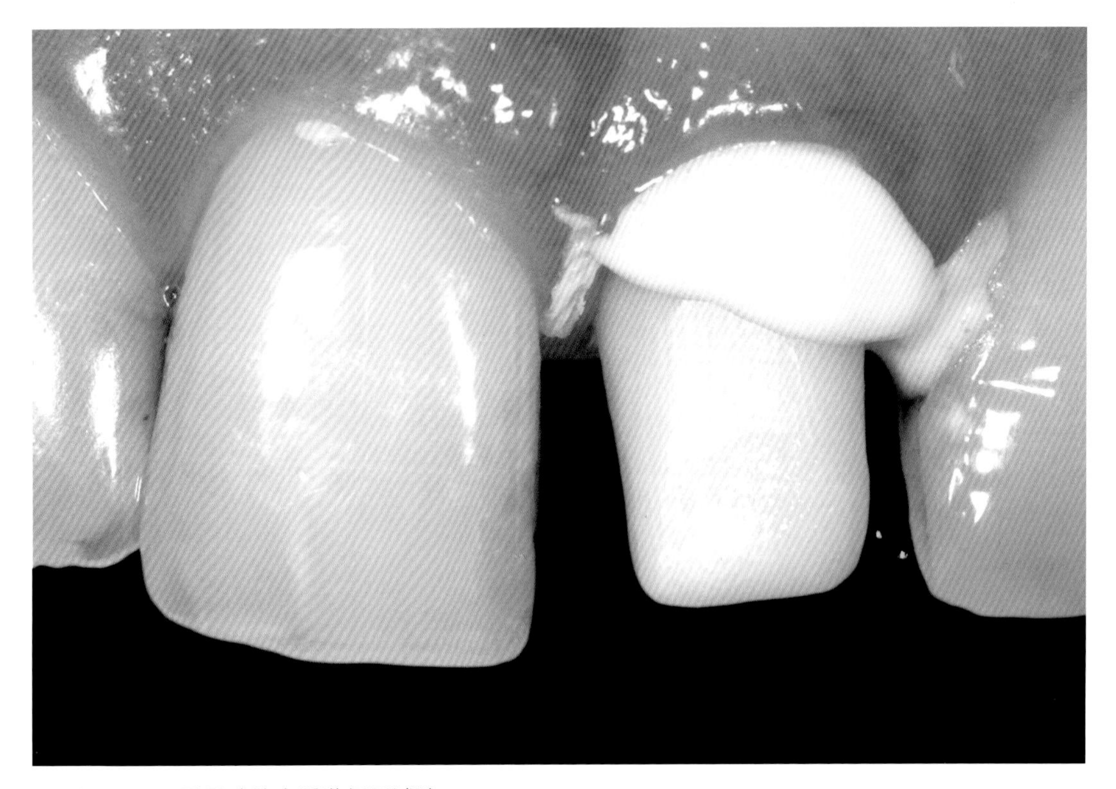

图11.11 采用硅胶介质进行冠试验

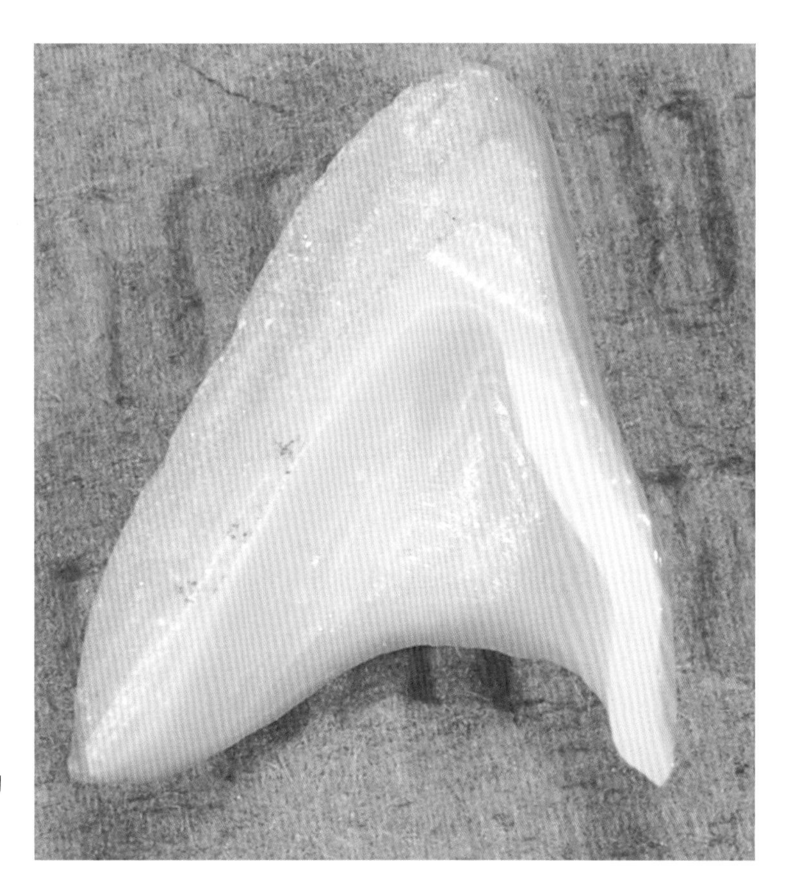

图11.12 正确支持瓷体的重要性

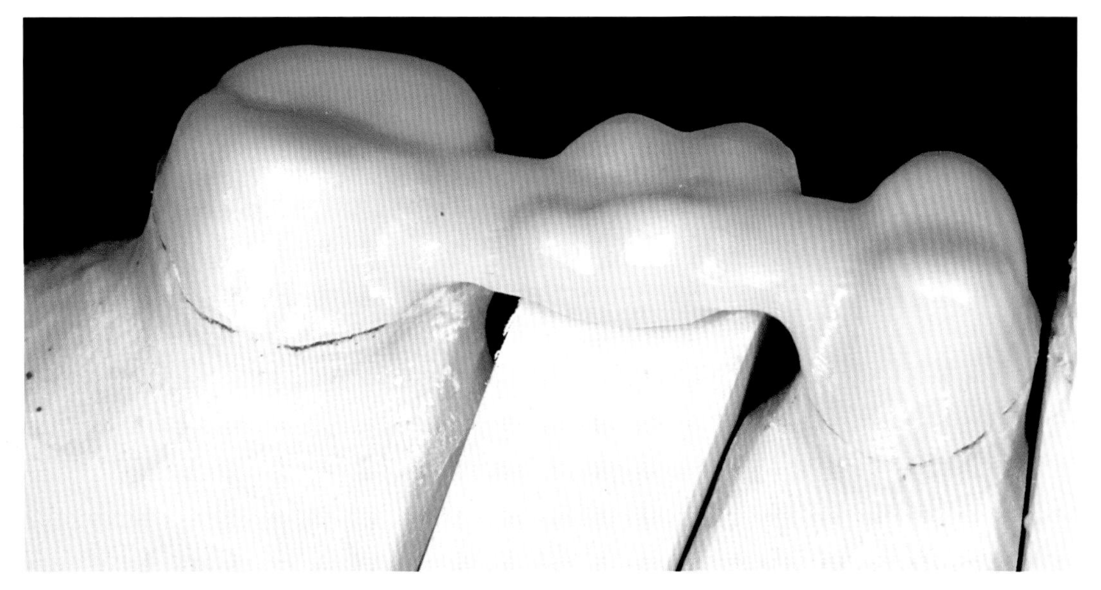

图11.13 正确的结构设计

表11.4 瑞格斯基表

| 系统 | 材料 | 挠曲强度 | 连接体 |
| --- | --- | --- | --- |
| Empress Ⅱ | 二硅酸锂 | 300 ～ 400MPa | 12 ～ 20mm² |
| InCeram Al | 氧化铝 | 236 ～ 600MPa | 12mm² |
| InCeram Zr | 含35%氧化铝的锆合金 | 421 ～ 800MPa | 12 ～ 20mm² |
| Procera | HQ氧化铝 | 487 ～ 699MPa | 6mm² |
| Lava | Y-TZP | 900 ～ 1200MPa | 9mm² |

此外，考虑连接体部分是必要的。颊舌向厚而殆龈向薄的连接体，其对咀嚼压力的负载能力要小于具有相同总面积或整体面积的颊舌向薄而殆龈向厚的连接体。

其后要对陶瓷冠进行试戴（图11.14和图11.15），并对其咬合面以及邻接区进行必要的调整，再加上对美学、语音学和功能的评估。

氧化锆修复体的黏固应使用简单基础的方法。氧化锆不需用氢氟酸腐蚀（不含玻璃成分），也无须喷砂处理，由于其硅含量低（小于1%）而不会产生硅烷的化学合金。在使用了黏性黏固剂和硅晶体（Rocatec，3MESPE）的喷砂后，它显示出很高的黏合力值，然而，这些改变在老化试验中并不持久。

含有10MPD的黏固剂（含磷酸基）（Panavia，Superbond），与氧化锆晶体结合，增加了黏固强度。含有10MPD（Clearfil Kurary）或含磷酯的自黏性黏固剂（例如Unicem 3MESPE或TechCem Isasan）（图11.16）似乎可以产生理想并持久的黏固强度。

一些作者提出了氧化锆的特殊处理方法，目的是建立微孔，从而获得微机械嵌合作用，例如选择性地酸蚀出微渗漏，使μtbs黏合力超过40 MPa。

Aboushelib已经阐述了近期研究的新进展，旨在增加氧化锆的黏结力，而不能产生持久的结合。在这一点上，我们应该考虑全冠的预备是否真的需要高强度的黏结力。已开展多年的高精度氧化锆制备无黏性黏固技术因其较高的临床满意度，而逐渐被临

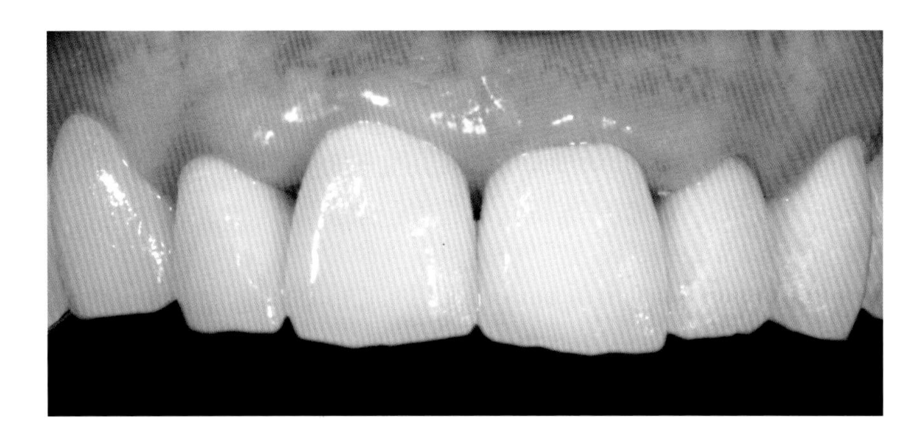

图11.14 全瓷冠试戴

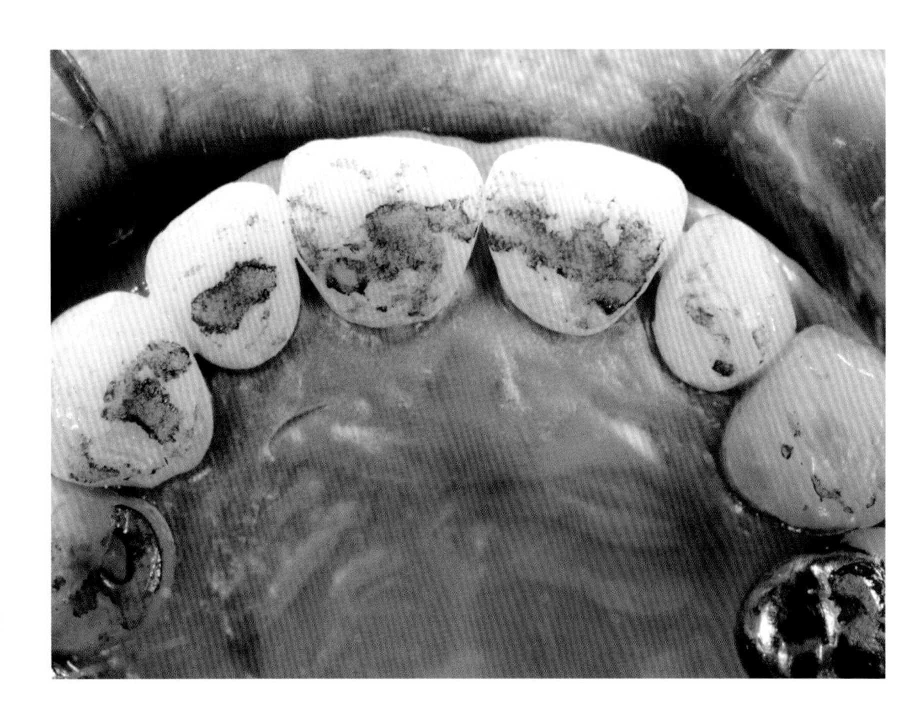

图11.15 咬合检查

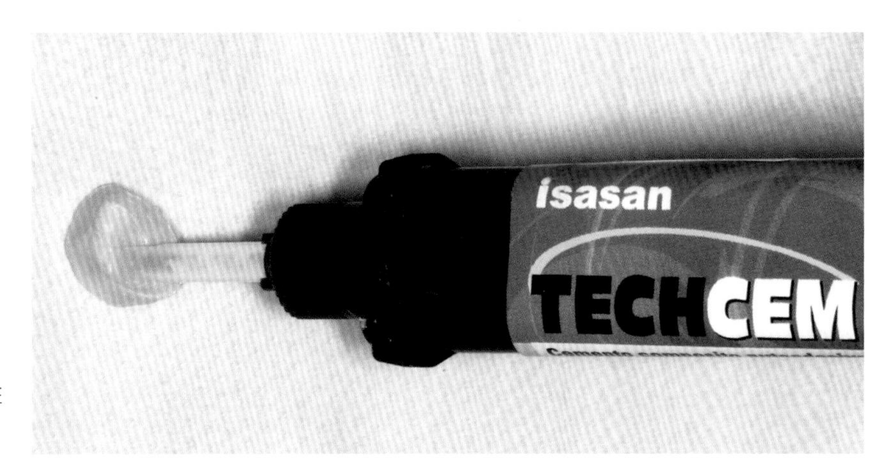


图11.16 自黏性黏固剂

床所接受。

因此，氧化锆黏固剂的应用策略似乎与临床上的成功没有关系。实际上，我们要知道，如果我们决定采用黏性黏固剂，我们将无法使用橡皮障。这使我们倾向于使用更简单的、技术敏感性低的方法，如玻璃离子黏固剂、磷酸锌和聚羧酸锌等。一个临床有价值的选择似乎是自黏性黏固剂的使用，它显示了与冠内治疗相结合的良好的黏结强度。

# 结论

总之，氧化锆是一种很有临床意义的材料，有待进一步发展，既廉价又安全。但是，就像所有的新技术一样，其需要仔细的临床验证，而不仅是在实验室中表现出良好性质即可。并且在美学的角度，也需要对其不同的光学特性进行评估。

修复专家需要一段时间来接受这种新材料，一旦它的优缺点被人们所知，它一定会被广泛地应用（图11.17）。

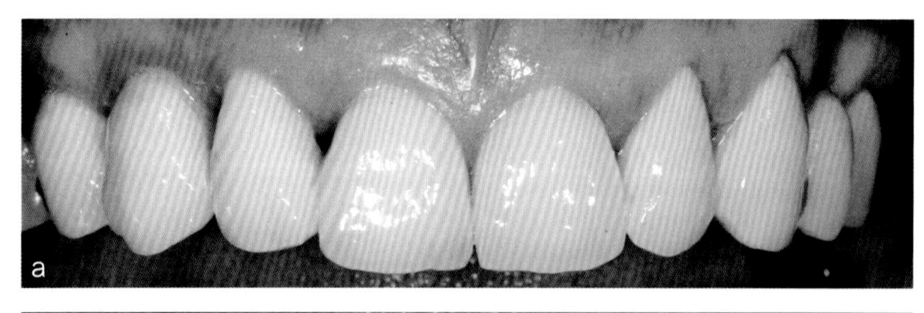

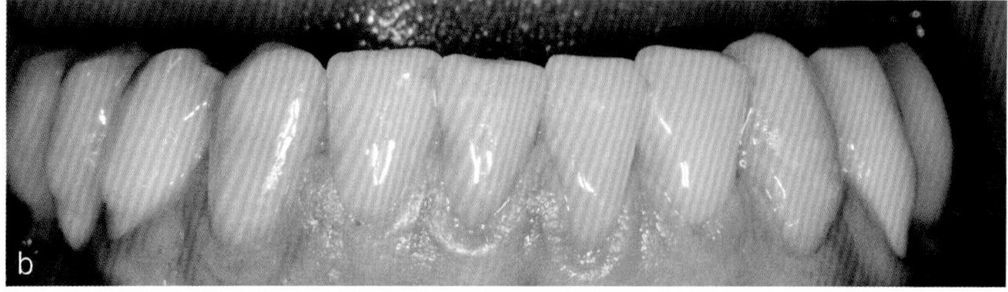

图11.17　一个复杂的案例，在这个案例中应用了氧化锆：上颌治疗后（a）和下颌治疗后（b）

笔者建议，尽可能避免将其应用于对美学期望值高及边缘状态较差的患者。

# 参考文献

Aboushelib MN, Kleverlaan CJ, Feilzer AJ. Microtensile bond strength of different components of core veneered all-ceramic restorations. Part Ⅱ: zirconia veneering ceramics. Dent Mater 2006; 22(9): 857-863.

Aboushelib MN, Kleverlaan CJ, Feilzer AJ. Selective infiltration-etching technique for a strong and durable bond of resin cements to zirconia-based materials. J Prosthet Dent 2007; 98(5): 379-388.

Aboushelib MN, Mirmohamadi H, Matinlinna JP, Kukk E, Ounsi HF, Salameh Z. Innovations in bonding to zirconia-based materials. Part Ⅱ: focusing on chemical interactions. Dent Mater 2009; 25(8): 989-993.

Akesson J, Sundh A, Sjogren G. Fracture resistance of all-ceramic crowns placed on a preparation with a slice-formed finishing line. J Oral Rehabil 2009; 36(7): 516-523.

Anderson RJ, GR Janes, Sabella LR, Morris HF. Comparison of the performance on prosthodontic criteria of several alternative alloys used for fixed crown and partial denture restorations: Department of Veterans Affairs Cooperative Studies Project 147. J Prosthet Dent 1993; 69(1): 1-8.

Att W, Komine F, Gerds T, Strub JR. Marginal adaptation of three different zirconium dioxide three-unit fixed dental prostheses. J Prosthet Dent 2009; 101(4): 239-247.

Bindl A, Mormann WH. Marginal and internal fit of all-ceramic CAD/CAM crown-copings on chamfer preparations. J Oral Rehabil 2005; 32(6): 441-447.

Boening KW, Walter MH, Reppel PD. Non-cast titanium restorations in fixed prosthodontics. J Oral Rehabil 1992; 19(3): 281-287.

Bonfante EA, da Silva NRFA, Coelho PG, Bayardo-Gonzales DE, Thompson VP, Bonfante G. Effect of frame work design on crown failure. Eur J Oral Sci 2009; 117: 194-199.

Cales B. Colored zirconia ceramics for dental applications. World

Scientific Publishing Co. Pte. Ltd; 1998.

Casucci A, Osorio E, Osorio R, Monticelli F, Toledano M, Mazzitelli C et al. Influence of different surface treatments on surface zirconia frameworks. J Dent 2009; 37(11): 891-897.

Comlekogu M, Dundar M, Ozcan M, Gungor M, Gokce B, Artunc C. Influence of cervical finish line type on the marginal adaptation of zirconia ceramic crowns. Op Dent 2009; 34(5): 586-592.

Cottom BA. Fracture toughness of nanocrystalline $ZrO_2$-3mol % Y2O3 determined by Vickers indentation. Scripta Mater 1996; 34: 809-814.

de Oyague RC, Monticelli F, Toledano M, Osorio E, Ferrari M, Osorio R. Influence of surface treatments and resin cement selection on bonding to densely-sintered zirconium-oxide ceramic. Dent Mater 2009; 25(2): 172-179.

Dedmon HW. Disparity in expert opinions on size of acceptable margin openings. Oper Dent 1982; 7(3): 97-101.

Denry I, Kelly JR. State of the art of zirconia for dental applications. Dent Mater 2008; 24(3): 299-307.

Deville S, Chevalier J, Gremillard L. Influence of surface finish and residual stresses on the ageing sensitivity of biomedical grade zirconia. Biomaterials 2006; 27(10): 2186-2192.

Ernst CP, Aksoy E, Stender E, Willershausen B. Influence of different luting concepts on long term retentive strength of zirconia crowns. Am J Dent 2009; 22(2): 122-128.

Fischer J, Grohmann P, Stawarczyk B. Effect of zirconia surface treatments on the shear strength of zirconia/veneering ceramic composites. Dent Mater J 2008; 27(3): 448-454.

Fransson B, Oilo G, Gjeitanger R. The fit of metal-ceramic crowns, a clinical study. Dent Mater 1985; 1(5): 197-199.

Goldin EB, Boyd NW 3rd, Goldstein GR, Hittelman EL, Thompson VP. Marginal fit of leucite-glass pressable ceramic restorations and ceramic-pressed-to-metal restorations. J Prosthet Dent 2005; 93(2): 143-147.

Gonzalo E, Suarez MJ, Serrano B, Lozano JF. Marginal fit of Zirconia posterior fixed partial dentures. Int J Prosthodont 2008; 21(5): 398-399.

Goodacre CJ, Campagni WV, Aquilino SA. Tooth preparations for complete crowns: an art form based on scientific principles. J Prosthet Dent 2001; 85(4): 363-376.

Guazzato M, Quach L, Albakry M, Swain MV. Influence of surface and heat treatments on the flexural strength of Y-TZP dental ceramic. Dent

Mater 2005; 21: 454-63.
Gulker I. Margins NY. State Dent J 1985; 51(4): 213-215.
Huang H. Machining characteristics and surface integrity. Mater Sci Eng Am Struct 2003; 345: 155-163.
Luthy H, Filser F, Loeffel O, Schumacher M, Gauckler LJ, Hammerle CH. Strength and reliability of four-unit all-ceramic posterior bridges. Dent Mater 2005; 21(10): 930-937.
Kern M, Wegner SM. Bonding to zirconia ceramic: adhesion methods and their durability. Dent Mater 1998; 14(1): 64-71.
Kohorst P. Marginal accuracy of four-unit zirconia fixed dental prostheses fabricated using different computer-aided design/computer-aided manufacturing systems. European J of Oral Science, 2009; 117: 319-325
Koutayas SO, Vagkopoulou T, Pelekanos S, Koidis P, Strub JR. Zirconia in Dentistry: Part 2. Evidence-based Clinical Breakthrough. Eur J Esthet Dent 2009; 4: 348-380.
Massironi D, Pascetta R, Ferraris F. Sistema CAD-CAM Lava: l'importanza del fattore umano nella ricerca dell'ottimale precisione e adattamento marginale. Quintessenza Internazionale 2004; 2: 39-50.
Piwowarczyk A, Lauer HC, Sorensen JA. Microleakage of various cementing agents for full cast crowns. Dent Mater 2005; 21(5): 445-453.
Raigrodski AJ. Contemporary materials and technologies for all-ceramic fixed partial dentures: a review of the literature. J Prosthet Dent 2004; 92(6): 557-562.
Reich S, Petschelt A, Lohbauer U. The effect of finishing line preparation and layer thickness on the failure load and fractography of ZrO2 copings. J Prosthet Dent 2008; 99: 369-376.
Roediger M, Gersdorff N, Huels A, Rinke S. Prospective evaluation of zirconia posterior fixed partial dentures: four-year clinical results. Int J Prosthodont 2010; 23(2): 141-148.
Sandhage KH, Yurek GJ. Direct and Indirect Dissolution of Sapphire in Calcia-Magnesia-Alumina-Silica Melts: dissolution Kinetics. J Am Ceram Soc 1990; 73: 3633-3642.
Schmitt J, Wichmann M, Holst S, Reich S. Restoring severely compromised anterior teeth with zirconia crowns and feather-edged margin preparations: a 3-year follow-up of a prospective clinical trial. Int J Prosthodont 2010; 23(2): 107-109.

Suttor M. Coloring ceramics by way of ionic or complex-containing solutions. Us patent 6, 709, 694; March 23, 2004.

Sturzenegger B, Feher A, Luthy H, Schumacher M, Loeffel O, Filser F et al. Clinical study of zirconium oxide bridges in the posterior segments fabricated with the DCM system. Schweiz Monatsschr Zahnmed 2000; 110(12): 131-139.

Vigolo P, Fonzi F. An in vitro evaluation of fit of zirconium-oxide-based ceramic four-unit fixed partial dentures, generated with three different CAD/CAM systems, before and after porcelain firing cycles and after glaze cycles. J Prosthodont 2008; 17(8): 621-626.

Vult Von Steyern P, Carlson P, Nilner K. All-ceramic fixed partial dentures designed according to the DC-Zirkon technique. A 2 year clinical study. J Oral Rehabil 2005; 32: 180-187.

Wettstein F, Sailer I, Roos M, Hammerle CH. Clinical study of the internal gaps of zirconia and metal frameworks for fixed partial dentures. Eur J Oral Sci 2008; 116(3): 272-279.

White SN, Sorensen JA, Kang SK. Improved marginal seating of cast restorations using a silicone disclosing medium. Int J Prosthodont 1991; 4(4): 323-326.

Wolfart M, Lehmann F, Wolfart S, Kern M. Durability of the resin bond strength to zirconia ceramic after using different surface conditioning methods. Dent Mater 2007; 23(1): 45-50.